Docteur, on m'a dit que...

ou la vérité sur les croyances et
les idées reçues médicales

DU MÊME AUTEUR

Dr Nathalie Szapiro-Manoukian

Guérir du cancer, ça n'arrive pas qu'aux autres, Albin Michel, 1997.

Manger sans danger, Éditions Prat, 2001.

Dr Sophie Silcret-Grieu et
Dr Nathalie Szapiro-Manoukian

Docteur, on m'a dit que...

ou la vérité sur les croyances et les idées reçues médicales

Flammarion

Livre publié sous la direction du Dr Pierrick Hordé

ISBN : 2-08-068748-4

À Simon et Stéphanie, à Christian,
à mes parents Elfi et Bob, et à Mina,
leur contribution non médicale à cet ouvrage
va bien au-delà de tout ce qu'on peut
scientifiquement prouver...
Sophie Silcret-Grieu

Pour Charlotte et Fanny, qui grandissent sans soupe,
Brice qui mémorise tout sans poisson,
et mes parents qui ne grandissent plus alors
qu'ils adorent la soupe de poissons !

Nathalie Szapiro-Manoukian

INTRODUCTION

La transmission de la connaissance constitue l'un des moteurs essentiels des progrès de l'humanité. Chaque génération nouvelle se construit sur le socle érigé par les précédentes. Elle l'enrichit, le complète, le corrige parfois, pour permettre à l'homme d'évoluer. Cependant, le temps semble ne pas avoir de prise sur certaines choses. Des valeurs telles que la liberté ou le respect de la vie traversent les époques sans être remises en cause... ce dont personne ne se plaindra ! Mais elles ne sont pas les seules à résister aux années : sans faire de bruit, nombre de croyances populaires et d'idées reçues poursuivent leur bonhomme de chemin au fil des ans. De la nuit qui porte conseil (et rend tous les chats gris) aux pierres roulant sans amasser mousse, les proverbes hérités de nos ancêtres sont innombrables. Ils font partie intégrante de notre culture, de notre identité, et nul ne songe à les remettre en cause.

Plus exactement, nul ne songeait à le faire jusqu'à aujourd'hui. Parmi les adages de nos aïeux figurent en effet un certain nombre d'idées reçues concernant la santé. « Les carottes donnent les fesses roses », « Les enfants grandissent plus vite en été », « L'alcool est aphrodisiaque » ou encore « Le froid sec tue les microbes » sont autant de recettes rarement remises en question ou évaluées scientifiquement. On les adopte plus par réflexe que par réflexion, alors que le pire y côtoie souvent le meilleur.

Mais voilà : « Autre temps, autres mœurs », dit le proverbe. Il était donc urgent de se pencher sur les a priori médicaux pour distinguer les vérités attestées des idées reçues infondées. Exactes ou farfelues, on ne peut pas propager indéfiniment des croyances sous prétexte qu'elles sont quelquefois vieilles de mille ans, sans se demander si elles contiennent une once de vérité. Certaines d'entre elles peuvent d'ailleurs s'avérer dangereuses, en plus d'être erronées. De même qu'il nous semble injuste de balayer d'un revers de stéthoscope l'avis de nos grands-mères sans y réfléchir un peu. Traquer les « Docteur, on m'a dit que... » s'imposait donc. Mais avant d'affirmer ou de récuser, il importe de vérifier en toute objectivité : c'est une question de principe, mais aussi, et surtout, de santé !

De cette volonté de ranger nos préjugés au placard, est née une association complémentaire : celle entre Sophie, la sceptique qui croit uniquement les études qu'elle voit, et Nathalie, la confiante, qui pense qu'il n'y a jamais de fumée sans feu. Unies dans la guerre aux croyances toutes faites, nous avons plongé dans l'univers des encyclopédies médicales, comptes-rendus de recherche, synthèses de protocoles expérimentaux et autres statistiques analytiques. Bien sûr, il est impossible de collecter toutes les études publiées dans le monde sur un sujet donné. Et, afin d'éviter trop de subjectivité, nous avons pris le parti de rapporter celles dont les résultats étaient concordants et significatifs. Et comme trois avis valent mieux que deux, nous avons souvent interrogé des confrères spécialistes dont l'expérience fut précieuse.

Notre désir de découvrir la vérité n'a pourtant pas toujours été satisfait. Il ne nous a pas été permis de donner complètement tort ou raison à telle ou telle croyance populaire. Nombres d'études nous ont même apporté des résultats nuancés, preuve que la prudence s'impose à jamais en médecine. Parfois enfin, ce que nous considérions comme acquis nous est soudain apparu obsolète à la lumière d'une découverte récente. Le corps humain est si perfectionné que son fonctionnement peut rarement se réduire à une simple croyance vraie ou fausse. Il nous a donc fallu chercher encore et encore, recouper différentes sources, compulser parfois de très nombreuses références, sans pouvoir trancher définitivement. En fait, certaines croyances populaires ont la peau dure ! Pour autant, il n'était pas question de vous abreuver, chers lecteurs, de termes scientifiques alambiqués ou de tableaux de chiffres à n'en plus finir : nous avons fait le travail pour vous et avons essayé de tirer les conclusions les plus claires possibles, dans un vocabulaire accessible à tous.

Comme nous, vous aurez sans doute quelques surprises en découvrant le bien-fondé ou le mensonge des on-dit médicaux de nos grands-parents. Il n'est d'ailleurs pas toujours facile de se débarrasser de croyances populaires entendues et répétées depuis l'enfance. Cela explique qu'au sein de notre entourage, nous ayons rencontré beaucoup d'intérêt, mais aussi de la surprise, de l'incrédulité même. On nous a parfois reproché de détruire un peu de rêve en disséquant chirurgicalement ces idées reçues communément admises. Quelques-unes d'entre elles sont effectivement chargées de poésie et d'affection, pourquoi les bannir quand elles ne sont pas dangereuses ? Avouons-le, nous sommes d'ailleurs les premières à affirmer à nos enfants que la soupe fait grandir et qu'ils vont attraper froid en sortant sans manteau... Mais lorsque la santé est menacée, nous sommes tout aussi déterminées à tordre le cou aux idées reçues, si ancrées dans nos esprits soient-elles. Et tout cas, grâce à cet ouvrage, la nouvelle génération aura désormais tous les arguments en mains pour éviter que les fausses croyances passent le cap du XXIe siècle !

Première partie

ALIMENTS ET NUTRITION

« Notre assiette est la première des médecines »

L'AIL EST BON POUR LE CŒUR

Une pointe de vrai !

Depuis l'Antiquité, l'ail est réputé pour son intérêt culinaire... et pour ses inconvénients lors des tête-à-tête romantiques. Les Grecs l'ont ainsi baptisé « la rose puante », mais en ont fait un élément essentiel du fameux régime crétois, dont les cardiologues vantent si souvent les mérites. Fondé sur une alimentation riche en poissons, légumes, fruits et céréales, ce régime limite les risques d'accident cardiovasculaire. Par extension, l'ail – ou *Allium sativum* pour les intimes – s'est donc lui aussi vu attribuer de nombreuses vertus, dont celle de contribuer au bon fonctionnement du cœur. Qu'en est-il réellement ?

Petit, mais costaud

La bonne nouvelle, c'est que l'ail est vraiment doté de propriétés intéressantes, confirmées scientifiquement : il abaisse la tension artérielle en agissant sur la dilatation des vaisseaux, fait diminuer le taux de mauvaises graisses dans le sang et le fluidifie. De plus, il a la délicatesse de ne pas faire grossir : une gousse d'ail apporte seulement quatre petites calories ! À peine plus qu'une pastille à la menthe, pour un résultat certes très différent pour l'odorat... Quoi qu'il en soit, *Allium sativum* est donc un véritable allié des artères et du cœur, à condition d'en consommer régulièrement. En outre, des chercheurs ont récemment découvert qu'il contenait de l'allicine, une substance spécifique qui serait capable d'empêcher, *in vitro*, la multiplication des cellules cancéreuses. Une synthèse effectuée à partir de vingt-deux études a montré que l'ail jouait un rôle préventif dans la survenue des cancers de l'estomac et du côlon. Enfin, il possède des vertus antiseptiques. On l'utilisait d'ailleurs pour panser les blessures durant la Première Guerre mondiale.

L'ail et le bœuf

Les Grecs ne s'étaient donc pas trompés en l'utilisant à foison. Ils n'étaient, du reste, pas les seuls à le faire : on retrouve des anecdotes à propos de l'ail dans presque toutes les civilisations depuis l'Antiquité. Dans l'Égypte ancienne, il était distribué gratuitement aux bâtisseurs de pyramides pour leur donner force et courage. On le plaçait également dans les sarcophages afin d'aider les défunts à voyager vers l'au-delà. Cet engouement a perduré au fil des siècles : on raconte, par exemple, que le roi Henri IV consommait chaque matin une gousse d'ail pour profiter de ses prétendues vertus aphrodisiaques. Cela lui valut surtout la réputation d'avoir « une haleine à terrasser un bœuf à vingt pas ». Car malheureusement pour lui, jusqu'à présent, la stimulation de la libido est la seule qualité attribuée à l'ail que la science n'est jamais parvenue à démontrer ! Avec, peut-être, celle d'éloigner les vampires.

L'ail reste cependant un aliment très précieux dont il serait dommage de se priver au seul prétexte qu'il donne mauvaise haleine. D'autant que des parades existent : les herboristes préconisent de croquer un peu de persil ou de fenouil, après un repas riche en ail, pour retrouver une haleine fraîche... et profiter de ses effets bénéfiques sur la santé sans faire fuir son entourage...

Sources : Encyclopédie des plantes médicinales*, Larousse,* Le Quotidien du Médecin*, n° 7459, 20 janvier 2004.*

QUAND L'APPÉTIT VA, TOUT VA

Faux. Idée périmée à ne pas avaler !

Un pic de fièvre, un mal de dent, une douleur au ventre... Pour beaucoup, il n'en faut pas plus pour perdre temporairement l'appétit et être écœuré à la vue d'une tablette de chocolat d'ordinaire si tentante. D'où la croyance populaire qui associe la maladie à un manque d'attrait pour la nourriture. En réalité, ce n'est pas aussi simple : si certaines pathologies coupent en effet l'appétit, bien des affections se traduisent au contraire par une faim accrue.

Trop, c'est trop

L'hyperthyroïdie en est un bon exemple : les patients qui en souffrent se sentent un appétit d'ogre alors qu'ils ne cessent de maigrir. Un rêve pour certaines, mais un danger réel pour le métabolisme. La présence d'un ver solitaire dans l'intestin entraîne par ailleurs des symptômes similaires. Certaines infestations par des vers comme *Toxocara canis* ou *catis* (transmis par les déjections de chien ou de chat non vermifugé) peuvent quant à elles entraîner un pica, c'est-à-dire une attirance soudaine pour des aliments comme les tomates ou même... la terre et la poussière ! Enfin, pour contredire définitivement ce dicton, rappelons que les obèses ont plutôt bon appétit, mais présentent de nombreux problèmes de santé – cardiaque, respiratoire, veineux, etc.

Avant l'heure, c'est pas l'heure

Plus que la quantité de nourriture que l'on consomme, c'est la qualité qui doit primer. Manger équilibré, c'est « manger un peu de tout, de tout un peu ». Et, de préférence, pas n'importe quand. Il est en effet préférable de s'accorder avec nos rythmes biologiques internes. Or, le corps a surtout besoin de carburant en début de journée : c'est donc le meilleur moment de consommer des glucides et des lipides (pain, céréales complètes, laitages). Au déjeuner, le repas doit être équilibré et comporter, par exemple, une petite assiette de crudités avec une cuillère à soupe de vinaigrette, une source de protéines (viande, volaille, poisson, jambon ou œuf), des légumes, avec éventuellement des féculents en accompagnement (ou du pain complet), ainsi qu'une portion de fromage à moins de 45 % de matières grasses ou un yaourt, sans oublier un fruit de saison. Mais attention, passé 17 heures, les besoins diminuent. Un petit thé entre amis ne fait pas de mal, si l'on évite les biscuits pur beurre... Au dîner, seuls les aliments non stockables comme ceux qui se montrent riches en protéines, en fibres et en eau – poissons, viandes maigres, fruits et légumes crus et cuits – devraient s'inviter dans nos assiettes.

Par le bout du nez

Voilà pour la théorie. En pratique, ce n'est pas aussi simple car nous nous laissons plus guider par nos goûts et nos aversions alimentaires, que par la raison ! Une part de crumble aux fruits rouges est certes plus attrayante que l'étude d'un tableau de calories. Mais pour rester en pleine santé et garder la ligne, il est essentiel de diversifier son alimentation, en commençant dès le plus jeune âge. Ce n'est pas toujours facile, les parents le savent bien. Les scientifiques aussi, puisque une étude a montré que 77 % des enfants âgés de 2 à 10 ans refusaient un nouvel aliment, prétextant qu'ils ne l'aimaient pas alors qu'ils n'y avaient jamais goûté. Néanmoins, il ne faut pas se décourager : l'expérience montre que si on leur présente plusieurs fois ce nouvel aliment, ils finissent par s'y habituer, à condition de créer un contexte positif à travers le jeu par exemple. Il faut aussi parler des aliments avec d'autres termes que « bon » ou « mauvais » et insister sur leur couleur, leur goût, leur forme, d'où ils viennent, comment on les récolte, etc. Titiller la curiosité des enfants peut être plus efficace que de « faire l'avion » pendant dix minutes pour une malheureuse bouchée de petits pois ! Plus vos bambins en sauront sur ce nouvel intrus, plus ils auront envie d'y goûter. En revanche, plus ils se sentiront menacés de punition en cas de refus, et plus ils le rejetteront. Il ne faut donc jamais obliger un enfant à finir son assiette sous prétexte qu'un bon appétit est signe de bonne santé, car on risque de favoriser sans le vouloir l'apparition ultérieure de troubles du comportement alimentaire.

Dans tous les cas, qu'il s'agisse de soi ou de son entourage, l'appétit n'est pas un indicateur suffisant pour déterminer la bonne forme. Le dicton ment en affirmant que « quand l'appétit va, tout va » et risque de masquer des troubles bien réels. Il faut donc l'oublier, au risque de ne plus croquer la vie à pleines dents par sa faute...

Sources : Le corps et ses rythmes, *Éric Marsaudon, éditions Dangles ;* Chronodiététique : maigrir et ne pas reprendre de poids, *Jean-Loup Dervaux, De Vecchi.*

LA BIÈRE FAIT MONTER LE LAIT DES JEUNES MAMANS

Plutôt faux. Et « malt » à-propos !

Baptisé « vin d'orge » par les Égyptiens, la bière est une boisson alcoolique fermentée à base d'orge germée, aromatisée avec des fleurs de houblon. On sait que sa consommation provoque une légère augmentation du taux de base de prolactine (l'hormone de la lactation), chez l'homme comme chez la femme. Certains lui ont prêté la réputation de favoriser la production de lait des femmes allaitantes. Cette propriété tiendrait à la présence d'un composé dans la bière : le bêta-glucane. De là à conclure que toutes les jeunes mamans doivent se mettre à la bière, il y a pourtant un pas à ne pas franchir, si ce n'est pour piétiner une idée reçue !

Le lait sans alcool, c'est mieux

Aucune étude scientifique n'a montré que boire de la bière augmentait la production de lait et que le nouveau-né en tirait bénéfice. C'est même plutôt le contraire, puisqu'il semble que lorsque la mère consomme régulièrement de la bière alcoolisée avant la tétée, le bébé ne l'apprécie guère et absorbe une moindre quantité de lait. Selon certaines données, pendant les deux ou trois heures qui suivent la consommation de bière par leur mère, les nourrissons boiraient même jusqu'à 20 % de lait en moins sur leur consommation habituelle ! Toutefois, cet écart est difficile à chiffrer précisément car un bébé ne prend pas la même quantité de lait d'une tétée à l'autre.

Quoi qu'il en soit, les prétendues vertus du bêta-glucane ne sont pas démontrées, contrairement aux conséquences néfastes de l'alcool. En effet, des études ont prouvé que l'absorption d'alcool par la mère au cours de l'allaitement nuisait au sommeil de son bébé et à son développement moteur. Blonde, brune ou rousse, mieux vaut donc délaisser les « mousses » pour quelque temps ou privilégier les bières sans alcool si on ne peut se passer de cette boisson, en surveillant dans ce cas l'apport calorique. Les jeunes mamans doivent en règle générale limiter autant que possible leur apport de boissons alcoolisées. Dans le cas contraire, un pic d'alcool se produit dans le lait maternel 30 à 60 minutes après une absorption à jeun (60 à 90 minutes plus tard en cas de prise alimentaire simultanée). Il convient alors d'attendre au minimum deux heures – pour un seul verre d'alcool – avant de mettre son bébé au sein. Une précaution indispensable, un peu trop souvent oubliée par les partisans de la bière alcoolisée chez la femme allaitante, certains prétextant que cette boisson va l'aider à se détendre, donc à être moins stressée lors de la tétée. Faut-il leur rappeler que nous sommes au XXIe siècle et qu'il existe de nombreux moyens moins toxiques pour se relaxer à cette période de la vie ?

Quand la mère déguste, le fœtus aussi !

Les risques liés aux boissons alcoolisées comme la bière concernent l'allaitement, mais plus encore la grossesse. L'alcool n'étant pas filtré par le placenta, le fœtus a une alcoolémie identique à celle de sa mère. Dans le liquide amniotique, sa concentration est même dix fois supérieure à celle retrouvée dans le sang maternel. Or si la maman peut tolérer quelques canettes de bière, il n'en est pas de même pour un embryon de quelques grammes en plein développement ! C'est pourquoi il est indispensable d'arrêter de boire de l'alcool – bière ou autre – dès l'annonce de la grossesse.

Les dangers sont en effet multipliés : outre les risques d'avortement spontané et d'accouchement prématuré, le risque d'apparition d'un syndrome d'alcoolisation fœtale est élevé, particulièrement en cas d'abus au cours du premier trimestre de grossesse. Ce syndrome se traduit par des anomalies au niveau de la face et du crâne : les yeux sont petits et écartés, le visage aplati, le crâne plus petit que la moyenne. Le poids de naissance est souvent inférieur à la normale et les malformations cardiaques fréquentes. Enfin, des troubles psycho-comportementaux de l'enfant peuvent apparaître : en grandissant, l'enfant présente des difficultés d'apprentissage, des troubles du langage et du comportement, persistant à l'âge adulte.

Vous pensez malgré tout « qu'un petit verre de temps en temps ne peut pas faire de mal », comme nous l'avons tous dit ou entendu ? Erreur : des études récentes semblent indiquer qu'une consommation d'alcool excessive même occasionnelle peut faire autant de dégâts qu'une consommation quotidienne. C'est pourquoi la Société française d'alcoologie recommande la suppression totale de la consommation d'alcool pendant la grossesse : aucune étude n'a réussi à prouver qu'une consommation inférieure à un verre par jour était sans danger, l'effet tératogène de l'alcool n'étant pas le même chez toutes les femmes.

L'équilibre entre le possible effet bénéfique de la bière sur la production de lait et les risques liés à la consommation d'alcool est donc vite trouvé. La balance penche nettement en défaveur de la bière et le verdict est simple : pour un bébé en pleine forme et des parents heureux, oublions le houblon !

Sources : « Infants' suckling responses to the flavour of alcohol in mothers' milk », Menella J.A., Alcool Cin. Exp. Res., *1997 ; B. Rev. 1998 ;* The quarterly Review of Alcohol Research*, 2002, vol. 10, n° 2.*

IL NE FAUT PAS BOIRE EN MANGEANT

Plutôt faux. Pour ceux qui ont soif de vérité

Boire ou manger ? Il faudrait à tout prix choisir selon ce dicton. Mais il va un peu vite en besogne, car il est impossible de généraliser sur cette question ! D'abord, les aliments que nous consommons sont eux-mêmes composés en grande partie d'eau (jusqu'à 70 % pour les fruits et légumes). Le mélange eau/aliment au cours d'un repas est donc tout à fait normal et naturel. Ensuite, tout dépend des éventuels troubles digestifs auxquels on est confronté et des problèmes qu'ils posent. Ainsi, une personne atteinte de boulimie a tout intérêt à boire à table afin d'accélérer son sentiment de satiété. De même, en cas de constipation, boire pendant un repas permet de faciliter le transit intestinal. En revanche, les lourdeurs d'estomac peuvent être aggravées par l'absorption de boissons : boire en mangeant augmente en effet le volume des aliments et, entraînant la dilution des enzymes digestives, risque donc de retarder la digestion. Néanmoins, il existe une situation où boire à table ne se discute pas : c'est quand la soif se fait sentir. Elle annonce le début de la déshydratation, il ne faut donc pas attendre ! Mais attention, ce n'est pas une raison pour boire n'importe quoi...

Rien que de l'eau, toujours de l'eau ?

L'eau est la seule boisson indispensable à la vie : on peut en boire à tout moment de la journée, autant qu'on en a envie, sauf s'il s'agit d'une eau fortement minéralisée, déconseillée en cas d'hypertension artérielle et d'insuffisance rénale ou cardiaque. Il est d'ailleurs recommandé de varier les eaux minérales : c'est un bon moyen de faire le plein de minéraux différents, pour pétiller de santé même avec de l'eau plate.

Pour ceux que l'eau laisse de glace, d'autres boissons ont prouvé leur intérêt en matière de santé, à commencer par le thé. Noir ou vert, nature ou aromatisé, ses effets sont bénéfiques : une vaste étude chinoise, portant sur plus de 18 200 sujets, a montré que le thé protégeait contre les cancers de l'estomac et de l'œsophage, grâce aux polyphénols – de puissants antioxydants – naturellement présents chez lui. Toutefois, il vaut mieux le boire en dehors des repas afin de ne pas perturber la bonne absorption du fer par l'organisme.

Du côté des jus de fruits, tout est une question de qualité. Malgré son appellation alléchante, le « nectar » n'est qu'un mélange de purée de fruits, d'eau, de sucre et de conservateurs. Le « jus de fruits à base de concentré » est du même tonneau : un concentré de jus de fruits additionné du tiercé eau, sucre et conservateurs, parfois dans le désordre. Les « boissons aux fruits » contiennent surtout de l'eau, du sucre, des additifs, éventuellement du gaz carbonique pour les rendre pétillantes, dans lesquels surnagent 10 % de jus de fruits seulement. Ces trois types de jus présentent donc un risque accru de surpoids et de diabète en cas de consommation importante, surtout si celle-ci est intégrée dans un régime globalement trop riche associé à un manque d'activité physique. Seuls les jus contenant 100 % de fruits sont intéressants pour la santé, qu'ils soient frais ou pasteurisés. Frais, ils sont à conserver au réfrigérateur avec une durée de vie limitée. Pasteurisés, ils se conservent mieux, mais ce processus entraîne une petite déperdition en micronutriments. Par exemple, un jus d'orange pasteurisé contient 5 % de vitamine C, 50 % de calcium et 30 % de fibres de moins qu'un jus d'orange fraîchement pressé.

Le vin rouge, quant à lui, est réputé cardioprotecteur. Il contient en effet des saponines qui diminuent l'absorption intestinale des graisses saturées et des molécules antiagrégantes prévenant la formation des caillots, d'où son intérêt à petite dose. Mais à petites doses seulement ! Afin d'éviter un pic trop rapide d'alcool dans le sang, mieux vaut le boire pendant les repas, à condition toutefois que ce ne soit pas prétexte à en consommer davantage... Selon l'Institut national de prévention et d'éducation pour la santé (Inpes), l'abus d'alcool multiplie les risques de cancer ORL, digestif, et même de cancer de l'ovaire (par 2,69). Et une nouvelle étude des Instituts nationaux de la santé aux États-Unis (NIH) souligne qu'au-delà de cinq verres de vin par jour, la menace cardiovasculaire augmente de manière notable... soit l'effet inverse de celui escompté ! Ainsi, l'éventuel bénéfice des petites doses peut vite devenir une menace si la modération n'est pas de mise.

Terminons en faisant un sort au soda, qui peut également s'avérer dangereux à haute dose et n'a guère d'intérêt pour la santé. Sa forte teneur en sucre peut faire, en cas d'abus, le lit de l'obésité et du diabète – notamment de type 2. Une consommation importante de soda semble également associée à une augmentation du risque de survenue d'un cancer de l'œsophage (5 000 nouveaux cas annuels en France), peut-être parce que le soda favorise la dilatation de l'estomac et donc les reflux acides... alimentant au passage la croyance qu'il ne faut pas boire en mangeant.

En vérité, boire en mangeant peut être bénéfique dans certains cas, gênant dans d'autres. L'important est surtout de se connaître et de bien choisir ses boissons, ce qui n'est franchement pas... la mer à boire !

Sources : Congrès américain sur les maladies digestives 2004, 226th National Meeting of the American Chemical Society.

IL NE FAUT PAS BOIRE GLACÉ APRÈS LA SOUPE, ÇA FAIT SAUTER L'ÉMAIL

Archifaux. Mensonge d'arracheur de dents

Nous avons tous déjà vu un glaçon se fendre en tombant dans un verre (rempli d'eau, de thé ou de pur jus de fruits, si vous suivez...). Selon une croyance bien ancrée, nos dents risqueraient le même sort en passant du chaud au froid. De quoi nous glacer l'émail, si tout cela était fondé scientifiquement. Or la couronne dentaire – la partie visible de la dent – est composée d'une partie assez tendre, la dentine, elle-même recouverte d'émail. Ce dernier étant très dur, le simple fait d'alterner des boissons chaudes et glacées ne risque heureusement pas de l'abîmer !

Dans les dents !

Une hygiène dentaire insuffisante permet à des bactéries, répondant au doux nom de *Streptococcus mutans*, d'élire domicile sur l'émail, formant la fameuse plaque dentaire. Elles sécrètent ensuite des acides qui attaquent progressivement l'émail, provoquant une carie. Au départ, celle-ci est indolore, mais, lorsqu'elle atteint la dentine, la dent devient sensible au contact du froid et du chaud. Cette sensibilité est donc la conséquence et non la cause de la carie !

Et la soupe dans tout ça ? Elle a autant de mal à attirer les bactéries qu'à plaire à nos enfants. En effet, les *Streptococcus mutans* raffolent tout particulièrement des sucreries, confiseries, pâtisseries et autres boissons sucrées qui sont cariogènes, contrairement aux légumes moulinés. Les potages ne sont donc pas un danger pour les dents, même si l'on avale une boisson fraîche ensuite. En revanche, les amateurs de sourires éblouissants ont tout intérêt à se méfier du café, du thé et de la cigarette : la surface de l'émail et la plaque dentaire captent leurs tanins, qui provoquent un jaunissement des dents pas franchement sexy en cas de consommation régulière.

Plutôt souris entière ou tête de lapin ?

Pour préserver son émail, quoi que l'on mange, il n'y a donc qu'une solution : se brosser les dents après chaque repas ou collation. Nos ancêtres s'adonnaient déjà à cette tâche, mais certaines de leurs potions censées protéger les dents auraient du mal à se faire une place dans le panthéon du cocooning moderne. Par exemple, les Égyptiens devaient mâcher une souris entière ou le cœur d'un serpent tous les mois pour se protéger du mal de dents. En Assyrie, l'actuelle Irak, les préparations de dentifrice, comme les médicaments, devaient inclure un maximum de substances nauséeuses et dégoûtantes afin d'éloigner les démons accusés de tous les maux, dont les problèmes dentaires ! Avicenne, le célèbre médecin iranien du Xe siècle, préconisait quant à lui une préparation à base de coquilles d'escargots brûlés. Et l'on dénombre encore mille et une décoctions à base de craie, de tête de lapin brûlée ou autres cornes de cerf avant l'apparition des premières pâtes dentifrices artisanales, au XVIIe siècle. De quoi, peut-être, faire changer d'avis ceux qui ont une dent contre les brossages réguliers. Et rassurer les effrayés du chaud et froid : avec une bonne hygiène dentaire, leur émail n'a vraiment rien à craindre !

Source : Association française dentaire.

IL NE FAUT PAS ATTENDRE D'AVOIR SOIF POUR BOIRE

Vrai. Chameau qui s'en dédit !

Le chameau est connu pour son caractère acariâtre, sa capacité à traverser le désert sans boire la moindre goutte d'eau, et accessoirement ses deux bosses. Si l'homme tient parfois la comparaison sur le plan du caractère, au point de mériter lui aussi l'appellation de « chameau », il est loin de l'égaler concernant la soif... et les bosses ! Or ce sont elles qui font la différence : pleines de graisses, elles permettant à l'animal d'y puiser pour fabriquer de l'eau et de l'énergie, associées à des urines très concentrées qui limitent les pertes. Un chameau peut ainsi perdre plus de 40 kilos en une seule traversée du désert, et boire ensuite jusqu'à 130 litres en 10 minutes pour se réhydrater !

Petite nature contre grosses bosses

L'humain, quant à lui, est incapable de tels excès. L'organisme d'un adulte, composé d'eau à 66 % (80 % pour un nouveau-né), ne peut en effet survivre plus de 48 heures sans aucun apport hydrique, par la boisson ou les aliments. D'où l'existence de la sensation de soif, qui est déjà le signe d'un début de déshydratation : elle apparaît lorsque certains récepteurs nerveux situés au niveau de l'hypothalamus – une structure très importante du cerveau – sont alertés par une trop grande concentration du sang. Notre cerveau veille donc à ce que « tout baigne » et déclenche le signal d'alarme de la soif quand c'est nécessaire. Mais cette alarme ne fonctionne pas toujours très bien, notamment chez les personnes âgées et les jeunes enfants. En cas de canicule, de fièvre ou après un effort intense par exemple, ils présentent un risque réel de déshydratation.

Lorsque celle-ci survient, la sensation de soif prédomine, puis d'autres symptômes font leur apparition : fièvre, maux de tête, vertiges, nausées et même vomissements. La déshydratation peut être sévère et provoquer des troubles de la conscience, voire des convulsions justifiant une hospitalisation en urgence. Pour d'éviter d'en être victime, il est donc urgent de ne pas attendre d'avoir soif pour boire.

Aqua, ça sert

Boire à intervalles réguliers, même sans soif, comporte d'autres avantages sur le plan médical : c'est un moyen simple et efficace d'éviter un calcul rénal et une infection urinaire. En effet, l'augmentation de la quantité d'eau émise par les urines permet de mieux éliminer l'acide urique, impliqué dans la formation des calculs, et les germes présents dans la vessie. Des apports réguliers favorisent aussi le renouvellement de l'eau de notre organisme, qui demande environ vingt jours pour s'effectuer entièrement.

Pour autant, il ne faut pas non plus tomber dans l'excès : la potomanie, un trouble le plus souvent psychique, se traduit par le besoin irrépressible de boire constamment tout liquide se trouvant à sa portée, y compris l'eau des vases. On a même vu des malades avaler jusqu'à 20 litres par jour ! De quoi mettre sa santé en grave danger.

Elle coule de source

Si l'eau des vases n'est pas vraiment recommandée, l'eau minérale est idéale, qu'elle soit plate ou gazeuse, car elle apporte les sels minéraux indispensables à l'organisme. L'eau du robinet peut également faire l'affaire : elle est potable dans notre pays (sauf problème ponctuel) et peut être bue toute une vie sans danger. Signalons au passage un paradoxe bien de chez nous : la France a beau être mondialement réputée pour son réseau en eau potable, les Français détiennent le record mondial de la consommation d'eau en bouteille avec environ 125 litres par an et par personne. Qui a dit que nous étions exigeants ?

Du carburant pour bien bouger

Vous l'avez compris, nous devons boire de l'eau régulièrement et sans attendre que notre bouche ressemble aux dunes du

Sahel. Reste à trouver le bon équilibre selon son mode de vie. En pratique, un adulte devrait boire en moyenne 1,5 litre tout au long de la journée – sous forme d'eau, de tisane, de café, de thé, de soupe, etc. – et bien davantage lorsqu'il fait du sport. En effet, lors d'un jogging, un sportif peu entraîné perd de 0,5 à 1 litre d'eau par heure et même plus pour un marathonien de haut niveau, qui perd entre 1,5 et 2,5 litres. De quoi faire sourire les chameaux, peut-être, mais ces déficits hydriques doivent impérativement être compensés : la perte d'un seul litre d'eau réduit en moyenne la capacité musculaire de 20 %. Que les sportifs se le disent : boire plus d'eau, c'est aller plus haut...

Et, sauf pathologie spécifique, boire régulièrement même sans avoir soif est bon pour tous, à tous les âges.

LES CAROTTES DONNENT BON CARACTÈRE ET LES FESSES ROSES

Faux. Pas plus que le bâton !

Clamons-le haut et fort : les carottes ne servent pas qu'à faire avancer les ânes ! En effet, elles sont particulièrement riches en bêta-carotène, un pigment végétal de la famille des caroténoïdes, les précurseurs de la vitamine A. 100 grammes de carottes en apportent en moyenne 12 000 µg (l'équivalent de 2000 µg de vitamine A), soit 20 fois plus que 100 grammes de maïs et 200 fois plus que 100 grammes d'orange ! Les carottes sont donc championnes toutes catégories du bêta-carotène, mais à quoi cela peut-il bien nous servir concrètement ? À beaucoup de choses, mais sûrement pas à nous rosir les fesses tout en nous donnant le sourire !

Voir la vie en orange

D'abord, le bêta-carotène est un bon antioxydant qui protège nos cellules des dangereux radicaux libres émis par les ultraviolets, par exemple. Il produit donc un effet « anti-âge » en freinant la vitesse des processus dégénératifs. Ensuite, il stimule notre immunité et, en tant que précurseur de la vitamine A, il joue un rôle essentiel dans la vision – l'adaptation à l'obscurité notamment –, ainsi que dans la croissance et la multiplication des cellules. Les carottes sont donc très bonnes pour la santé, c'est un fait que personne, même les ânes, ne songe à contester.

En revanche, elles ne peuvent rien pour notre caractère et la roseur de nos postérieurs... Le bêta-carotène n'est pas toxique pour l'organisme mais il peut, en cas de surdosage, donner une coloration orangée – et non rosée – à l'ensemble de la peau, pas uniquement aux fesses. De plus, il n'influence pas directement le caractère, à moins de considérer que l'on est plus joyeux quand on se sent en forme et hâlé de orange ! Voici donc une idée reçue pour qui les carottes sont cuites, du moins chez l'être humain.

Drôles d'oiseaux !

Si trois carottes n'ont pas vraiment le pouvoir de changer la vie d'un homme, c'est tout le contraire chez certains volatiles. L'étude des hirondelles a par exemple montré que les mâles qui consommaient le plus de caroténoïdes étaient également ceux qui étaient en meilleure santé, présentaient le plus de plumes colorées et avaient finalement le plus de chance de trouver une partenaire pour la reproduction. En effet, les femelles hirondelles, comme beaucoup de leurs congénères à plume d'ailleurs, ont une nette préférence pour les mâles bien « décorés ». Les carottes ont donc de quoi les rendre de bonne humeur ! Il n'en va pas de même pour nous, mais ne soyons pas jaloux : même si le dicton de nos grands-mères est faux, le bêta-carotène est bon pour notre santé.

Source : Encyclopédie pratique des vitamines, des sels minéraux et des oligo-éléments, *Jean-Paul Curtay, Josette Lyon, Hachette.*

LE CHOCOLAT CONSTIPE

Faux. Même si rien n'est jamais tout noir ou tout blanc !

Il existe certes des sujets plus glamour, et pourtant... la constipation (moins de trois selles par semaine) est depuis longtemps considérée comme un problème sérieux. Même le grand Voltaire lui a consacré une bien curieuse théorie. Dans *Les Oreilles de Monsieur Chesterfield*, il fait dialoguer trois philosophes sur ce qui fait courir les hommes. L'un d'eux assure que c'est la constipation parce que, selon lui, la matière fécale, emprisonnée dans l'intestin constipé, finit par se répandre dans le reste du corps jusqu'au système nerveux, provoquant des troubles du comportement : tuerie, violence, etc. En guise d'exemple, il cite Henri III : il ne fallait surtout pas le fâcher en hiver par un vent de nord-est car sous l'effet de la constipation, il aurait pu en assassiner plus d'un ! Évidemment, cette théorie est des plus fantaisistes sur le plan médical, mais le siècle des Lumières n'était pas aussi éclairé scientifiquement que nous le sommes. Les causes de la constipation sont désormais bien identifiées. Que les gourmands se rassurent, le chocolat n'en fait pas partie... à condition de rester raisonnable !

Allez les fibres !

N'en déplaise à Voltaire, on sait aujourd'hui que la constipation est provoquée par un régime alimentaire pauvre en fibres, une hydratation insuffisante et la sédentarité. Pour l'éviter, il faut consommer au moins 30 grammes de fibres par jour, soit l'équivalent de 350 grammes de fruits (dont les pruneaux et les figues), avec 350 grammes de légumes (y compris des poireaux), 200 grammes de pain complet et 80 grammes de céréales complètes ou semi-complètes. Ces bonnes habitudes nutritionnelles sont d'autant plus importantes que l'étude Epic (*European Prospective Investigation into Cancer and Nutrition*), menée chez près de 520 000 personnes âgées de 25 à 70 ans dans dix pays européens, a montré qu'il existait une relation inverse entre la consommation quotidienne de fibres et le risque de développer un cancer du côlon. Ainsi, en doublant l'apport total de fibres chez des personnes qui en consomment habituellement peu (10 à 20 grammes), on réduit le risque de cancer colo-rectal de 40 %. De quoi faire d'une pierre deux coups : mieux digérer tout en protégeant sa santé. Pour les amateurs de chocolat, l'idéal serait bien sûr qu'il soit lui aussi riche en fibres. L'alibi rêvé pour en croquer davantage ?

Ne rêvons pas...

Mettons tout de suite fin au suspense : le chocolat n'apporte qu'un tout petit peu de ces précieuses fibres, issues du cacao. Il contient également des graisses qui ont tendance à accélérer le transit de l'intestin. Il est donc clairement faux d'affirmer que le chocolat constipe. D'ailleurs, lorsqu'on a une alimentation équilibrée et diversifiée, croquer quelques carrés de chocolat de temps à autre ne risque guère de perturber le transit intestinal. Mais attention : une alimentation déséquilibrée avec beaucoup de féculents, de céréales raffinées et de sucres rapides – dont les barres chocolatées regorgent –, réunit toutes les conditions pour favoriser la constipation et la prise de poids. Une fois encore, tout est donc une question d'équilibre et de contexte. En plus d'une alimentation saine et variée, il est recommandé d'avoir une activité physique régulière et de boire suffisamment (1,5 litre d'eau par jour) pour améliorer son transit. Les eaux riches en magnésium comme Hépar (110 mg/l) ou Badoit (100 mg/l) sont conseillées pour lutter contre la constipation, car le magnésium joue un rôle-clé dans le tonus des muscles, y compris les intestins. Le chocolat est réputé pour apporter lui aussi du magnésium. Mais ne nous réjouissons pas trop vite, ce n'est pas non plus un prétexte pour en abuser. D'abord parce qu'il en contient une quantité moindre (70 mg/100 g) ; ensuite parce que son magnésium est mal absorbé du fait de la présence de graisses saturées. Avaler une tablette de chocolat par jour dans l'espoir de lutter contre la constipation n'est donc en rien une bonne idée ! Il existe heureusement des méthodes efficaces.

Laxatifs au compte-gouttes

En premier lieu, l'utilisation de laxatifs de « lest », à base de fibres et de mucilages est préconisée. En cas d'échec, on emploie des laxatifs dits osmotiques chargés de ramollir les selles en attirant de l'eau. Selon la revue *Prescrire*, prendre d'autres laxatifs au long cours est à double tranchant car certains d'entre eux, les « irritants », finissent par provoquer une inflammation de la muqueuse du côlon et d'autres, les « émollients » comme l'huile de paraffine, perturbent l'absorption de certaines substances, qu'il s'agisse de vitamines liposolubles aussi importantes que la vitamine D ou de différents médicaments. Les tisanes laxatives – bourdaine, cascara, séné – sont également irritantes pour la muqueuse. De quoi tempérer l'appétit des plus gourmands et gâcher leur quotidien !

De fait, lorsque la constipation perdure malgré une bonne hygiènc dc vic, lorsqu'cllc cst d'apparition brutalc, s'aggravc soudainement ou est source de complications – hémorroïdes, fissures anales –, un avis médical s'impose. En effet, elle peut être le premier symptôme d'une affection plus grave, en particulier d'une tumeur (pas forcément cancéreuse) venant comprimer le côlon. Il ne faut donc pas attendre pour consulter et ne pas tout mettre sur le compte du chocolat : il ne constipe pas si on le consomme raisonnablement dans le cadre de bonnes habitudes alimentaires. Une bonne nouvelle à noter dans vos tablettes...

Source : Centre de recherche et d'informations nutritionnelles, n° 147, septembre 2004.

LE CHOCOLAT DONNE DES CRISES DE FOIE

Faux. Foi de chocolatier !

Si elles avaient à choisir, 34 % des femmes préféreraient le chocolat au sexe. Peut-être est-ce pour cela que les hommes accusent cet aliment de tous les maux ? Toujours est-il que sa mauvaise réputation ne date pas d'hier. Dès son importation en Europe au XVIe siècle, l'Église catholique l'a regardé d'un mauvais œil, lui reprochant d'être une source de plaisir, l'accusant tour à tour d'être trop bon pour ne pas être l'œuvre du Diable ou de pousser les femmes au vice. Elle a maintes fois essayé de le faire interdire, en vain. Après la foi, c'est aujourd'hui le foie qui serait menacé par le chocolat. Cette contre-vérité perdure, alors que tout le monde s'accorde désormais à trouver des vertus au chocolat, à commencer par les scientifiques.

Noir, le chocolat

Avec ses huit cents molécules différentes, dont seulement une trentaine connues, le cacao ne laisse pas l'organisme indifférent. Il contient de la vitamine E antioxydante (environ 5 mg pour 100 g), ainsi que de la théobromine et de la caféine, deux psychostimulants utiles pour lutter contre la fatigue psychique. La phényléthylamine lui confère en outre des vertus légèrement antidépressives, tandis que son magnésium (environ 300 mg pour 100 g) est un antistress notoire. Pas étonnant qu'il soit la première consolation des cœurs brisés qui sèchent leurs larmes en croquant tablette sur tablette ! Ils ont d'autant plus raison que, selon une étude présentée lors du 22e congrès de la Société européenne de cardiologie, ses polyphénols auraient un effet protecteur sur le système cardiovasculaire. Le chocolat est particulièrement riche de ces composés : 100 grammes de chocolat noir en contiennent 53,5 mg, soit quatre fois plus que le thé noir qui n'en compte que 13,9 mg pour 100 ml. Toutefois, seul le chocolat noir peut se prévaloir de ces vertus. En effet, l'ajout de lait diminue considérablement l'action des flavonoïdes (des polyphénols antioxydants). Par ailleurs, le chocolat noir apporte des lipides, jusqu'à 45 g pour 100 g, principalement des acides gras mono-insaturés, intéressants pour élever le taux de bon cholestérol (HDL) et abaisser le mauvais (LDL). La liste des bonnes raisons de manger du chocolat s'allonge donc, mais, attention, celle des risques en cas d'excès est tout aussi fournie !

Modération, encore et toujours

En contrepartie de ses nombreuses vertus, le chocolat est riche en glucides (54 g pour 100 g en moyenne) et en lipides (environ 30 g pour 100 g), ce qui en fait l'ennemi des régimes minceurs et des diabétiques qui doivent consommer des sucres rapides avec précaution. Qu'il soit noir ou au lait, c'est un aliment très riche, qui apporte près de 500 calories pour 100 grammes. Un raid dans la boîte de chocolats apporte des graisses qui ralentissent la vidange gastrique, d'où l'apparition de nausées, de vomissements et de maux de tête. Tout ceci pourrait annoncer une crise de foie, mais il n'en est rien : le foie est hors de cause, c'est l'estomac qui n'arrive plus à faire face à l'excès d'aliments. Les corps gras sont en effet six fois plus longs à digérer que les sucres ou les protéines. Conséquence, l'estomac rejette tout par voie digestive haute. Pour éviter ce type de désagrément, on peut essayer de renforcer le tonus du « barrage » situé entre estomac et œsophage : c'est le rôle des médicaments anti-émétiques, vendus en pharmacie. Il est également conseillé de manger léger, principalement des légumes et des fruits pour leur richesse en fibres. Et de mettre la pédale douce sur le chocolat !

Autre situation où le chocolat peut être source de désordres digestifs : la migraine. Tous les migraineux ne sont pas sensibles à cette friandise, mais, chez certains, un seul carré de chocolat peut suffire à déclencher une crise avec mal de tête, nausées et vomissements. Ces symptômes, autrefois attribués à la crise de foie, sont en fait généralement ceux de migraines, sans aucun lien avec le foie lui-même. S'il est établi que les crises d'un patient sont déclenchées par le chocolat, il doit prendre un traitement antimigraineux... et préférer d'autres douceurs sucrées ! D'autant que le chocolat peut favoriser les caries dentaires en cas d'hygiène insuffisante. Une maigre consolation, mais rassurez-vous, le « sevrage » est possible : contrairement à une autre idée reçue, aucune étude n'a jamais démontré qu'il entraînait une quelconque toxicomanie. Il ne provoque pas non plus de crise de foie mais peut, dans certains cas, être la cause de symptômes similaires. Pour en profiter, sachons donc rester modérés !

Source : Holland's National Institute of Public Health and Environment.

LE CHOCOLAT DONNE DES BOUTONS

Peut-être pas si faux ? Un sujet à percer à jour.

Les chocolats et les charcuteries sont régulièrement accusés de favoriser l'acné, peut-être parce qu'ils sont un peu gras, d'où une analogie possible avec la production excessive de sébum. Les boutons, à l'adolescence ou à l'âge adulte, proviennent souvent d'une acné due à la fabrication excessive de sébum par les petites glandes sébacées situées à la racine des poils. Or le chocolat n'y est a priori pour rien, pas plus que la charcuterie, et le rôle de l'alimentation dans les poussées d'acné n'a jamais été vraiment reconnu.

Les Papous privés d'acné !

Pour autant, tous les aliments ne sont pas logés à la même enseigne. Pour la première fois, une étude récente tend à montrer que les céréales raffinées utilisées pour produire le pain blanc, le riz blanc, etc., pourraient être en cause dans les crises d'acné. Pour arriver à cette conclusion, des chercheurs américains sont partis du constat que les Papous n'en souffraient pas. Or leur alimentation ne comprend justement aucun aliment transformé industriellement ! Quant aux Inuits d'Alaska, ils ne connaissent l'acné juvénile que depuis qu'ils mangent à l'américaine...

Il reste à comprendre comment des céréales raffinées peuvent favoriser la formation de boutons. L'hypothèse actuellement retenue par les chercheurs est que les céréales raffinées et leurs dérivés sont très rapidement digérés, provoquant un pic important d'insuline, une hormone qui augmente la libération d'androgène. Celle-ci entraîne une hyperproduction de sébum au niveau de la peau, avec les conséquences bien connues qui enchantent tant nos adolescents.

Une hypothèse qui tombe à pic ?

Bien sûr, d'autres études sont nécessaires pour confirmer ou non cette hypothèse de l'équipe de recherche américaine. Si elle devait se vérifier, les aliments riches en sucre, comme le chocolat, auraient du souci à se faire puisqu'ils provoquent eux aussi des pics insuliniques. Ils pourraient donc également favoriser l'acné. Sans aller trop vite en besogne ni renoncer aux petits plaisirs gourmands, les personnes particulièrement sujettes à l'acné peuvent essayer de privilégier les céréales complètes ou semi-complètes aux céréales raffinées... et de résister aux tentations chocolatées en adoptant la sacro-sainte modération ! Mais attention : pas question de griller une cigarette – même en chocolat ! – dans l'espoir de compenser : il est prouvé scientifiquement les fumeurs ont plus de problèmes d'acné que les non-fumeurs, avec une gravité proportionnelle à l'intensité du tabagisme. La culpabilité du chocolat en matière d'acné n'a quant à elle pas encore été démontrée ni démentie avec certitude. Une affaire à suivre sur le front... du chocolat !

Source : « A disease of western civilization », Archives of dermatology, Dermofocus, *vol. 18, n° 20, p. 123.*

LES FRAISES DONNENT DE L'URTICAIRE (ET LES FRUITS ROUGES SONT ALLERGISANTS)

Pas si vrai. En tout cas, ça ne vaut pas une cacahuète !

Sans le savoir, vous avez peut-être deux points communs avec Richard II d'Angleterre. Le premier est d'avoir eu de l'urticaire au moins une fois dans votre vie : cette réaction étant extrêmement fréquente, cela n'aurait rien d'étonnant. Le second, déjà plus rare, est que cette urticaire[1] ait été provoquée par des fraises. Mais Richard II est le seul à avoir utilisé cette « allergie » pour accuser en toute mauvaise foi un de ses proches de tentative d'empoisonnement et le faire immédiatement exécuter. L'urticaire peut rendre irritable, certes, mais il y a des limites ! Richard II aurait tout aussi bien pu incriminer les fraises, qui, selon une idée reçue, sont de grandes pourvoyeuses d'allergies. Sans être tout à fait fausse, nous allons voir que cette croyance est loin de la vérité.

Excès de zèle immunitaire

Les réactions allergiques sont le fruit d'une conjonction de différents facteurs au cours du temps. Elles sont d'abord conditionnées par des facteurs génétiques qui prédisposent certaines personnes aux allergies. Cela se traduit par un fonctionnement excessif du système de défenses immunitaires. Les individus allergiques ont tendance à faire du zèle sans le savoir : leur organisme fabrique inutilement des anticorps pour se défendre contre des substances normalement inoffensives et généralement

1. Eh oui, urticaire est du genre féminin, même si les hommes peuvent parfois en provoquer par leur comportement...

bien tolérées. La réaction allergique en elle-même peut alors survenir. Elle se déroule toujours en plusieurs phases.

Pendant une première phase – qui dure parfois plusieurs années –, les contacts avec les allergènes ne déclenchent aucun symptôme. Ils permettent simplement au système immunitaire de fabriquer les anticorps spécifiques, à l'image de l'entraînement d'une armée qui apprend à identifier son ennemi avant d'attaquer. Dans une deuxième étape, les anticorps étant opérationnels, chaque contact avec l'allergène déclenche des symptômes : dès que l'ennemi en question pointe le bout du nez, on tire à vue ! Un des maillons clés de la réaction allergique est l'histamine, une substance naturellement présente à l'intérieur de certaines de nos cellules. Elle constitue en quelque sorte le dépôt de munitions : une fois libérée dans la circulation sanguine, l'histamine provoque une inflammation sur certains organes cibles, le nez, yeux, les bronches, la peau par exemple. D'où l'intérêt des médicaments antihistaminiques qui visent à bloquer son action.

Les nombreux visages de l'allergie

Selon les allergènes et les organes qui y sont exposés, les symptômes sont très différents, mais non surprenants. Un allergène inhalé comme le pollen provoque des problèmes respiratoires ; un allergène ingéré, telles nos fameuses fraises, se traduit d'abord par des symptômes dans la bouche ; un allergène injecté, venin ou médicament par exemple, peut susciter d'emblée des signes généraux, etc. Quant à la gravité de l'allergie, elle dépend de la nature des symptômes : l'asthme est par exemple considéré comme un symptôme plus grave que la rhinite, même si cette dernière peut être très invalidante.

L'ampleur de la réaction allergique est également variable. Ainsi, quelques plaques d'urticaires sont sans danger, mais si la réaction s'aggrave, elle peut évoluer vers un œdème de Quincke (œdème du visage et des muqueuses) ou un choc anaphylactique (choc d'origine allergique pouvant aboutir à un arrêt cardiaque). Il n'y a pas nécessairement de règle : les symptômes de l'allergie peuvent être nombreux et évoluer, pour une même personne, selon les périodes. L'œdème de Quincke et le choc anaphylactique sont graves, mais heureusement peu fréquents, à la différence de la rhinite, la conjonctivite, l'asthme, l'eczéma et l'urticaire. Celle-ci peut être d'origine allergique, mais ce n'est pas systématique.

Une assimilation à jeter aux orties

On croit trop souvent que l'urticaire est nécessairement allergique. Il n'en est rien : l'urticaire se manifeste par des rougeurs semblables à des piqûres d'orties (auxquelles elle doit d'ailleurs son nom) qui se « promènent » d'une partie du corps à l'autre au gré des heures. Elles peuvent parfois disparaître d'un coup sans laisser de trace. C'est notamment le cas lorsque la réaction est dite aiguë, c'est-à-dire brutale, de courte durée et inhabituelle. La cause est alors souvent allergique, alimentaire ou médicamenteuse et il est très important d'identifier l'allergène pour éviter les récidives qui pourraient être dangereuses en cas de nouveau contact. Mais l'urticaire peut aussi être chronique : les crises surviennent presque tous les jours pendant plusieurs semaines, voire plusieurs mois. Ce type d'urticaire a de quoi exaspérer, mais n'est presque jamais allergique.

Les coupables ne sont pas toujours ceux qu'on croit...

Nous l'avons dit, les aliments peuvent provoquer des réactions allergiques. Reste à savoir lesquels ! Les candidats au hit-parade des allergisants sont nombreux et diffèrent chez l'enfant et l'adulte. Pour les plus jeunes, l'œuf, l'arachide (dont les cacahuètes regorgent), le lait, le poisson et la moutarde arrivent en tête. Les adultes sont plus sensibles aux fruits et aux légumes : pommes, noisettes, fruits à noyaux, avocats, kiwis et autres fruits exotiques, bananes, châtaignes, céleri, carottes, persil, légumineuses (lentilles, petits pois...) et autres fruits secs se disputent la palme de champion des allergies. Cette liste n'est bien sûr pas exhaustive, mais elle donne une idée des allergènes alimentaires les plus courants. Si les fraises n'y figurent pas, c'est pour une raison simple : elles ne provoquent que rarement des allergies.

Ça a la couleur d'une allergie, ça ressemble à une allergie...

C'est vrai, les fraises peuvent provoquer de l'urticaire, mais par un mécanisme qui n'est pas allergique. Elles ont tendance à favoriser la libération directe de l'histamine contenue dans nos cellules, sans faire intervenir d'anticorps spécifique. Ce n'est donc pas une réaction allergique, même si le symptôme déclenché en bout de chaîne y ressemble beaucoup. Parmi les aliments capables de provoquer la libération d'histamine, appelés « histamino-libérateurs », les fraises ne sont pas seules : les tomates et les crustacés peuvent aussi avoir ce type d'effet.

Puisque les symptômes sont quasi identiques, on peut se demander l'intérêt de distinguer les allergies des autres réactions. Cette différence est importante : elle conditionne la gravité potentielle des troubles. Quand la réaction est allergique, elle risque de s'emballer et de s'aggraver à chaque contact – même pour une quantité infime d'aliment – en raison d'une fabrication d'anticorps de plus en plus importante, avec les risques déjà cités.

En revanche, quand la réaction est une « simple » histamino-libération, elle reste modérée et dépend de la quantité d'aliment ingérée. C'est pourquoi les urticaires provoquées par les fraises sont presque toujours bénignes. Elles ont même tendance à disparaître avec l'âge. Il suffit, pour les éviter, de limiter sa consommation d'allergènes alors qu'en cas d'allergie vraie, ceux-ci doivent être totalement bannis.

Ne pas mettre tous les fruits rouges dans le même panier...

Il n'est pas rare de voir un enfant privé de tout fruit rouge sous prétexte qu'il a de l'eczéma ou de l'urticaire. Peut-être à cause d'une peur irrationnelle de la contagion par la peau des fruits ? C'est une véritable erreur, car tous les fruits rouges n'ont pas le même potentiel allergisant : par exemple, fraises, framboises, baies et raisins sont peu allergisants. Les cerises et les prunes peuvent le devenir chez les personnes allergiques aux pollens d'arbres et provoquer des réactions buccales très désagréables, allant parfois jusqu'à des troubles respiratoires. Les tomates, potentiellement irritantes en raison de leur acidité, provoquent des rougeurs autour de la bouche chez certains enfants. Plus rarement, elles suscitent des allergies chez les individus sensibles au pollen.

En conclusion, l'urticaire aux fraises existe bien, surtout chez l'enfant, mais le plus souvent, il ne s'agit pas d'une vraie allergie. Inutile, donc, de priver les enfants de ce fruit parfumé – dont le nom partage la même origine latine que « fragrance » –, riche en vitamine C et peu sucré. Les éventuelles crises d'urticaires s'espaceront en grandissant, jusqu'à devenir un souvenir d'enfance parmi d'autres.

Quant à Richard II, il devrait être rouge... de honte !

LE LAIT EST UN BON ANTIDOTE

Faux. Argument « vieille dentelle » inefficace sur l'arsenic !

Depuis l'Antiquité, le lait fait partie de notre alimentation, qu'il soit de brebis, de chèvre ou d'ânesse. Sans oublier les vaches, dont les Gaulois consommaient déjà le lait, en boisson ou dans des bouillies. Depuis le XIXe siècle, la pasteurisation a considérablement facilité sa consommation en permettant de le conserver au-delà de 24 heures. Symbole de richesse, de fécondité, de pureté, le lait est aussi utilisé comme produit de beauté : Cléopâtre, qui elle aussi « le valait bien », se baignait dans du lait d'ânesse. Rien de commun toutefois avec ce que nous appelons aujourd'hui des laits de toilette, si ce n'est le fait d'être une émulsion, c'est-à-dire un mélange de graisse et d'eau, comme le lait animal. Le rôle du lait a naturellement évolué au cours du temps, mais certains croyances perdurent à son propos, comme celle qui en fait un bon antidote à toutes sortes de poisons. Véritable cadeau empoisonné, cette idée reçue ne résiste pas un instant à l'analyse scientifique. Toutefois, il n'y pas de raison d'avoir une dent contre le lait.

Un aliment quasi idéal...

Doté de vertus nutritionnelles incontestables, en particulier par son apport en protéines, en calcium, en vitamine A et B2, le lait est un ingrédient presque indispensable en cuisine. Écrémé, il permet un apport riche en calcium et en protéines, pour une faible teneur en lipides. Demi-écrémé ou entier, il est certes plus gras, mais conserve des qualités à faire pâlir d'envie bien des aliments. Cela dit, le lait n'est pas sectaire : il s'intègre facilement à toutes sortes de préparations et leur permet de bénéficier de ses propriétés nutritionnelles.

... mais juste un aliment !

Fort de toutes ces qualités, le lait est déjà un aliment « star ». Pour autant, il ne faut pas lui demander l'impossible. Une fois n'est pas coutume, lorsqu'on demande aux toxicologues, pharmacologues, médecins urgentistes si le lait peut lutter contre un empoisonnement, tout le monde est d'accord : la réponse est non ! Loin d'être un antidote, le lait risque au contraire d'aggraver la situation.

Le lait au banc des accusés ?

Dans certaines circonstances, le lait peut en effet favoriser l'action des produits toxiques, et se rendre complice d'empoisonnement, à l'inverse de ce que prétend l'idée reçue dangereuse que nous tâchons de pourfendre. Cela tient à un mécanisme très simple, directement lié à la composition du lait. Il contient des particules de graisses (sauf s'il est totalement écrémé) dans lesquelles peuvent se dissoudre certaines substances toxiques, dites « liposolubles », qui en profitent pour se répandre plus rapidement dans l'organisme. Cette aptitude n'est pas propre aux produits toxiques : ils la partagent notamment avec les vitamines liposolubles, qui ne sont absorbées que si elles sont véhiculées par un corps gras. Concrètement, cela veut dire qu'en cas d'intoxication, les graisses contenues dans le lait peuvent de la même façon jouer ce rôle de véhicule, et augmenter le passage du produit toxique dans la circulation sanguine, aggravant ainsi la situation. Répétons-le : c'est tout le contraire de ce qu'on demande à un antidote.

Un exemple ? Le metaldéhyde, contenu dans des combustibles utilisés en camping ou des produits utilisés pour détruire les escargots, se présente sous une forme ressemblant à des pastilles de menthe. De quoi entretenir la confusion et tenter les plus petits. Or c'est un poison très violent, qui peut provoquer des vomissements, des convulsions, des crampes et conduire à un arrêt respiratoire. Son ingestion nécessite un transport rapide à l'hôpital. Étant liposoluble, son passage dans la circulation sanguine est facilité par la présence de corps gras dans le tube digestif : il est donc extrêmement dangereux de boire du lait dans ce cas !

Alors que faire en cas d'empoisonnement ?

Il faut avant tout respecter la première règle que s'imposent les médecins : ne pas nuire. En pratique, l'idéal est de contacter le plus rapidement possible le Samu en composant le 15 depuis un poste fixe (le 112 depuis un portable), ou encore en contactant le centre antipoison le plus proche de chez soi, muni du nom du produit absorbé, en ayant si possible évalué la quantité ingérée. Il faut ensuite suivre les consignes données par le médecin régulateur du centre 15 ou du centre antipoison : par exemple, en cas de troubles de la conscience, il vous demandera de mettre la victime en position latérale de sécurité en attendant l'arrivée des secours d'urgence. Sauf ordre précis du médecin, il ne faut surtout pas chercher à provoquer de vomissements : ces derniers peuvent être particulièrement dangereux en cas de substance caustique. Un second passage dans l'œsophage peut en effet aggraver les dégâts.

D'une manière générale, en cas d'ingestion d'un produit toxique, il importe de s'en remettre aux personnes compétentes et de fuir les remèdes de grand-mères et autres « on m'a dit que ». L'exemple du lait le prouve : il n'est pas un remède aux poisons et peut être pire que le mal. Mais attention, il reste tout à fait bénéfique au quotidien. Excepté les cas d'allergie réelle aux protéines du lait de vache – faciles à identifier par un bilan allergologique – et d'intolérance digestive due au lactose, il n'y a aucune raison médicale de supprimer les produits laitiers de l'alimentation. On peut faire confiance à Cléopâtre, qui sut profiter de ses vertus. Comme chacun sait, elle avait du nez...

CENTRES ANTIPOISON
Paris : 01 40 05 48 48
Marseille : 04 91 75 25 25
Lille : 03 20 44 44 44 / 0 825 812 822 (0,15 €/mn)
Rennes : 02 99 59 22 22
Rouen : 02 35 88 44 00
Reims : 03 26 78 79 20 / 03 26 06 07 08
Lyon : 04 72 11 69 11
Bordeaux : 05 56 96 40 80
Strasbourg : 03 88 37 37 37
Toulouse : 05 61 49 33 33 / 05 61 77 74 47
Angers : 02 41 48 21 21

CHEZ L'ADULTE, LE LAIT EST UN POISON !

Faux ! Suivez sans crainte la voie lactée !

Il est amusant de constater qu'au pays des idées reçues, deux croyances contraires peuvent cohabiter dans la joie et la bonne humeur. Là où les uns affirment à tort que le lait est un antidote, les autres prétendent qu'il est un poison chez l'adulte. Disons-le tout net : ils se trompent tout autant ! En effet, un poison est une substance capable de troubler gravement ou d'interrompre les fonctions vitales d'un organisme. Par exemple, le tabac tue, mais pas le lait ! L'idée d'une toxicité du lait chez l'adulte vient du fait que dans le monde animal, aucun individu ne boit de lait passé le cap du sevrage. Ce constat peut paraître plein de bon sens, mais pour autant, aucun animal sauvage n'ouvre non plus de boîte de petits pois... Pourquoi ces derniers ne sont-ils pas accusés de faire passer l'homme à trépas ? Il s'agit une nouvelle fois d'une croyance irrationnelle, sans rapport avec la réalité scientifique.

Lactase en rupture de stock

Pour digérer correctement du lait, et plus particulièrement son lactose, un adulte doit produire suffisamment de lactase, une enzyme présente dans l'intestin grêle. Or cette production est naturellement plus basse chez les Asiatiques, ainsi que chez toute personne ayant stoppé sa consommation laitière depuis longtemps, comme c'est souvent le cas des alcooliques chroniques. S'ils se mettent à boire un grand verre de lait, ils sont victimes de flatulences, de douleurs abdominales et de diarrhées, d'où le sentiment injuste que le lait est mauvais pour la santé. Ce n'est vrai que dans certains contextes, et encore : une reprise progressive de la consommation permet d'atténuer les troubles potentiels liés au lactose. De plus, lait et laitages ne sont pas à mettre dans le même panier : les fromages à pâte dure, pauvres en lactose, et les produits laitiers fermentés sont généralement mieux tolérés.

Attention toutefois à ne pas confondre l'intolérance au lactose avec la véritable allergie aux protéines du lait de vache. Celle-ci concerne environ 2,5 % de nourrissons et son diagnostic doit être confirmé par des tests précis. Elle constitue la seule raison justifiant une exclusion totale de tous les produits laitiers. Une période transitoire suffit le plus souvent : l'allergie disparaît spontanément dans plus de 90 % des cas.

Des indésirables dans ses graisses

D'après le site officiel du ministère de la Santé, le lait, au même titre que d'autres aliments riches en graisses, peut être contaminé par des dioxines. Il est d'ailleurs conseillé de ne pas dépasser un certain seuil de consommation. Ces dioxines proviennent principalement de l'incinération des ordures ménagères et de la pollution, qu'elle soit automobile ou industrielle. Le problème est que les dioxines sont des agents cancérigènes, qui, même à de faibles doses, peuvent aussi avoir des effets toxiques sur la reproduction, l'immunité et le système nerveux des animaux. Chez l'homme, seul l'effet cancérigène a été confirmé. Le lait risquerait-il donc de faire le lit des cancers ? C'est une hypothèse plausible, mais non prouvée : on trouve presque autant d'études qui innocentent le lait, que d'enquêtes établissant un lien statistique entre une grosse consommation de laitage et un risque accru de cancer du sein ou de la prostate. Une étude épidémiologique norvégienne de 2001, portant sur les habitudes de vie de 48 884 femmes préménopausées, a par exemple révélé que celles qui en buvaient au moins trois verres par jour avaient deux fois moins de risques de souffrir d'un cancer du sein, peut-être grâce à la présence de calcium et de vitamine D.

Une controverse acide

L'ostéoporose est un autre sujet polémique qui oppose les lobbies de l'industrie laitière aux « antilait ». Les uns avancent la richesse en calcium du lait pour en vendre à tous les âges de la vie, les autres mettent en avant ce curieux résultat : les pays les plus gros consommateurs de laitage, comme l'Europe du

Nord et les États-Unis, seraient ceux souffrant de la fréquence de l'ostéoporose la plus élevée ! Une méta-analyse [1] portant sur 57 études, publiée dans l'*American Journal of Clinical Nutrition*, aurait même conclu que les laitages apporteraient des bénéfices négligeables contre l'ostéoporose. L'explication actuellement avancée pour expliquer ce paradoxe est qu'une consommation excessive de laitages provoquerait une acidose chronique, de même que les céréales raffinées et les sucres. Pour rétablir l'équilibre, l'organisme serait obligé de puiser dans ses réserves, à commencer par le calcium des os, d'où une fuite de celui-ci !

Dans cette guerre des études où se mêlent lait, lactose, lactase, le consommateur a de quoi perdre son latin. La solution ? S'en remettre au bon sens et consommer du lait si on en a envie, mais de façon modérée, dans le cadre d'un régime équilibré. Il existe d'ailleurs des sources complémentaires de calcium, comme les végétaux – notamment les crucifères : choux, brocolis, épinards, etc. –, les poissons avalés avec leurs arêtes (sardines, anchois) et l'eau. Il faut en outre conserver un environnement légèrement alcalin pour retenir le calcium, ce que permettent les fruits et légumes, ainsi que les eaux bicarbonatées. Ainsi, il est tout à fait possible de continuer à boire du lait, qui n'est certainement pas un poison si l'on évite les excès. Suivez donc votre bon sens, il ne saurait mentir...

Source : www.sante.gouv.fr/htm/dossiers/dioxine/accueil.htm, Hjartaker A., Laake P., Lund E., « Childhood and adult milk consumption and risk of premenopausal breast cancer in a cohort of 48,844 women », the Norwegian women and cancer study, Int J Cancer, *15 septembre 2001.*

1. Méthode qui consiste à combiner les résultats d'études indépendantes déjà réalisées.

IL FAUT MANGER PLUS EN HIVER

Faux. Mais bon prétexte !

Les cartes des restaurants, les recettes de cuisines proposées par les journaux – et malhcurcusement, notre tour de taille ! – le confirment : en hiver, nous sommes spontanément attirés par des plats riches et caloriques. Résultat : quelques kilos superflus dont on cherchera à se débarrasser au retour des beaux jours. Ça n'a pas d'importance, nous explique notre vielle tante en nous resservant une assiette de gratin dauphinois : en hiver, il faut manger plus pour résister au froid et un peu de graisse est utile pour s'en protéger ! Mais voilà, nous ne sommes plus à l'époque des poêles à charbon et des douches à l'eau froide par – 15 °C...

La fabuleuse histoire du gratin qui voulait tenir chaud

L'alimentation permet de fournir à notre corps les apports permettant de compenser les dépenses énergétiques quotidiennes. Courir du bureau à l'école puis de l'école à la maison avec arrêt express au supermarché est certes épuisant, mais l'essentiel de notre énergie, environ 60 %, est consommée par le métabolisme de base, c'est-à-dire les ressources dont le corps au repos a besoin pour faire fonctionner les organes (reins, foie, cœur, cerveau, etc.), renouveler nos cellules et assurer la croissance chez les enfants. Ce métabolisme de base varie selon la corpulence, le sexe, l'âge et les événements particuliers comme une grossesse par exemple ; en outre, il est soumis à la régulation de la glande thyroïde. Le travail musculaire lors de l'exercice physique (du bureau à l'école et ainsi de suite...) mobilise quant à lui 30 à 40 % des dépenses, dont une partie variable est liée à la digestion des aliments. En effet, un certain pourcentage de l'énergie apportée par les aliments est utilisé pour les digérer et pouvoir les utiliser : une sorte de taxe dont le taux est variable en fonction de la nature des aliments. Or c'est l'énergie dépensée pour digérer les aliments, le gratin un peu lourd du dimanche par exemple, qui produit la sensation de réchauffement suivant un repas. Elle s'accompagne de la thermorégulation, c'est-à-dire du maintien de la température du corps autour de 37 degrés, qui mobilise à elle seule une partie des dépenses énergétiques.

Froid, moi ? Parfois...

Différentes situations menacent nos sacro-saints 37 degrés, en particulier les écarts de température extérieure. Heureusement, le corps dispose de plusieurs armes pour compenser ces variations : la conduction par contact avec un objet (qui n'a jamais « collé » ses pieds froids contre le radiateur... ou contre un gentil mari ?) ; la convection, c'est-à-dire l'échange de chaleur entre notre corps et un fluide, comme sous une bonne douche bien chaude ; le rayonnement émis ou reçu par le corps (nous pouvons nous apporter un peu de chaleur, au propre comme au figuré, en nous serrant les uns contre les autres). Ces procédés peuvent réchauffer le corps mais aussi le refroidir, à la différence de l'évaporation, où la sueur ne permet que de refroidir la peau.

La lutte contre le froid utilise également l'activité musculaire, productrice de chaleur : c'est le rôle des frissons ou de la chair de poule provoquée par la contraction des petits muscles redressant les poils. Toutefois, l'activité physique volontaire est nettement plus efficace. Nous régulons également notre chaleur corporelle en faisant varier le calibre des vaisseaux sanguins. Par exemple, s'il fait très froid, la circulation superficielle (à la surface de la peau) diminue et le sang reste plus à l'intérieur du corps, maintenant les organes vitaux à une température constante. N'en déplaise à nos maris, mieux vaut avoir les pieds glacés et garder notre cœur au chaud !

Quoi qu'il en soit, tous ces systèmes de thermorégulation consomment de l'énergie, qui doit être fournie par l'alimentation. Qu'il s'agisse de la chaleur provoquée par la digestion ou de l'énergie nécessaire à la thermorégulation, il y a donc bien un lien entre les aliments et la température.

Pertes et profits caloriques

Pour évaluer l'ordre de grandeur des dépenses liées à la lutte contre le froid, il faut savoir que la dépense énergétique journalière totale est en moyenne de 2 500 calories pour un homme, et de 2 000 calories pour une femme. Néanmoins, ces chiffres varient beaucoup selon l'activité physique, la masse maigre, etc. La dépense énergétique nécessaire pour assurer la thermorégulation en fonction de la température extérieure s'élève approximativement à 3 calories par heure à 0 °C, 1,4 calories par heure à 10 °C, 0,86 calories par heure à 18 °C et de 1,7 calories par heure à 30 °C.

Comme on le voit, cette dépense calorique est relativement faible pour les écarts de température habituels sous nos climats. Rien de commun par exemple avec la dépense énergétique d'une activité sportive, pouvant aller, selon les cas, de 10 à 900 calories par heure. Qui plus est, une grande partie de notre thermorégulation est aujourd'hui assurée par la technologie qui nous offre un environnement intérieur à température presque constante et des textiles riches en innovations techniques nous permettant de porter des vêtements de plus en plus confortables et isolants.

Sous nos latitudes, vouloir augmenter notre apport énergétique en hiver, sauf si notre activité physique le justifie, est injustifié. Il reste cependant difficile de résister aux traditions culinaires, à la douce sensation de chaleur apportée par la digestion des repas copieux... et à l'insistance des vieilles tantes qui veulent toujours qu'on finisse les plats ! Alors d'accord pour les plaisirs hivernaux de la table, mais justifier le petit enrobage qui en résulte n'a de sens que si on envisage le mode de vie des manchots empereurs, des cétacés ou de l'ours polaire.

MANGER TROP DE SUCRE DONNE DU DIABÈTE

En partie faux, mais ça donne des caries !

Aliment tout simple en apparence, le sucre a de multiples facettes – peut-être à cause de ses cristaux ? Il est tour à tour source de réconfort et d'apaisement, d'énergie et de plaisir. C'est aussi un péché mignon dont on risque d'être un jour puni par les caries et les kilos ! Sans oublier le diabète – du moins le croit-on depuis longtemps. Maladie par excellence assimilée au sucre, qu'on diagnostiquait autrefois en goûtant les urines (heureusement pour nous, la médecine évolue vite !), le diabète est déjà décrit dans un document datant de 1 500 ans avant J.-C., le papyrus d'Eber, un des plus anciens traités scientifiques égyptiens. Au XVIIIe siècle, le sucre était considéré comme le responsable direct de cette maladie. Mais les progrès de la science moderne ont permis de le dédouaner en grande partie. Ce qui n'empêche pas l'ancienne croyance de perdurer, comme l'illustre cette menace trop souvent entendue : « Tu mets trop de sucre dans ton café, tu vas finir par avoir du diabète ! »

La clé du problème

Il est normal et même nécessaire que le sang contienne une certaine quantité de sucre, sous forme de glucose. Son taux, appelé glycémie, est normalement compris entre 0,80 g/l et 1,20 g/l. Le glucose est un carburant indispensable au fonctionnement des organes : il doit pour cela pénétrer à l'intérieur des cellules où il sera brûlé ou stocké afin d'être utilisé en cas de besoin ultérieur. Il peut d'ailleurs rester tranquillement installé sur nos hanches jusqu'à l'été, mais ceci est une autre histoire ! Le sucre est apporté par l'alimentation, sous diverses formes, grâce aux glucides qui peuvent être simples ou complexes. Leur digestion permet donc de les transformer plus ou moins rapidement en glucose et de les faire passer dans le sang. Pour pénétrer ensuite à l'intérieur des cellules, ils ont besoin d'une clé : l'insuline, une hormone fabriquée par le pancréas. En cas de diabète, cette clé est absente ou fonctionne mal et le glucose ne peut plus s'inviter dans les cellules. Cela entraîne deux conséquences. D'une part, il s'accumule dans le sang et, au-delà d'un certain taux (environ 1,80 g/l), est éliminé par les urines. Celles-ci deviennent sucrées et très abondantes, au point de provoquer une possible déshydratation. D'autre part, les cellules, privées de glucose, doivent utiliser un autre carburant en réserve. La combustion de celui-ci produit des déchets, les corps cétoniques, qui donnent une odeur d'acétone aux urines. En résumé, ce n'est donc pas le fait de manger trop de sucre qui provoque l'excès de glucose dans le sang des diabétiques, mais l'impossibilité d'utiliser ce sucre. Du fait de la carence en insuline, il s'accumule dans la circulation sanguine puis passe dans les urines.

Drôles de types

Le diabète est un véritable problème de santé publique dans notre pays. La France compte 2 millions de diabétiques, dont 400 000 s'ignorent. Dans le monde, on estime que 100 millions de personnes en sont atteintes. Bien sûr, toutes n'ont pas abusé de sucre dans le café !

En réalité, on nomme « diabète » deux maladies différentes. Le diabète de type 1 survient en général avant 20 ans, chez des individus plutôt minces, et se manifeste par des symptômes parfois brutaux : déshydratation, amaigrissement ou urines anormalement abondantes. Il représente environ 10 à 15 % des cas et nécessite toujours un traitement par insuline parce qu'il résulte d'une destruction des cellules du pancréas qui produisent normalement cette hormone. Cela pourrait néanmoins changer dans l'avenir : en effet, une équipe de scientifiques européens coordonnée par une chercheuse de l'Inserm a réussi la prouesse, publiée dans le *New England Journal of Medicine*, de neutraliser les globules blancs détruisant les cellules du pancréas responsables de la production d'insuline et ce, après seulement six jours de traitement par des anticorps spécifiques ! Traités à un stade très précoce de leur diabète, les trois quarts des patients ont vu leurs besoins en insuline chuter, dès 18 mois de suivi. Si ces bons résultats venaient à être confirmés par d'autres essais, il s'agirait là d'une découverte médicale majeure et d'une réelle amélioration du quotidien des patients, aujourd'hui contraints de s'injecter quotidiennement de l'insuline.

Le diabète de type 2 touche quant à lui 85 à 90 % des diabétiques. Il survient souvent après 50 ans chez des personnes en surpoids. Comme il ne provoque pas de symptômes particuliers, il n'est généralement décelé qu'à l'occasion d'un bilan systématique. De quoi inciter les quinquagénaires à abuser des « check-up » ! Dans le diabète de type 2, l'insuline continue à être produite, mais un processus, appelé insulino-résistance, s'installe au fil des années. En effet, l'excès de graisse empêche peu à peu le glucose d'être utilisé par les muscles, malgré la présence d'insuline : celle-ci joue son rôle de clé, mais la serrure est grippée. Parallèlement, le foie libère du glucose en excès : ceci conduit à une augmentation de la glycémie. Le pancréas tente de compenser en sécrétant plus d'insuline et finit à la longue par « s'épuiser », laissant monter le taux de glucose dans le sang.

Quel que soit le type de diabète, l'élévation chronique de la glycémie aboutit à diverses complications : maladies cardiovasculaires, rénales ou ophtalmologiques, ces dernières pouvant conduire à la cécité.

Tous égaux devant le diabète ?

Le diabète de type 1 est conditionné par des facteurs génétiques complexes. Au moins dix gènes sont impliqués, il ne suffit donc pas d'avoir un membre de sa famille proche atteint pour être « à risque ». Si un des parents est malade, le risque n'est que de 2 à 5 %. Il varie de moins de 1 % à 15 % si un frère ou une sœur est touché, selon les gènes en commun. Suivant les régions du globe, ce risque peut être nettement plus élevé, comme dans les pays du Nord : en Finlande, il est huit fois plus grand qu'en France !

Outre ces prédispositions génétiques et géographiques, le diabète de type 1 dépend de la présence d'un élément déclenchant. En effet, la survenue de cette maladie est liée à une réaction immunitaire, comme on l'a vu. L'influence de facteurs environnementaux est donc probable, tout comme celle de certains virus. En tout cas, l'abus de sucre n'a rien à voir avec tout cela, même s'il est clair qu'une surconsommation de sucreries quand on est déjà diabétique n'arrange rien !

Dans le diabète de type 2, la prédisposition héréditaire est beaucoup plus nette : le risque est de 30 % si un parent est diabétique et grimpe à 50 % si les deux le sont. Les principaux facteurs de risque aboutissant à l'insulino-résistance sont l'obésité, en particulier l'excès de graisse sur la région abdominale, qui augmente entre trois et six fois le risque de diabète. En outre, la sédentarité multiplie le risque par 2, tandis que l'âge est aussi un facteur favorisant. Enfin, ce diabète de type 2 est fréquemment associé à une hypertension et à des anomalies du bilan lipidique (cholestérol et triglycérides). À la différence de bien d'autres maladies, le diabète ne frappe donc pas au hasard : avoir un parent diabétique et trop de graisse autour du ventre augmente sérieusement les chances d'en être victime.

Hamburger ou brocolis ?

Ce que nous mangeons ne change pas grand-chose à l'apparition d'un diabète de type 1, qui résulte d'une conjonction de facteurs complexes. En revanche, notre alimentation joue un rôle-clé dans l'apparition du diabète de type 2, puisqu'il est lié à l'obésité. Celle-ci provient d'un excès d'apport énergétique et d'une insuffisance de dépenses : un gros hamburger et des frites devant la télé, par exemple. Ce mode d'alimentation a pour conséquence quasi inévitable l'installation de tissus graisseux à l'origine même du diabète. La seule prévention efficace dans ce cas est le rétablissement de l'équilibre alimentaire et une meilleure hygiène de vie, ainsi qu'un contrôle régulier de la glycémie chez les personnes à risque. Rassurez-vous, il ne s'agit pas pour autant de se priver de tout et de se contenter de brocolis et de thé vert à longueur d'année !

En effet, deux études menées chez des personnes prédiabétiques (ou intolérantes au glucose), c'est-à-dire ayant un taux de sucre compris entre 1,10 et 1,26 g/l, ont prouvé l'efficacité du duo « meilleure alimentation/meilleure hygiène de vie ». L'une a porté sur 522 Scandinaves intolérants au glucose ; l'autre sur 3 819 Américains intolérants au glucose et en surcharge pondérale. Il leur a été demandé de perdre 5 à 7 % de leur poids, d'augmenter leurs apports de fruits et de légumes, de manger plus souvent du poisson, soit au moins deux fois par semaine, de diminuer leurs apports de graisses d'origine animale (viandes, laitages) et de fuir tout particulièrement les graisses cachées dans les plats cuisinés industriels ou les plats en sauce en restauration collective. Bien sûr, les sucreries devaient également être consommées avec beaucoup de modération, tout comme les alcools et les sodas, rangés au placard au profit de l'eau. Enfin, les patients des deux études devaient avoir une activité physique régulière, ne serait-ce que 30 minutes de marche chaque jour. Certes, la liste est longue, mais la mission n'est pas impossible et s'est avérée réellement bénéfique : les deux enquêtes ont montré que lorsque ces consignes étaient bien suivies, le risque de survenue d'un diabète était abaissé de 58 % !

Le sucre interdit aux diabétiques ?

Même lorsqu'on est atteint de diabète, le sucre reste indispensable pour fournir l'énergie nécessaire au fonctionnement des organes. Il doit simplement être apporté de façon mesurée, afin de maintenir une glycémie la plus normale possible, alors que celle-ci est bien souvent contrariée par les excès de l'alimentation occidentale moderne. L'objectif de cette glycémie « normale » est d'éviter les nombreuses complications d'un diabète non équilibré (troubles cardiovasculaires, oculaires, rénaux ou neurologiques entre autres). Les traitements médicamenteux vont donc de pair avec des règles hygiéno-diététiques, qui n'excluent pas les aliments sucrés mais les contrôlent avec soin. Il faut par exemple éviter de les consommer seuls et à jeun, afin de ne pas élever trop brutalement la glycémie. C'est pour cela que les diabétiques font l'objet d'une prise en charge très complète et bénéficient d'une information leur permettant de mieux maîtriser leur maladie. Les associations sont d'ailleurs très actives et efficaces dans ce domaine.

En dessert et en conclusion : le sucre ne provoque pas de diabète, mais peut le favoriser dans certains contextes. Vous pouvez donc mangez des sucreries, raisonnablement, mais si vous êtes finlandais et que votre frère jumeau est diabétique, mieux vaut vous soumettre à quelques examens... De même, si vos parents ont eu du diabète et que vous desserrez votre ceinture d'un cran chaque année, levez le pied sur le sucre et les graisses et mettez vos baskets pour marcher un peu plus. Vous augmenterez vos chances de ne pas vous retrouver dans le papyrus d'Eber...

Source : question d'internat diabétologie CHUPS Jussieu.

LES MYRTILLES SONT BONNES POUR LA VUE

Faux. Vraie idée « tarte à la crème ».

Vous connaissez sûrement ce petit jeu sur les associations d'idées : quand on demande à quelqu'un de citer sans réfléchir un outil et une couleur, il répond le plus souvent « marteau » et « rouge ». Ce qui nous vient à l'idée en pensant aux myrtilles est presque aussi systématique : tartes, taches indélébiles et bonne vue !

Nous laisserons aux spécialistes concernés le soin de s'exprimer sur les tartes et les taches. Mais concernant la vue, notre sang de médecin n'a fait qu'un tour : nous avons cherché à y voir plus clair, et avons découvert une nouvelle idée reçue à envoyer aux fraises.

Une réputation en haut lieu

Les myrtilles contiennent du carotène – une substance précurseur de la vitamine A –, qui les rendrait excellentes pour améliorer la vision nocturne. Cet effet bénéfique aurait même été cautionné par la Royal Air Force ! La consommation de confiture de myrtille par ses pilotes pendant la Seconde Guerre mondiale aurait d'ailleurs été largement encouragée, dans le but de procurer aux « as » la meilleure vision de nuit possible. Pourtant, la science a vite fait de voler dans les plumes de cette croyance. Pour comprendre pourquoi, jetons un œil au fonctionnement de la vision.

De la lumière à l'ombre grâce à la vitamine A

Tout commence au niveau de la rétine. Elle constitue la partie initiale du système nerveux qui transmet l'image de l'œil au cerveau, grâce à ses cellules nerveuses qui se prolongent dans le nerf optique jusqu'à notre cerveau. Parmi ces cellules, certaines sont beaucoup plus sensibles que les autres à la lumière, même de faible intensité : il s'agit des bâtonnets, qui permettent de voir dans la pénombre. Ils fonctionnent grâce à un pigment au nom poétique, le pourpre rétinien, qui se décompose à la lumière et a besoin d'un peu de temps pour se reconstituer. C'est ce délai qui est responsable de la période d'adaptation nécessaire pour s'habituer à l'obscurité lorsqu'on vient d'un endroit bien éclairé. Le pourpre rétinien doit se refaire une santé, et consomme pour cela de la vitamine A. En conséquence, une carence en cette vitamine se traduit par la perte de la vision nocturne, qui en est le premier symptôme. Dans les contrées où il existe des carences importantes en vitamine A, on rencontre fréquemment des individus atteints de ce trouble auquel s'ajoute souvent un dessèchement de la surface de l'œil, qui peut conduire jusqu'à la cécité. C'est d'ailleurs un problème de santé publique dans certains pays du Maghreb et d'Afrique.

La vitamine A est donc indispensable à la vue. Mais attention : si en manquer provoque des troubles visuels, cela ne veut pas dire qu'en consommer alors qu'on ne souffre pas de carence améliore la vue ! Le tout est de satisfaire ses besoins journaliers, qui varient selon l'âge et le sexe. Selon l'Afssa[1], ils s'élèvent à 400 µg pour un enfant de 3 ans, 600 µg pour une femme adulte, 700 µg pour une femme enceinte et jusqu'à 950 µg pour une femme qui allaite. On pourrait donc penser que les myrtilles doivent leur réputation à une excellente teneur en vitamine A, mais elles sont loin du peloton de tête et se classent derrière des aliments dont on ne fait pas tout un plat...

Battues par le poivron et les cornichons !

La vitamine A est présente dans notre alimentation sous deux formes différentes. D'abord sous sa forme directement active, le rétinol, qu'on trouve surtout dans des produits d'origine animale comme le foie ou l'huile de poisson. Ensuite sous forme de bêta-carotène, un précurseur de la vitamine A qu'on trouve surtout dans les végétaux et qui doit être transformé dans l'organisme pour être utilisable par le corps.

Les principales sources alimentaires de cette vitamine sont l'incontournable huile de foie de morue – championne toutes

1. Agence française de sécurité sanitaire des aliments.

catégories avec ses 20 000 µg pour 100 g –, suivie entre autres du foie, du beurre (900 µg pour 100 g), du jaune d'œuf, des rognons, du camembert et de la crème fraîche, avec 200 µg pour 100 g[1].

Du côté des végétaux, les gagnantes sont les carottes crues (2 000 µg/100 g), puis cuites, les abricots secs, la mâche, la mangue et le poivron (670 µg/100 g), le melon, l'abricot, la sauce tomate, ou encore le cornichon et même la ratatouille, en fin de liste (170 µg/100 g). Où sont passées les myrtilles ? Avec leur teneur en carotène de 30 µg/100 g seulement, elles font bien pâle figure et apportent une quantité quasi négligeable de vitamine A.

En bref, le rôle bienfaiteur des myrtilles sur la vision nocturne est un mythe totalement injustifié. Pour autant, ne jetons pas les myrtilles avec le panier, elles ont bien d'autres vertus nutritionnelles, à commencer par une bonne teneur en vitamine C et en flavonoïdes. Ces derniers ont un pouvoir antioxydant tout à fait bénéfique : des travaux récents ont montré que la consommation de myrtilles améliorait le fonctionnement du système nerveux de rats âgés, pour un apport calorique modéré (50 kcal/100 g). Elles peuvent s'avérer intéressantes pour la santé, à condition de les consommer autrement qu'en tarte agrémentée de crème fraîche...

Sources : www.afssa.fr ; Joseph J.A., Shukitt-Hale B., Casadesus G., « Reversing the deleterious effects of aging on neuronal communication and behavior : beneficial properties of fruit polyphenolic compounds », Am J Clin Nutr, *janvier 2005.*

1. Données du Ciqual (Centre informatique sur la qualité des aliments).

IL NE FAUT PAS MANGER D'ORANGES LE SOIR

Faux. Passez à l'orange à toute heure !

« *La naranja por la mañana oro, por la mediodía plata y por la noche mata.* » Voilà ce que disent les Espagnols à propos de l'orange, et ils savent de quoi ils parlent. Qu'on le chante sur un rythme flamenco ou sur un air de java, ce refrain l'affirme haut et fort : « l'orange est un fruit en or le matin, il est en argent à midi, et un poison le soir » ! Cette affirmation répandue dans la péninsule ibérique a tout autant de succès chez nous. Les interdits de notre tante raisonnent à nos oreilles : « Pas d'orange le soir, c'est mauvais pour la santé et ça empêche de dormir ! » Et le fruit défendu de retourner immédiatement dans sa coupe, pour ne retrouver ses vertus qu'au petit matin ! Loin d'être considérée comme une superstition de grand-mère passéiste, cette affirmation continue à faire des adeptes, grâce à deux arguments majeurs. Non seulement l'orange « donne de l'acidité » et s'avère donc indigeste avant une bonne nuit, mais, en outre, sa forte teneur en vitamine C empêcherait de rejoindre les bras de Morphée. Remettons les pieds sur terre (qui est « bleue comme une orange », comme l'écrivait André Breton) : l'orange n'est qu'un fruit et n'a rien de défendu, même le soir.

Une acidité qui ne fait pas de quartier ?

L'orange mérite amplement sa réputation de fruit acide, mais cela ne veut pas dire qu'elle est mauvaise pour l'organisme. Rappelons qu'en chimie, l'acidité s'exprime par le pH. On dit qu'une substance est « neutre » quand son pH est égal à 7. En dessous de 7, plus la valeur du pH est petite, plus le produit est acide : le citron, par exemple, a un pH égal à 2. Au-dessus de 7, on parle de substance « basique », comme la soude caustique.

Les substances très acides ou très basiques sont effectivement mauvaises pour le corps, mais tout est une question de proportions : un œsophage en bon état supporte très bien le passage d'aliments acides. Ceux-ci arrivent ensuite dans l'estomac et sont soumis aux sucs gastriques, qui sont eux-mêmes particulièrement acides – bien plus que les aliments ! –, afin de permettre la digestion. L'intérieur de notre estomac est ainsi extrêmement acide, puisque le pH des sécrétions gastriques est de 2 à 3,5. Cet organe peut donc affronter des taux d'acidités très élevés et l'arrivée d'une orange, avec son pH d'environ 3,7, n'a vraiment pas de quoi l'impressionner ! Elle est en fait 10 à 100 fois moins acide que le liquide de sécrétion gastrique.

Cependant, cette acidité peut poser des problèmes – qui ne sont pas directement liés à l'orange – si le liquide gastrique « remonte » dans l'œsophage. Ce phénomène très fréquent, appelé reflux gastro-œsophagien, se manifeste par des brûlures et des remontées de liquide gastrique acide dans la gorge. Bien évidemment, ce reflux se manifeste plus facilement quand on est allongé, donc en général le soir. Les oranges n'y sont de toute façon pour rien, puisque l'estomac est naturellement acide. Les coupables sont plutôt à rechercher du côté des situations qui font refluer le contenu gastrique, provoquant ainsi une brûlure. Parmi elles, citons le trop-plein de nourriture, qui fait déborder l'estomac : des repas trop copieux, trop riches, trop gras (ce qui ralentit la vidange de l'estomac) favorisent le reflux. De ce point de vue, mieux vaut donc manger tranquillement une orange avant de se coucher qu'engloutir un cassoulet à la graisse d'oie suivi de profiteroles ! Le procès fait aux oranges pour leur acidité est donc injustifié. Tout comme celui qu'on leur intente à propos de la vitamine C qu'elles contiennent.

8 kg d'oranges pour Mme Morphée

Les oranges sont riches en vitamine C, c'est vrai : elles en contiennent environ 50 mg pour 100 g. Deux ou trois oranges suffisent donc pour couvrir les besoins quotidiens d'un adulte. Elles ne sont pas les reines de la vitamine C pour autant : la teneur d'autres fruits ou légumes est tout aussi intéressante. Par exemple, on en compte – toujours pour 100 g – 94 mg dans les kiwis, 64 mg dans les fraises, sans oublier les choux (64 mg) et même les poivrons (160 mg), certes moins agréables en guise de dessert ! Sans être les meilleures, les oranges sont donc bien une source de vitamine C. Il reste maintenant à prouver que la dernière empêche de dormir. Or là, c'est une autre histoire !

Au cours d'une étude, des chercheurs ont observé l'activité électrique du cerveau, enregistrée par électroencéphalogramme, chez des volontaires ayant ingéré de fortes doses de vitamines C : jusqu'à 4 000 mg, soit environ la quantité contenue dans... 8 kg d'oranges ! Leurs conclusions sont sans appel : aucun effet significatif n'a été enregistré. Une autre étude a montré que la prise de 1 000 mg de vitamine C – l'équivalent de 2 kg d'oranges – n'avait aucun effet sur le sommeil. Il est donc temps de rétablir la vérité : manger des oranges, à n'importe quelle heure, si on en a envie, ne rendra vos nuits ni acides ni blanches. Et si vous ressentez des « remontées acides » le soir, c'est votre médecin qu'il faut consulter, pas seulement votre coupe de fruits !

Sources : « Effect of ascorbic acid on the human electroencephalogram », J Nutr.*, octobre 1975.*

MANGER DES PIMENTS DONNE DES ULCÈRES

Faux. Idée à mettre au pilori s'il le faut !

C'est pour avoir osé dénoncer cette idée reçue qu'un médecin grec, le Dr John Lykoudis – qui soutenait depuis les années 1950 que l'origine de l'ulcère était infectieuse –, a été écarté par les autorités médicales de son époque. Ayant réussi à se soigner grâce à un cocktail d'antibiotiques, il avait tenté de publier ses conclusions dans toutes les revues médicales de référence, sans succès. Ironie du sort, à peine 4 ans après sa mort, d'autres chercheurs lui donnaient raison en publiant un article[1] sur la nature infectieuse de la maladie ulcéreuse. Malheureusement, il n'en aura jamais rien su... Reste que cette anecdote nous incite à dénoncer, d'une plume ulcérée, une autre croyance médicale sans fondement. En effet, on sait aujourd'hui que, dans 90 % des cas, l'ulcère est lié à la présence d'une bactérie, la « charmante » *Helicobacter pilori*, et que le traitement des ulcères passe par son éradication.

Des accusés qui voient rouge

Durant des siècles, on a accusé – au même titre que l'anxiété – certains aliments acides ou relevés de favoriser l'ulcère. En vérité, ils ne déclenchent pas sa survenue mais peuvent aggraver les symptômes d'un ulcère existant, tout comme la prise d'anti-inflammatoires et la consommation de tabac ou d'alcool. Le piment est donc déconseillé en cas de maladie ulcéreuse, mais ne peut pas en être la cause. Il suffit d'ailleurs pour s'en convaincre d'interroger les 10 % de Français qui souffrent d'ulcère : la plupart d'entre eux ne mangent que rarement du piment. Cela ne

1. *The Lancet*, 1984.

les empêche malheureusement pas d'en être quittes pour des douleurs, des crampes, des brûlures ou des torsions dans le creux de l'estomac. La douleur suit le rythme des repas : elle apparaît une à quatre heures après, se manifestant sous la forme d'une crampe, semblable à une sensation de faim douloureuse, qui peut être calmée provisoirement en mangeant un morceau (pas de piment, vous l'aurez compris).

Une bactérie qui ne manque pas de piquant

L'ulcère le plus fréquent est de type duodénal (90 % des cas), ce qui signifie que l'inflammation de la muqueuse se situe entre l'estomac et l'intestin grêle ; son homologue de type gastrique concerne les 10 % restants et se loge dans l'estomac. Dans les deux cas, la coupable est *Helicobacter pilori* et le diagnostic se fait par fibroscopie. Il existe également un nouveau test respiratoire à l'urée marquée au carbone 13. Il repose sur le fait que la bactérie indésirable consomme de l'urée, qu'elle transforme en dioxyde de carbone (CO_2) et en ammoniac agressif envers la muqueuse digestive. Il suffit donc de faire boire au patient un jus d'orange mélangé à de l'urée marquée au carbone 13, puis d'analyser l'air expiré. S'il abrite la fameuse bactérie dans son estomac, le CO_2 sera marqué par le carbone 13 et donc repérable. Dans le cas contraire, on saura que la vilaine *Helicobacter pilori* n'a pas encore sévi et on pourra se jeter sur le piment de Cayenne le plus proche... en demandant tout de même l'avis préalable de son médecin si l'on souffre de maux de ventre ! Quand le résultat du test au carbone 13 ou de la fibroscopie est positif, le traitement utilise généralement un inhibiteur destiné à bloquer la sécrétion d'acide chlorhydrique. Cette action anti-acide permet la cicatrisation de la muqueuse. Quant à *Helicobacter pilori*, elle a du souci à se faire, car on combine le plus souvent deux antibiotiques pour l'éradiquer.

John Lykoudis avait donc raison : ce n'est pas l'alimentation – piments ou autres – qui provoque l'ulcère, mais une bactérie qu'on sait aujourd'hui combattre. Rendons donc à César ce qui lui appartient et reconnaissons que, sur cette question, le médecin grec avait eu du nez...

LE POISSON DONNE DE LA MÉMOIRE

Faux. À mettre aux oubliettes !

Procédons ensemble à un petit test : êtes-vous capable de dire quel âge vous aviez quand, pour la première fois, votre mère a insisté pour que vous finissiez votre assiette de poisson sous prétexte que c'était bon pour la mémoire ? Et vous souvenez-vous la dernière fois où quelqu'un vous a affirmé que le poisson dopait le cerveau du fait de sa richesse en phosphore ? Non ? Vous avez oublié ? Tiens, tiens ! Nous aussi. Serait-ce un hasard, où un indice dénonçant un poisson d'avril antédiluvien ?

Un mensonge lumineux

Les vertus bénéfiques pour la mémoire attribuées au poisson sont souvent justifiées par la teneur de celui-ci en phosphore. Avouons-le sans honte, la plupart d'entre nous ignorent les véritables propriétés de cette substance. Il n'est donc pas inutile de faire la lumière sur le phosphore : découvert en 1669, son nom vient du grec *phôsphoros*, qui veut dire « lumineux ». En effet, le phosphore blanc s'oxyde lentement à l'air en produisant une phosphorescence visible dans l'obscurité. Cette propriété lumineuse lui a peut-être donné la réputation usurpée d'incontournable partenaire de l'intelligence et de la mémoire.

Il reste vrai que le phosphore est un élément minéral indispensable à l'organisme. On le retrouve essentiellement dans les dents et les os, associé au calcium, mais aussi dans l'ensemble des tissus, en plus petite quantité. Il y intervient dans les réactions chimiques nécessaires au stockage et au transfert de l'énergie. Si on le comparait à un matériau de construction, il servirait à la fois à édifier les murs et à faire fonctionner les circuits électriques. Un rêve pour les architectes, mais une nécessité vitale pour notre corps. Vous vous précipitez déjà sur vos recettes de poissons pour faire le plein de phosphore ? Un peu de patience, il n'y a pas de quoi « phosphorer » à outrance...

Lumière sur nos assiettes

Selon les recommandations de l'Afssa en 2001, les besoins journaliers en phosphore chez l'adulte sont de 300 mg à 800 mg par jour (150 mg chez l'enfant, 800 mg chez la femme qui allaite). Inutile de se plonger dans les tableaux d'analyse nutritionnelle pour faire le compte : ces doses sont largement couvertes par une alimentation habituelle. Elle en apporte même beaucoup plus : environ 1 500 mg par jour. Hormis des cas exceptionnels de dénutrition dus à des maladies graves, il n'y a jamais de carence en phosphore. Les excès sont en revanche monnaie courante, mais ils sont sans gravité : le surplus de phosphore est simplement éliminé, par les reins, la sueur et les selles.

Revenons maintenant à nos poissons : sont-ils si riches que ça en phosphore ? La réponse est oui, puisqu'ils en apportent environ 150 mg pour 100 g. C'est un bon chiffre, mais la viande, le fromage, le jaune d'œuf ou les féculents en font autant ! En réalité, presque tous aliments en contiennent, au point qu'il serait très difficile de chercher à le supprimer de son alimentation. En conséquence, il est inutile de consommer du poisson dans le but de satisfaire ses besoins phosphoriques, de même qu'il est absolument sans intérêt de prendre des suppléments en phosphore. À moins de tenter de ressembler à un arbre de Noël, mais nous ne garantissons pas le résultat dans ce cas... Plus sérieusement, le poisson a bien d'autres qualités nutritionnelles spécifiques à mettre en avant : richesse en protéines, faible apport calorique, richesse en acides gras poly-insaturés, en particulier en oméga 3 dont il est beaucoup question aujourd'hui. Malheureusement, ces qualités vont de pair avec une teneur en mercure potentiellement plus élevée que d'autres aliments.

Un taux de mercure pas très brillant

Le mercure est naturellement présent en petite quantité dans l'eau. Mais à cause de la pollution par les déchets industriels, cette teneur infime peut augmenter de façon importante. Cela n'a rien d'anodin, car le mercure présent dans l'eau se concentre dans la chair des poissons, d'autant plus s'ils sont gros et vivent longtemps, comme les thons, espadons et autres requins. La consommation trop fréquente de ce type de poisson expose donc au risque d'une absorption de quantité non négligeable de mercure. Or celui-ci est difficilement éliminé par l'organisme et toxique pour le système nerveux en développement, donc plutôt mauvais pour la mémoire.

Ce constat a poussé certains pays comme le Canada et les États-Unis à recommander de limiter à une fois par mois la consommation de ces poissons chez les jeunes enfants et les femmes enceintes ou allaitantes, et à une fois par semaine pour le reste de la population. En France, l'Afssa a publié un communiqué précisant que la consommation nationale moyenne est inférieure à la dose « tolérable » hebdomadaire définie par l'OMS. Cependant, l'analyse plus fine des données disponibles montre que les jeunes enfants approchent de cette dose et qu'elle risque même d'être dépassée par les « forts consommateurs ». Adeptes du sushi à tous les repas qu'on se le dise, même si, au Japon, certaines études suggèrent que la consommation de thé associé à celle de ces poissons atténuerait les risques. Le mercure se fixe en effet sur certains composants du thé, ce qui l'empêche de passer dans la circulation sanguine. En pratique, il n'y a pas d'alerte au mercure ni de raison de paniquer. Il suffit de rester vigilant et de diversifier nos choix de poissons, afin de profiter de leurs nombreux bienfaits sans leurs possibles inconvénients !

Du poisson pour une mémoire d'éléphant ? Bizarre autant qu'étrange...

Pour ne rien oublier en route, reprenons les données initiales du problème : le poisson serait bon pour la mémoire du fait de sa teneur en phosphore. Question phosphore, nous l'avons vu, le poisson n'a effectivement pas à rougir, mais n'a pas non plus de quoi pavoiser. En outre, une alimentation variée en apporte le plus souvent bien assez. Mais ce n'est pas tout : il faut également briser le mythe de l'association entre la consommation de phosphore et la mémoire. Le phosphore étant nécessaire au fonctionnement des cellules, il est aussi indispensable à tous les organes, et donc au cerveau, où se produisent les mécanismes de la mémoire. Celle-ci implique plusieurs zones de l'encéphale et met en jeu un travail cellulaire important, de jour comme de nuit. Pour effectuer correctement ce travail, le cerveau doit disposer de tous les outils nécessaires. Le phosphore est un, mais il y en a beaucoup d'autres ! De nombreuses substances sont indispensables : 13 vitamines, 15 minéraux et oligo-éléments, 8 acides aminés – qui sont les maillons des protéines – et 4 acides gras. Ajoutez à cela un carburant, le glucose, qui a lui-même besoin d'autres éléments pour être utilisé, en particulier de vitamines, d'oxygène donc de fer (un constituant des globules rouges nécessaires à son transport), ainsi que d'acide gras, de calcium, etc.

Finalement, le fonctionnement du cerveau nécessite simplement une alimentation équilibrée, dont le poisson fait partie. La mémoire, comme les autres fonctions cérébrales, est dépendante de cet équilibre. Quant au phosphore, il apporte sa pierre à l'édifice, mais ce n'est pas une fondation à lui seul ! Le poisson n'apporte donc pas de réel bénéfice au fonctionnement de la mémoire. En revanche, en manger plusieurs fois par semaine constitue un atout nutritionnel pour rester en bonne santé...

Une récente étude venant d'être publiée (octobre 2005) dans le JAMA montre que même chez les personnes âgées, le déclin de certaines fonctions intellectuelles semble moins important chez les consommateurs réguliers de poisson ! Du poisson le vendredi (ou un autre jour de la semaine), ça a donc tout de même du bon ! Souvenez-vous-en !

Source : avis de l'Afssa sur la consommation de poissons et l'exposition au mercure, communiqué du 26 mars 2004.

LA SOUPE FAIT GRANDIR

Faux. Publicité mensongère ancestrale !

Ces dernières années ont vu les soupes revenir sur le devant de la scène culinaire à grandes enjambées. Rassurantes, nourrissantes, innovantes, elles ont aujourd'hui tout pour plaire. L'industrie agroalimentaire nous propose des recettes gourmandes et originales, à consommer chaudes ou froides, tandis que les restaurants « tendance » ne jurent que par elles.

La soupe a donc de beaux jours devant elle, mais elle en déjà quelques-uns derrière ! Il semble en effet que la soupe – du sanscrit « sû » et « pô », qui signifie « bien nourrir » – soit apparue dès 500 avant J.-C. Les premières soupes ressemblaient davantage à des bouillies et contenaient volontiers du riz, des fèves, du poisson voire du miel chez les Byzantins. Les Romains, eux, consommaient une soupe noire poivrée mêlant gibier, miel et vin ! Les médecins lui ont de tout temps prêté de nombreuses vertus : Ambroise Paré prescrivait par exemple à ses malades du bouillon de coq et de jarret de veau.

Entre Ambroise Paré et les années 1980, l'imagination soupière a un peu manqué et les potages se sont cantonné au traditionnel « poireau/pomme de terre/carotte ». On peut donc comprendre la lassitude boudeuse des enfants devant leur assiette creuse, systématiquement accompagnée d'un rappel à l'ordre parental : « Mange ta soupe si tu veux grandir ! » Il y a encore peu de temps, il n'était d'ailleurs pas rare d'entendre des adultes de taille légèrement en dessous de la moyenne taquinés pas leurs proches : « Alors ? Tu n'as pas mangé assez de soupe quand tu étais petit ? » Cette idée reçue unanimement véhiculée par des générations successives de parents aurait presque pu faire de la soupe notre véritable potion magique. Mais voilà : ses vertus en terme de croissance sont tout aussi imaginaires que le breuvage du druide Panoramix et de ses amis gaulois.

Prévision de croissance

Inutile d'être trop optimiste et de promettre la lune aux plus petits d'entre nous : il est clair qu'aucun aliment ne « fait grandir ». La nourriture est indispensable à la croissance, mais elle ne la provoque pas. De la même façon, ce n'est pas l'essence qui « fait démarrer » une voiture, même si elle est obligatoire. Votre voiture n'avance pas plus vite selon que le réservoir soit plein à ras bord ou à moitié : la voiture consomme ce dont elle a besoin pour avancer à une vitesse déterminée. En revanche, si vous n'avez pas d'essence du tout, c'est la panne ! La croissance fonctionne de la même façon : le corps consomme donc ce dont il a besoin pour grandir, un point c'est tout. Mais alors, demanderont certains, comment expliquer la différence de taille entre les individus ? La réponse est simple : la croissance dépend de nombreux paramètres, en particulier des hormones, qu'il s'agisse de l'hormone de croissance en elle-même, des hormones thyroïdiennes ou des hormones sexuelles. Ces hormones sont elles-mêmes soumises à diverses influences. La génétique est un autre facteur décisif.

Pour autant, l'alimentation joue un rôle-clé, mais dans un processus qu'elle ne fait que permettre, sans le déterminer directement. Elle apporte pour cela plusieurs types de substances. D'abord les nutriments énergétiques (ceux qui fournissent des calories) comme les protides, les lipides et les glucides. Ensuite les nutriments non énergétiques, dépourvus de calories mais indispensables à la vie : eau, sels minéraux, vitamines, fibres alimentaires qui transitent dans l'intestin mais ne sont pas transformées ni assimilées.

Qu'on se le dise : *tous* les nutriments sont indispensables à la croissance, dans des proportions variables en fonction de l'âge et du sexe. Un déficit sévère d'un ou plusieurs de ces nutriments a des répercussions sur la croissance et sur toutes les fonctions de l'organisme, mais un excès de tel ou tel ne permettra pas d'accélérer ou d'amplifier la croissance. L'essentiel est donc de bien grandir, en apportant à l'organisme tous les éléments dont il a besoin pour se construire. Incontestablement, l'alimentation pendant la croissance doit fournir une ration suffisante de protéines (qui sont les matériaux de construction de base), de glucides (sucres rapides et sucres lents, qui apportent l'énergie) et de lipides (nécessaires à la fabrication et au fonctionnement des organes). Elle doit aussi procurer vitamines et sels minéraux en quantité suffisante. Pour répondre à ces besoins, la soupe a de nombreux atouts, mais n'est pas pour autant un aliment miracle.

De la soupe et ça pousse ?

Il existe d'innombrables variétés de soupe, il est donc difficile d'affirmer dans l'absolu que la soupe est adaptée aux enfants en période de croissance. Tout est une question de recette : une soupe de légume apporte une quantité intéressante de fibres, de vitamines (C et B, mais point de D ni de A) et de sels minéraux, mais elle est pauvre en glucides, en lipides, et ne contient pas ou très peu de protéines. Une soupe de légumes « classique » ne peut donc pas constituer une alimentation exclusive durant la croissance, ni d'ailleurs en dehors. Son faible pouvoir nutritionnel en fait en revanche un aliment utile dans le cadre d'un régime hypocalorique. À l'opposé, si la soupe devient plus complète et qu'on lui ajoute des protéines (végétales ou animales), des laitages (fromage, crème, lait), qu'on varie les recettes fréquemment, elle peut constituer à elle seule un repas équilibré et adapté à une période de croissance, mais perd de son intérêt dans le cadre d'un régime amincissant.

Quoi qu'il en soit, la soupe ne fait donc pas grandir, pas plus qu'aucun autre aliment. Cependant, elle a bien d'autres vertus nutritives et gastronomiques et mérite sa signification en sanscrit : à condition d'y mettre les bons ingrédients, elle permet de bien se nourrir. Quand à savoir si c'est dans les vieux pots qu'elle sera la meilleure, nous vous laissons en juger par vous-même !

ON N'EST PAS ALCOOLIQUE QUAND ON NE BOIT QUE DU VIN

Faux. Surtout si on a envie d'y croire

Dans notre société, la consommation d'alcool est synonyme de rite, plaisir gastronomique, événement festif, réunion familiale, déjeuner professionnel, rendez-vous amoureux... Le vin fait tellement partie intégrante du patrimoine culturel français qu'il est difficile de le remettre en question. Beaucoup refusent d'ailleurs d'admettre qu'il puisse être dangereux pour la santé.

Pourtant, l'alcool peut progressivement devenir le compagnon des coups de cafard, des mauvaises passes, puis se changer en une « mauvaise habitude difficile à supprimer » sans qu'on s'en rende compte. Entre cette « mauvaise habitude » et l'alcoolisme, il n'y a souvent qu'une frontière floue, qui relève plus du tabou que de la réalité médicale. Les buveurs excessifs qui s'ignorent emploient d'ailleurs souvent le même discours pour balayer les critiques concernant leur consommation : « Je prends un verre à l'apéritif tous les soirs, ça ne s'appelle pas boire », « D'accord, je bois en dehors des repas, mais uniquement de la bière, ce n'est pas vraiment de l'alcool », « Je bois souvent mais je ne suis jamais ivre », ou encore le fameux « Je ne prends que du vin, jamais d'alcool fort ; on n'est pas alcoolique en buvant seulement du vin. » Toutes ces prétendues bonnes excuses ont un point commun : elles ne tiennent pas debout et sous-estiment les risques liés à l'alcoolisme.

Une addiction qui s'installe peu à peu

L'alcoolisme est une conduite d'addiction, c'est-à-dire une incapacité souvent pathologique à maîtriser un comportement, caractérisée par un désir insatiable pour une substance, ainsi qu'une dépendance émotionnelle et physique augmentant en quantité et en fréquence.

Il s'agit d'une maladie chronique, dont les manifestations et l'évolution sont influencées par de multiples facteurs, qu'ils soient génétiques, psychologiques, sociaux ou environnementaux. Elle se traduit par un faible contrôle de la consommation de l'alcool, son usage malgré des effets négatifs, et une distorsion de la pensée qui s'illustre par la dénégation : la personne refuse d'admettre qu'elle a un problème. Là est toute la difficulté de la lutte contre l'alcoolisme, qu'il découle d'une consommation excessive régulière ou occasionnelle.

Différentes étapes peuvent se succéder : dans un premier temps, il peut n'y avoir aucun signe visible, aucun trouble comportemental. Puis des problèmes apparaissent à l'occasion d'une consommation excessive : conflits, comportements dangereux, avec parfois des suites judiciaires, l'alcool étant impliqué dans un accident de la route mortel sur trois. À ce stade, il n'y a pas nécessairement de dépendance physique : elle apparaît à l'étape suivante, à travers des troubles corporels (tremblements, sueurs) qui expriment le manque, et des modifications du comportement (agressivité, problèmes sexuels). Dès lors, la dépendance à l'alcool est installée, souvent pour longtemps.

Des effets pas toujours très gais

Contrairement aux aliments, l'alcool n'est pas transformé par la digestion : il passe directement du tube digestif (estomac et intestin) dans le sang – plus ou moins vite selon que l'on est à jeun ou non – avant d'être distribué dans les organes. Ses effets sur le comportement sont liés à son activité sur le cerveau. D'abord, l'alcool désinhibe et provoque une sensation d'ivresse souvent agréable, qui peut évoluer vers une agressivité marquée et des conduites à risques sur la route. L'euphorie passée, il induit ensuite une somnolence pouvant aller jusqu'au coma. Ces variations dépendent de la quantité d'alcool absorbée et de la sensibilité individuelle. Celle-ci est notamment liée au sexe et à la corpulence : les femmes et les « petits gabarits » sont plus vulnérables.

Au-delà de ses effets immédiats sur le comportement, l'excès d'alcool est toxique à long terme pour de nombreux organes tels que le foie, le pancréas, pour le système nerveux, les muscles et le système cardiovasculaire. Il présente également une toxicité particulière pour le fœtus, avec à la clé de possibles malformations irréversibles.

En France, on estime que cinq millions de personnes seraient concernées par l'alcoolisme. Pas moins de 23 000 morts par an sont imputables à la consommation excessive d'alcool. Pourtant, dans l'opinion publique, les dangers de l'alcool sont perçus comme moins grands que ceux de la route. Cette dernière tue plus de 5 000 personnes par an : c'est déjà trop, certes, mais sans commune mesure avec le nombre de victimes de l'alcool.

Le vin n'est pas un ange

Le vin produit exactement les mêmes effets que les autres boissons alcoolisées. Il conticnt cxactement le même alcool que la bière, la vodka, le whisky ou le champagne. L'alcool a une structure chimique simple, qui est identique dans toutes les boissons alcoolisées. Ce qui change, ce sont les autres composants de la boisson, qui lui donnent son arôme et ses qualités gustatives et dépendent de la plante utilisée pour fabriquer l'alcool, quand celui-ci est obtenu par fermentation. L'autre facteur est la concentration en alcool, exprimée en pourcentage par rapport au volume. Par exemple, 1 litre de vin à 10 % contient 100 ml d'alcool. Qu'on se le dise, la teneur en alcool ne préjuge pas de la qualité du vin : grand cru classé ou « piquette », à titrage égal, la quantité d'alcool contenue dans un verre est la même. Pour le goût, c'est une autre histoire, mais pour les effets sur la santé, les deux se valent.

Le vin a cependant d'autres caractéristiques que sa teneur en alcool. Il est en particulier connu pour sa richesse en agents antioxydants, les polyphénols, dont la consommation est favorable à la prévention des maladies cardiovasculaires. Cette propriété est mise en avant pour « réhabiliter » une consommation modérée, qui peut en effet conduire à une diminution du risque cardiovasculaire. Mais attention ! Ce sujet est polémique, car d'autres aliments contiennent des polyphénols, notamment les fruits et légumes : la consommation d'alcool n'est donc pas nécessaire pour en absorber ! Par ailleurs, des études montrent que les facteurs génétiques qui favorisent une consommation modérée sont communs avec ceux qui conditionnent la fabrication de « bon cholestérol ». Or ce dernier élément pourrait être celui qui protège les vaisseaux. Autrement dit, ceux qui boivent peu naturellement semblent être les mêmes que ceux qui fabriquent le bon cholestérol. Que voulez-vous, on ne prête qu'aux riches ! Toujours est-il qu'il existe un consensus ne « déconseillant pas » la consommation modérée de vin dans le cadre de la prévention des maladies cardiovasculaires. Fruits, légumes et activité physique sont en revanche vivement conseillés par tout le monde !

In moderato veritas

La modération est donc le maître-mot en matière de consommation d'alcool, vin y compris. Reste à savoir ce qu'est une « consommation modérée »... L'OMS a défini cette notion, au-delà de laquelle les risques de maladies et de troubles du comportement sont augmentés. La consommation est exprimée en « verre standard », soit une dose contenant 10 grammes d'alcool pur. En pratique, le « verre standard » correspond aux doses habituellement servies dans les cafés pour l'alcool en question : par exemple 25 cl de bière, un verre de vin de 10 cl, 3 cl de whisky, etc. Il suffit donc de connaître le nombre de verres consommés : quel que soit l'alcool, s'il est servi dans les mêmes quantités qu'au « café du coin », la quantité servie correspond toujours environ à ces 10 grammes d'alcool pur donc au « verre standard » de l'OMS.

Sur cette base, les recommandations de l'OMS sont les suivantes : pour les femmes, pas plus de deux verres standard par jour et trois pour les hommes ; ne pas dépasser quatre verres standard pour une consommation occasionnelle ; au moins un jour par semaine sans aucune boisson alcoolisée. Ajoutons à cela aucune boisson alcoolisée pendant l'enfance et la préadolescence, pendant une grossesse, lorsqu'on conduit un véhicule, quand on travaille sur une machine dangereuse, quand on exerce des responsabilités qui nécessitent de la vigilance et quand on prend certains médicaments.

En conclusion : que l'on boive du vin (bon ou mauvais), de la bière, ou du whisky, on peut être alcoolique, pour des raisons très diverses et selon un cheminement différent, mais avec les mêmes conséquences. Le vin est toutefois à part : consommé modérément, il n'a pas à être déconseillé. Son rôle bénéfique sur le système vasculaire est en général admis, même si on ne sait pas encore très bien sur quel mécanisme il repose. Il n'en reste pas moins que les dangers d'une consommation excessive justifient de garder en mémoire les limites recommandées par l'OMS. D'autant qu'elles ne sont pas si restrictives, et permettent de continuer à déguster sans que notre santé attrape la « gueule de bois » !

Deuxième partie

MAUX D'ENFANTS

« Il faut que jeunesse se passe... »

QUAND LES PARENTS BOIVENT DE L'ALCOOL, LES ENFANTS TRINQUENT

Tristement vrai !

Nous avons déjà tempéré l'enthousiasme de ceux qui proclamaient, à propos de la bière chez les femmes enceintes, « qu'un verre d'alcool n'a jamais tué personne ». Sans vouloir jouer les rabat-joie, il nous semble indispensable de combattre cette idée reçue jusqu'à son dernier souffle – ou sa dernière goutte. En effet, l'alcool chez la femme enceinte est tératogène : il peut provoquer des malformations chez le futur bébé. À tel point que si l'alcool était un médicament, il serait formellement contre-indiqué aux futures mamans. Pourtant, un certain laxisme semble perdurer, encouragé par la connotation festive de l'alcool : on en boit pour fêter un événement et on l'offre pour faire plaisir. Du coup, l'alcoolisation des femmes n'a fait qu'augmenter durant la dernière partie du XXe siècle. Conséquence directe : si on comptait, dans les années 1960, une femme alcoolique pour douze hommes, on est désormais passé à un rapport d'une femme touchée pour trois hommes. Plus grave encore, dans la tranche des 25-34 ans, celle des femmes en âge de procréer, près d'un quart d'entre elles (24 %) boivent un à deux verres par jour, tandis que 5 % en consomment au moins trois.

Bébé imbibé

En cas de grossesse, un tel comportement est tout sauf anodin dans la mesure où l'alcool n'est pas filtré par le placenta : le fœtus a donc une alcoolémie identique à celle de sa mère, mais il ne possède pas le même équipement enzymatique pour s'en protéger. Sans parler de sa toute petite taille et de son poids plume, qui le rendent beaucoup plus vulnérable ! Les conséquences sont graves : un ou deux verres par jour provoquent une augmentation sensible des avortements spontanés et des accouchements prématurés. Au-delà de trois verres quotidiens, en particulier au cours du premier trimestre de la grossesse, il existe un vrai risque d'apparition d'un syndrome d'alcoolisation fœtale (SAF) : un enfant sur mille serait concerné, et ce chiffre grimpe à quarante-trois sur mille au-delà de cinq verres par jour. Le SAF se traduit par des anomalies au niveau de la face et du crâne – yeux petits et écartés, face aplatie, crâne plus petit que la moyenne – et surtout par des difficultés d'apprentissage, des troubles du langage et du comportement persistant à l'âge adulte. Un prix lourd à payer pour l'enfant, en contrepartie de quelques verres...

Zéro alcool

Une consommation élevée d'alcool augmente fortement les risques, mais les femmes enceintes alcooliques chroniques ne sont pas les seules victimes. Des études récentes semblent indiquer qu'une consommation d'alcool occasionnelle excessive peut également faire de gros dégâts, au point que la Société française d'alcoologie recommande la suppression totale de la consommation d'alcool pendant la grossesse. En deçà de trois verres par jour, rien ne permet en effet de conclure qu'il n'y a pas de danger. C'est pourquoi le Collège national des gynécologues et obstétriciens de France exige l'ajout d'une mention spécifique sur les bouteilles contenant de l'alcool, prônant l'idée du « zéro alcool » pendant la grossesse.

Terminons en précisant que si les futures mamans sont incitées à la sobriété, les futurs pères ne doivent pas se croire autorisés à « trinquer » à leur place ! D'abord parce que l'excès d'alcool est dangereux pour la santé, nous ne le répéterons jamais assez. Ensuite parce que d'autres études suggèrent que lorsque le futur papa boit de façon excessive, la qualité de son sperme s'en ressent, avec à la clé un possible retard intellectuel pour l'enfant. Les deux parents sont donc bel et bien concernés par le problème d'alcool.

Source : Rapport de l'Inserm établi en 2001 à la demande du Comité français d'éducation pour la santé (CFES), de la Caisse d'Assurance-maladie des travailleurs salariés (CNAMFS) et de la Mission interministérielle de lutte contre la drogue et la toxicomanie ou (MILDT).

UN ADOLESCENT QUI BOITE EST UN ADOLESCENT QUI GRANDIT

Faux. Idée bancale !

Parmi les nombreuses contre-vérités que nous tentons de corriger, celle-ci a vraiment besoin d'être remise d'aplomb ! Ceux qui la colportent n'en manquent pas, en tout cas ! En se penchant de plus près sur la question, on comprend rapidement que cette idée reçue n'a aucun fondement scientifique et qu'il est important de l'oublier, sous peine de passer à côté de troubles qui sont, eux, bien réels.

La tête dans les étoiles

L'adolescence n'est pas la seule période de la vie où l'enfant grandit. Qui plus est, il ne passe heureusement pas 10 ans à boiter ! Ce qui ne l'empêche pas de pousser à vue d'œil : le tout-petit prend 25 centimètres en moyenne entre 0 et 1 an, puis 12 centimètres entre 1 et 2 ans. De 2 ans à la puberté, il gagne encore 5 centimètres annuels en moyenne. Vers 11 ans chez la fille et 13 ans chez le garçon, la vitesse de croissance subit une accélération pour passer respectivement à 7,5 et 8,5 centimètres par an, soit un gain total de 20 centimètres chez la fille entre 10 et 14 ans, contre 25 chez le garçon entre 12 et 16 ans. Et ce n'est pas un hasard si les jeunes générations dépassent leurs aînés : grâce aux améliorations des conditions de vie, le peuple français a gagné un centimètre par décennie depuis 1900 !

Une fois adulte, la taille n'augmente plus, sauf circonstance exceptionnelle. Ainsi, comme tous les cosmonautes, le Russe Salijan Charipov a pris 7 centimètres à bord de la Station spatiale internationale, malgré ses 40 ans bien tassés ! Quoique, dans son cas, on ne peut pas parler de tassement, puisque, sous l'effet de l'apesanteur, l'espace entre les vertèbres de la colonne vertébrale augmente et celle-ci se redresse, perdant sa courbe naturelle. Charipov n'a donc pas fait de poussée de croissance tardive, mais a « grandit » artificiellement du fait de sa colonne vertébrale plus droite. Le phénomène fut de courte durée puisqu'il retrouva sa taille normale une fois de retour sur terre. L'histoire ne précise pas si le mal de terre le fit boiter pendant quelques jours.

Examen de la hanche au pied

A la différence de celle des cosmonautes, la taille des adolescents ne connaît pas de hauts et de bas : la grande majorité d'entre eux grandissent sans souffrir de boiterie. Avant de mettre celle-ci sur le compte de la croissance, il faut donc s'assurer que l'adolescent concerné ne rencontre pas de problème médical. Une seule solution pour cela : consulter dès les premiers signes, même si la boiterie se produit par intermittence. De fait, les raisons de boiter ne manquent pas. Chez un jeune enfant, un boitement peut annoncer un « rhume de hanche », qui n'a presque rien à voir avec le nez bouché. Il s'agit en effet d'une inflammation de l'articulation de la hanche, souvent consécutive à une rhinopharyngite. Un jeune peut aussi avoir des « pieds plats ». S'il fait une marche prolongée, il peut finir par subir des contractures très douloureuses au niveau de la jambe ou du pied et se mettre à boiter. Autrefois, c'était une cause de réforme à l'armée, où la marche est souvent au programme...

Aujourd'hui, un examen attentif des chaussures d'un « ado » peut mettre ses parents sur la piste : si le bord interne et antérieur de ses semelles apparaît anormalement usé, c'est qu'il y a un problème. Rien de grave toutefois, contrairement à une pathologie qui touche parfois les adolescents mais reste assez rare, l'épiphysiolyse aiguë. Cette appellation quelque peu alambiquée désigne un déplacement de la tête du fémur dû à une anomalie de croissance du cartilage. Suite à un traumatisme minime ou à un faux pas, tout appui devient impossible, comme s'il s'agissait d'une fracture du col du fémur. Le traitement est souvent chirurgical.

Voir un adolescent boiter ne doit donc pas être considéré comme un banal signe de croissance, surtout si la boiterie s'accompagne de symptômes douloureux. Quant à ceux qui persistent à croire le contraire, autant dire qu'ils mettent les pieds dans le plat !

INUTILE DE SOIGNER DES DENTS DE LAIT PUISQU'ELLES TOMBENT !

Faux. Laissez tomber l'idée avant les dents !

D'après cette autre croyance erronée, il serait inutile de se faire des cheveux pour les dents de lait de nos bambins. Elle découle sans doute d'une logique du moindre effort, qui considère un peu hâtivement qu'il est inutile de se préoccuper de ce qui doit être remplacé. À l'opposé, la curiosité scientifique se demande à quoi peuvent bien servir ces dents de lait et quelle est leur influence sur la dentition future. Pour en savoir plus, prenons-nous quelques instants pour la petite souris et intéressons-nous de plus près aux quenottes de nos chères têtes blondes.

Grandir à pleines dents

Les incisives centrales inférieures commencent à pousser les premières, vers l'âge de 6 mois, et la dentition se développe progressivement jusqu'à l'âge de trente mois en moyenne – où apparaissent les deuxièmes molaires supérieures et inférieures –, pour compter au final vingt dents. Celles-ci, loin de faire de la figuration en attendant d'être échangées contre une pièce de monnaie sous un oreiller, ont un véritable rôle à jouer. Une denture de lait complète et saine permet à l'enfant de mâcher correctement, de s'alimenter sainement, et donc de grandir harmonieusement.

Mélange des genres

Les premières dents de lait commencent à tomber vers 5-6 ans pour laisser la place aux dents définitives. Cependant, ce phénomène s'étale dans le temps : les dernières tombent à la puberté, soit parfois vers 17 ans. Comme les dents de lait ne tombent pas toutes en même temps, l'atteinte de l'une d'entre elles peut favoriser l'apparition d'une lésion sur la dent voisine. C'est notamment le cas des caries, qui sont dues à la présence de bactéries produisant des acides à l'origine de la dissolution de certains cristaux de l'émail. Une fois ces bactéries présentes sur une dent, elles peuvent tout à fait se propager aux dents voisines. En outre, une perte prématurée des dents de lait peut provoquer des malpositions et un manque d'espace pour les dents permanentes. Prendre soin de ses premières dents, c'est donc en quelque sorte préparer un terrain favorable pour les dents définitives.

Enfin, un faible pourcentage de la population présente une agénésie dentaire, c'est-à-dire l'absence de dent définitive sous une ou plusieurs dents de lait. Dans ce cas, il est important de conserver cette dent le plus longtemps possible, car une fois tombée, seul un implant relativement coûteux – autour de 1500 €, non remboursés par la sécurité sociale – pourra la remplacer ! De quoi avoir une dent contre la petite souris, ce qui serait un comble !

Il n'est donc jamais trop tôt pour prendre de bonnes habitudes : se brosser les dents dès que les premières apparaissent et aller au moins une fois par an chez le dentiste sont deux mesures indispensables. Cela vous permettra aussi d'avoir un sourire... à croquer !

LES ENFANTS GRANDISSENT PLUS VITE EN ÉTÉ

Sans doute faux. Mais leurs pantalons rétrécissent tous les ans !

Tous les parents le savent : dans l'effervescence plus ou moins joyeuse du retour des vacances d'été, le rituel de la rentrée scolaire est un moment intense. Ah ! Le bonheur du déchiffrage de la liste de fournitures scolaires au milieu du rayon papeterie du supermarché dans une ambiance électrique ! La joie des inscriptions aux diverses activités sportives et artistiques ! Sans oublier la surprise, sans cesse renouvelée, de l'essayage des pantalons d'hiver et du manteau à capuche arrivant systématiquement au milieu du mollet et de l'avant-bras... C'est à croire que la chaleur de l'été provoque la rétraction des fibres textiles ! À moins que les vacances n'aient provoqué une poussée de croissance ? Beaucoup le croient, mais est-ce pour autant une vérité scientifique ?

Des facteurs de taille !

Pour tenter de répondre à cette question, voyons d'abord de quoi (ou de qui) dépend la future taille des enfants. Leur croissance est conditionnée par plusieurs facteurs, à commencer par la génétique, qui prédispose à une taille plus ou moins grande. Ensuite, interviennent des facteurs hormonaux, plusieurs hormones étant nécessaires à la croissance. L'hormone de croissance, fabriquée par l'hypophyse, une glande située dans le cerveau, agit sur les cartilages de conjugaison et sa sécrétion est entre autres liée au sommeil et à l'exercice musculaire. L'hormone thyroïdienne peut quant à elle bloquer la croissance si elle vient à manquer. Cette carence est à l'origine de certains nanismes, mais elle est désormais dépistée dès la naissance. Les androgènes, eux, stimulent la croissance mais peuvent aussi la stopper en provoquant la soudure des cartilages. D'autres hormones, comme les œstrogènes et les corticoïdes, interviennent aussi.

De plus, des facteurs extérieurs comme l'alimentation et les conditions de vie jouent un rôle important. Un apport calorique, vitaminique et en sels minéraux suffisant est indispensable à la croissance, mais un apport supplémentaire ne fait pas grandir plus. En revanche, les situations de carence nuisent à la croissance dans des cas extrêmes de dénutrition tels qu'on en observe dans les pays du tiers-monde, dans certaines maladies graves chroniques et dans les syndromes de malabsorption (des maladies digestives empêchant une bonne assimilation des aliments).

Des facteurs psychologiques peuvent enfin jouer un certain rôle, en provoquant un retentissement sur l'apport nutritionnel ou sur la fabrication de l'hormone de croissance. On le voit, la croissance est donc un phénomène relativement complexe, qui présente en outre la particularité de ne pas être linéaire.

Les poussées de croissance sont-elles un mythe ?

Soyons claires, la notion de « poussée de croissance » a toutes les raisons d'être : la croissance des enfants n'est pas « un long fleuve tranquille ». Tout d'abord, parce qu'elle n'est pas harmonieuse : toutes les parties du corps ne grandissent pas à la même vitesse. Par exemple, le cerveau grandit rapidement chez le fœtus, à tel point que la taille de la tête d'un bébé comparée à son corps est disproportionnée par rapport à celle d'un adulte. Le cerveau est d'ailleurs pressé de grandir, puisqu'il atteint 80 % de sa taille adulte à l'âge de 3 ans, alors que les organes génitaux attendront la puberté. Autre exemple : entre 6 et 12 ans, ce sont surtout les membres qui grandissent. C'est d'ailleurs l'âge par excellence des manches et pantalons trop petits !

Par ailleurs, la vitesse de croissance n'est pas une vitesse de croisière, comme on l'a dit. D'autant que, selon les âges, elle n'est pas influencée par les mêmes facteurs : très rapide jusqu'à 2 ans, elle est très dépendante de l'alimentation, tandis qu'entre 2 ans et la puberté, elle est plus régulière et plus influencée par les hormones que par la nourriture. À la puberté, la croissance subit une nouvelle poussée, sous l'influence des hormones

– sexuelles et de croissance – et de l'alimentation, pour se terminer en général vers seize ans chez la fille et dix-huit ans chez le garçon.

Il reste à savoir maintenant si l'arrivée de l'été constitue aussi un facteur susceptible de « booster » la croissance.

Croissance rime-t-elle avec grandes vacances ?

Nous n'avons pas trouvé de statistiques précises à ce sujet, mais nous sommes convaincues qu'il s'agit d'une impression générale. L'essayage des vêtements d'hiver, qui ont passé 6 mois dans les placards, n'est qu'une occasion de constater la croissance qui s'est déroulée pendant cette période, et pas seulement en été. Les vacances n'accélèrent sans doute pas la croissance, c'est plutôt la rentrée qui donne une occasion de constater son étendue ! On peut toutefois considérer que l'action du soleil sur la synthèse de la vitamine D est bénéfique en période de croissance, mais les carences en vitamine D sont très rares dans nos pays, grâce à l'apport extérieur fourni aux enfants sous forme de gouttes ou d'ampoules buvables. Les possibles poussées de croissance d'été ne constituent donc pas le rattrapage d'une carence, pas plus qu'un « surplus » de vitamine D n'a de raison d'entraîner une poussée chez un enfant non carencé.

Il existe toutefois d'autres explications susceptibles d'accréditer ces poussées de croissance estivales. On sait que la fabrication de l'hormone de croissance est stimulée par le sommeil et l'exercice physique. Or ces deux conditions sont plus facilement réunies pendant les périodes de vacances. Qui plus est, la suppression pour quelques semaines du stress de la vie scolaire peut se révéler favorable à la synthèse hormonale. Bilan des vacances, vos enfants sont reposés, détendus, bronzés... et probablement plus grands, même si cela reste à prouver scientifiquement parlant.

Source : « La croissance », Marc De Kerdanet, Institut mère-enfant, annexe pédiatrique, Rennes, Hôpital sud, www.med.univ-rennes1.fr/etud/pediatrie/croissance.

IL NE FAUT PAS LOUCHER DANS LES COURANTS D'AIR, ON PEUT RESTER COMME ÇA !

Faux. Idée à laisser s'envoler par une fenêtre ouverte !

Voici un nouvel exemple d'idée reçue fantasque, qui a de quoi faire froncer les sourcils des spécialistes. Dans le cadre de la rééducation, les orthoptistes – qui sont à l'œil ce que les orthophonistes sont à la voix – demandent souvent à leurs patients de pratiquer des exercices de convergences – autrement dit, de « loucher » – afin d'améliorer la vision binoculaire, celle qui donne la sensation du relief. Et s'il leur arrive de travailler avec la fenêtre ouverte, au risque de subir des courants d'air, c'est parce qu'ils savent bien qu'ils ne mettent pas pour autant en péril la vue de leurs patients !

Coup d'œil sur le strabisme

Disons-le tout net : les courants d'air n'ont rien à voir avec le strabisme. On peut supposer que leur culpabilité a été inventée de toute pièce par des parents agacés de voir leurs enfants grimacer et loucher à tout bout de champ ! En vérité, le fait de loucher de façon permanente, appelé strabisme, touche au moins 1 % des enfants, avec 28 000 nouveaux cas par an. Il doit être détecté tôt pour être corrigé convenablement : un avis ophtalmologique s'impose donc lorsqu'un bébé continue de loucher après l'âge de quatre mois. Inutile de se précipiter avant chez un spécialiste : son système oculomoteur n'est pas mature.

Outre le strabisme, il peut aussi s'agir d'un épicanthus, surtout fréquent chez les petits Asiatiques : en masquant une partie du blanc de l'œil, la paupière supérieure donne l'impression que l'enfant louche, alors qu'il n'en est rien. Près d'une fois sur deux, il s'agit cependant d'un authentique strabisme, convergent dans 80 % des cas : l'un des yeux est trop rapproché du centre. Ce strabisme est souvent dû au fait que l'un des yeux voit mal, d'où la nécessité de porter des lunettes. L'œil sain est caché à l'aide d'un système d'occlusion afin de faire travailler celui qui voit le moins bien. Du sérieux avec lequel l'enfant porte ses lunettes dépend la récupération de la vision de l'œil touché. Quant à l'intervention chirurgicale, souvent programmée entre 3 et 6 ans, elle a surtout un but esthétique – supprimer la déviation de l'œil par rapport à l'autre – mais elle n'évite en aucun cas le port des lunettes.

Si votre enfant rechigne à les chausser, vous pouvez sans crainte lui offrir un modèle dans le vent !

LES POUX N'AIMENT PAS LES ROUX

Faux. Pas plus qu'ils ne naissent dans les choux !

Un jour où l'autre, tout parent d'élève finit par se retrouver un matin face à l'information fatidique placardée sur la porte de l'école : « Les poux sont de retour » ! Commence alors la traque capillaire au peigne fin – qui en a profité pour se faire un nom au panthéon des recherches minutieuses – jusqu'à l'éventuelle découverte de poux ou de lentes. Une fois l'ennemi localisé et identifié, le combat débute à grand renfort de shampoing, lotions, sprays, grandes lessives. Toute guerre appelle ses commentaires et la sortie de l'école en est souvent le théâtre : « Tel ou tel traitement marche, l'autre pas », affirment les uns ; « Aucun ne marche », rétorquent les autres ; « De toute façon, tout le monde ne traite pas » s'indignent certains, et puis, on a beau dire, « Il y a les têtes à poux », conclut-on généralement. Nous y voilà ! Certes, cette croyance est un peu plus à la mode que « les poux n'aiment pas les roux », moins en vogue, qui a au moins le charme de la rime mais s'avère totalement injustifiée. Pour s'en convaincre, il suffit de regarder un pou de plus près. L'entreprise est certes moins facile qu'avec un bijou, caillou, chou, genou, hibou ou joujou, mais elle n'en est pas moins riche d'enseignements.

Quels sont ces poux qui marchent sur nos têtes ?

Comme tous les êtres vivants sur cette planète, la principale préoccupation des poux est de survivre et de se multiplier. La tête humaine fournit aux poux dits « de tête », vulgairement appelés *pediculus humanus capitis*, des conditions de vie optimum : se nourrissant de sang, les poux s'installent sur le cuir chevelu et s'agrippent aux cheveux. Pour étendre leur champ d'action, ils ne peuvent ni voler ni sauter mais se déplacent en marchant – relativement vite d'ailleurs : 23 cm par minute, ce qui n'est pas si mal pour un parasite mesurant 2 à 3 mm de long – et peuvent aussi nager ! Grâce à ces moyens de locomotion, ils se transmettent par contact direct (tête à tête) ou par l'intermédiaire de bonnets et autres écharpes rapidement échangés. Une fois installées au chaud sur un crâne, les femelles pondent jusqu'à 200 œufs – appelés lentes – en 3 à 4 semaines, à raison de 4 à 10 œufs par jour. Les lentes sont arrimées aux cheveux, près du cuir chevelu, où la chaleur et l'humidité favorisent leur incubation. La larve éclôt 3 semaines plus tard, tandis que la lente vide s'éloigne du cuir chevelu au fur et à mesure de la pousse du cheveu, ressemblant à une pellicule, mais beaucoup plus résistante au lavage et au brossage. Cela permet de les repérer, même si la présence du parasite est en général révélée bien avant par des démangeaisons de la tête, en particulier au-dessus de la nuque... par le fameux écriteau sur la porte de l'école qui annonce la « bonne » nouvelle !

Assaisonnés au vinaigre et à la mayonnaise, les poux font de la résistance !

Sans être devenus invincibles, les poux sont incontestablement de plus en plus résistants aux traitements antiparasitaires, qui restent pourtant la parade la plus efficace. Citons la Permethrine et le Malathion qui ont prouvé leur efficacité à la fois sur les poux et sur les lentes dans environ 80 % des cas, d'après différentes études. D'autres techniques ont été proposées, plus ou moins sérieuses, comme le passage du peigne fin, qui finalement ne semble pas avoir prouvé son efficacité sans traitement antiparasitaire associé. Quant à la cuisine, elle reste un moins bon endroit que la pharmacie pour s'équiper contre les poux : l'utilité antipoux du vinaigre n'a pas non plus été réellement validée, ainsi que celle de l'huile d'olive ou la mayonnaise parfois proposées, qui, certes, sont capables en théorie d'asphyxier les poux mais dont l'efficacité sur les lentes reste à démontrer.

Le plus simple pour se débarrasser des poux est encore de ne jamais en attraper, mais les traitements préventifs n'ont malheureusement pas confirmé leur utilité. Certains ont au moins l'intérêt de ne pas aggraver les problèmes de résistance, comme l'huile essentielle de lavande déposée sur les cols ou les chouchous – ce n'est pas le cas des antiparasitaires. L'expérience montre que seules les têtes infectées doivent être traitées, afin justement de ne pas aggraver ce problème de résistance. Le linge, lui, peut être décontaminé par lavage à 60 degrés ou par pulvérisation d'un insecticide.

Un cas bien connu des Incas !

Question poux, nous n'avons rien à envier à nos ancêtres, puisque des recherches ont permis d'en trouver la trace sur les têtes des momies. Le Professeur Gonçalves de Araùjo traque ainsi les poux dans les têtes réduites et les momies afin d'étudier l'histoire des migrations amérindiennes. Les Incas les récoltaient patiemment et s'en servaient même comme monnaie d'échange !

Aujourd'hui, en Occident, les poux font partie des maladies en recrudescence, sans doute par le développement de leur résistance. Il est possible que des facteurs favorisants existent, mais le seul qui ait été identifié avec certitude est la collectivité. En revanche, aucun critère individuel – en particulier socio-économique – ne semble prédisposant. Clairement, le niveau social et les habitudes d'hygiène ne changent rien. Et pourtant, les mères et les médecins sont d'accord (ne parlons pas des mères médecins) : il existe bien des têtes à poux, alors que d'autres sont épargnées. Les roux feraient-ils partie des heureux élus qui repoussent naturellement les poux ? Nous n'avons trouvé aucun argument scientifique ni publication étayant cette affirmation.

En revanche, il est reconnu que certaines natures de cheveux favorisent la fixation du pou : on évoque une plus grande facilité d'adhésion sur des cheveux raides que sur cheveux frisés. La composition ou l'odeur du sébum peut également jouer, mais la couleur des cheveux ne semble pas discriminante en elle-même ! Les poux n'ont donc aucune raison de fuir les roux, pas plus qu'ils ne préfèrent les blondes. Surtout si celles-ci ont des queues de cheval ou des nattes : les cheveux attachés sont probablement une cible moins facile qu'une chevelure se promenant au gré du vent et des têtes voisines.

En bref, les poux « attaquent » surtout les collectivités, et ne sont pas sectaires, mais s'installent mieux sur certains cheveux que sur d'autres, qu'ils soient roux, bruns, blonds ou châtains. Voilà une idée reçue de plus qui a de quoi se faire des cheveux !

Sources : Ann Dermatol Venereol, *2004 ; Avis du Conseil supérieur d'hygiène publique de France, section des maladies transmissibles, relatif à la conduite à tenir devant un sujet atteint de pédiculose du cuir chevelu, séance du 27 juin 2003.*

IL NE FAUT PAS TIRER LES OREILLES DES ENFANTS, ÇA PEUT LES DÉCOLLER

Faux. Mais ce n'est pas une raison !

Pour une fois, commençons par la fin : il ne faut pas tirer les oreilles des enfants, tout simplement parce que c'est douloureux, humiliant et que rien ne justifie de les faire souffrir, surtout pas l'idée que ce sera efficace pour leur éducation ! Les gestes de brutalité peuvent avoir toutes sortes de conséquences sur l'organisme fragile d'un enfant, qui peut ensuite en porter la trace, physique ou psychique. Cela étant dit, revenons-en à notre question : les oreilles décollées peuvent-elles être provoquées ou aggravées par ce geste d'autorité d'un autre âge ?

Dépliée plus que décollée

Une oreille qui apparaît décollée ne l'est pas réellement, mais son pavillon forme un angle avec le crâne plus important que chez la plupart des gens, ce qui donne cet aspect décollé. Si les expressions ne manquent pas pour qualifier ce phénomène d'oreilles « en chou-fleur » ou autre « tête de chou », il n'existe pas de mesure précise déterminant le diagnostic d'oreille décollée : tout est une question de subjectivé, même si dans certains cas l'évidence s'impose.

L'oreille dite « décollée » découle d'une particularité du cartilage qui est le principal composant du pavillon de l'oreille. Cette spécificité peut se manifester à deux endroits différents. Première possibilité : la conque (partie interne du pavillon de l'oreille) étant trop développée, le cartilage repousse l'oreille vers l'extérieur. C'est en effet plus facile que de pousser le crâne vers l'intérieur ! Seconde possibilité : un repli insuffisant au niveau l'anthélix, qui est la partie cartilagineuse formant le premier relief en demi-cercle à l'intérieur de l'arrondi périphérique de l'oreille. Si son repli n'est pas assez prononcé, il donne un aspect décollé à la partie périphérique de l'oreille. Ces deux particularités sont en général associées.

Pas un avantage, pas non plus une maladie

Pour résumer, les oreilles décollées sont dues à un cartilage un peu trop développé et pas suffisamment replié. Mais attention : contrairement à ce que le loup affirmait au chaperon rouge, de plus grandes oreilles ne constituent pas un avantage pour mieux entendre. Le rôle du pavillon de l'oreille est de capter et de concentrer les ondes sonores vers le conduit auditif puis le tympan. Seules les anomalies importantes, en particulier les amputations d'une partie ou de la totalité du pavillon, peuvent avoir un retentissement sur l'audition, alors que les oreilles décollées ne provoquent aucune modification de celle-ci.

De fait, la forme et l'importance du cartilage sont des particularités anatomiques individuelles qui ont certes des conséquences esthétiques, mais ne sont pas une maladie, sauf dans les rares cas où elles sont associées à d'autres malformations. La plupart du temps, on a les oreilles décollées « sans raison », parce que notre cartilage a été programmé pour avoir telle importance et telle forme, comme notre nez par exemple. Les deux oreilles sont généralement concernées, mais il peut y avoir une asymétrie : nous ne sommes d'ailleurs jamais tout à fait symétriques.

Gifler est bien pire que tirailler !

Il est possible de déformer l'oreille de bien des façons, notamment par des traumatismes violents répétés du cartilage : les boxeurs et les rugbymen le savent bien... Si des chocs importants du cartilage de l'oreille peuvent avoir une répercussion sur leur aspect, en raison de la cicatrisation d'une éventuelle fracture, un simple étirement de l'oreille ne peut provoquer de déformation de celle-ci, à moins d'être extrêmement brutal. Répétons-le, ce n'est pas une raison pour tirer les oreilles des enfants ! Il est tout aussi néfaste, et bien plus périlleux sur le plan physique, de les gifler. En effet, une gifle peut provoquer un déchirement du tympan responsable d'une surdité. C'est donc un acte grave et dangereux.

Gifler et tirailler sont donc deux verbes à proscrire à tout prix dans l'éducation des enfants. En revanche, ceux-ci peuvent souffrir d'avoir les oreilles « en chou-fleur » et souhaiter y remédier.

C'est tout à fait possible, à condition de ne pas se tromper de méthode et de ne pas négliger les risques liées à une éventuelle intervention chirurgicale, seule capable de corriger ce problème d'ordre esthétique.

Une seule solution : la chirurgie

Pour redresser les oreilles de leurs enfants, il n'est pas rare de voir des mères utiliser les moyens du bord. Autant les prévenir : inutile de mettre du sparadrap ou un bandeau sur le crâne de votre enfant pendant la nuit, la forme du cartilage et sa taille n'en seront pas modifiées ! Si le défaut est perçu comme trop gênant, la seule solution est l'intervention chirurgicale. Cette intervention, appelée otoplastie, est très fréquemment pratiquée et bien maîtrisée par les chirurgiens plasticiens. Elle peut être effectuée dès l'âge de 7 ans – le plus souvent sous anesthésie générale, bien qu'une anesthésie locale soit possible – et consiste en une incision à l'arrière de l'oreille, suivie d'un remodelage du cartilage. L'opération dure environ une heure et la sortie est en général possible dès le lendemain. Ensuite, un pansement doit être gardé une semaine, puis un bandeau la nuit durant deux mois. Pendant cette période, il faut éviter les sports violents.

L'intervention est très efficace, mais de rares complications peuvent survenir : hématome ou lâchage de sutures nécessitant parfois une nouvelle intervention. En outre, les cicatrices peuvent être plus ou moins visibles. Comme tout véritable acte chirurgical, l'otoplastie comporte donc des risques : il est donc nécessaire de bien réfléchir avant de se lancer et d'être certain de la motivation de l'enfant.

Une fois n'est pas coutume, on peut donc se réjouir que cette croyance-ci soit fausse : fort heureusement, les nombreux bambins aux oreilles décollées ne sont pas maltraités. Ils ont simplement des cartilages un peu trop développés au regard des canons esthétiques (et subjectifs) actuels. On ne décolle pas plus les oreilles en les tirant, qu'on ne les recolle en les plaquant sous un bandeau. Toutefois, il convient de rester vigilant : si aucune souffrance n'est la cause du décollement, celui-ci peut faire souffrir moralement votre enfant · si c'est le cas, ne vous faites pas tirer l'oreille pour consulter !

IL NE FAUT JAMAIS RÉVEILLER UN SOMNAMBULE, ÇA PEUT LE TUER

Faux. Et à dormir debout !

Laissons nos petits chéris dormir sur leurs deux oreilles, décollées ou non, pour nous intéresser au somnambulisme. Relativement courant chez les enfants – au moins 15 % connaissent un épisode de déambulation nocturne avant 10 ans –, il se fait plus rare ensuite : 1 % des adultes seulement serait concerné. Il reste donc peu fréquent, ce qui explique sans doute qu'il ait toujours fasciné... et inquiété !

Croyances en sommeil

On racontait autrefois que les somnambules étaient doués de pouvoirs surnaturels et pouvaient se promener sur les toits ou tenir en équilibre, sur un rebord de fenêtre par exemple. On disait également qu'ils marchaient les yeux ouverts – ce qui est vrai – avec les bras tendus devant eux – ce qui est faux. On affirmait aussi qu'ils pouvaient parler, et même dialoguer avec des interlocuteurs éveillés. En réalité, ils se contentent de répondre par oui ou par non et s'irritent si on leur pose trop de questions.

Par le passé, il était formellement interdit de les réveiller, parce qu'on craignait de les voir basculer et faire une chute mortelle sous l'effet de la surprise. L'étude scientifique de leurs pérégrinations nocturnes a permis de faire la lumière sur ce phénomène, et de contredire la plupart des anciennes croyances qu'il générait. En vérité, on peut tout à fait réveiller un somnambule sans aucun danger pour lui. En revanche, ce n'est pas sans risque pour soi : on peut en effet recevoir un coup de poing, dans la mesure où près d'un tiers des endormis voyageurs réagit de façon agressive, sous l'effet de la peur semble-t-il !

C'est beau, un garage, la nuit

Contrairement à tous les fantasmes suscités par le somnambulisme, les adultes concernés se contentent en majorité de déambuler dans leur chambre, font éventuellement un petit tour dans la maison – principalement dans la cuisine – ou, plus rarement, vont carrément dans le garage mettre leur véhicule en marche ! Le lendemain, en revanche, ils n'ont aucun souvenir de leur escapade, sauf lorsqu'ils en conservent une trace physique : comme ils ne sont pas dotés de pouvoirs surnaturels, il leur arrive souvent de se cogner et de se blesser, avec à la clé bleus, hématomes et autres bobos plus ou moins graves. Parmi ceux qui consultent pour un problème de somnambulisme, 50 % rapportent d'ailleurs un épisode où ils se sont fait mal.

Des gènes qui aiment les promenades nocturnes

Des études conduites auprès de vrais et faux jumeaux ont clairement montré l'origine génétique de cette pathologie. Mais d'autres facteurs rentrent en ligne de compte. S'il le juge nécessaire, le médecin peut par exemple demander un enregistrement polygraphique d'une nuit de sommeil dans un centre spécialisé : certains chercheurs estiment ainsi qu'il pourrait y avoir des liens entre somnambulisme et épilepsie. Une enquête suisse menée dans le Centre d'étude du sommeil de l'hôpital universitaire de Berne a également constaté une association fréquente entre somnambulisme et maladies neurologiques (dans 18 % des cas) et entre somnambulisme et pathologies psychiatriques (dans 23 % des cas). L'étude n'ayant porté que sur soixante personnes, il est toutefois impossible d'extrapoler ces données à l'ensemble des somnambules...

Du calme

Pour limiter les crises, il est actuellement conseillé aux somnambules d'éviter tout exercice violent en soirée, de dormir à des heures régulières et d'éviter certains médicaments comme le lithium ou les neuroleptiques. Ces derniers semblent augmenter la fréquence des crises, à l'opposé du Valium dont l'action paraît bénéfique, mais reste limitée dans le temps. Il faut aussi faire preuve de bon sens, afin de limiter les risques de blessure pendant une crise : dégager le passage, installer sa chambre au rez-de-chaussée, fermer les fenêtres et verrouiller la porte. Sans oublier de retirer les clés de contact de sa voiture ! Cela évitera à vos proches d'avoir à vous réveiller et de prendre ainsi le risque de recevoir un crochet du droit en guise de remerciement !

IL FAUT VERMIFUGER LES ENFANTS AU PRINTEMPS

Parfois vrai, même en automne !

Autant vous prévenir d'emblée, ce chapitre ne sera pas le plus poétique de ce livre ! Mais que ne ferait-on pas pour la santé de nos enfants ? Au panthéon des innombrables virus, bactéries et autres bébêtes qui les assaillent au quotidien, les parasites digestifs figurent en bonne place. L'idée de s'en débarrasser n'est d'ailleurs pas nouvelle : les Romains s'en préoccupaient déjà et les plantes ou recettes utilisées à ces fins sont légions, thym, armoise, aloe vera ou fougère mâle par exemple. Citons aussi, pour son attrait gastronomique, l'ail bouilli dans du lait, à administrer aux enfants sous forme de sirop, ou encore l'ail des ours à utiliser en cures dépuratives au printemps. Sans oublier bien sûr la symbolique myrrhe, offerte par les rois mages : elle devait, selon saint Bernard, « fortifier l'enfant en expulsant les vers de son intestin ».

À l'heure d'Internet, des DVD et des contrôles sanitaires à tout crin, on peut se demander si ces recettes ancestrales sont toujours d'actualité. La question se pose donc : devons-nous offrir aux enfants, à côté du doudou brodé et de la girafe-qui-fait-pouic, un traitement antiparasitaire de bienvenue sur notre terre infestée de parasites ? Et pourquoi au printemps plus qu'à une autre saison ?

Les pires amis de l'homme ?

Un parasite est un organisme qui vit aux dépens d'un autre : les poux ou la gale en font partie, mais ceux qui relèvent des vermifuges sont d'ordre digestifs. Ils s'invitent dans nos organismes via l'ingestion d'aliments contaminés ou de souillures portées à la bouche faute de lavage de mains. Selon le mode de vie et la région, les parasitoses sont différentes. Qu'on se le dise : en France, quelques-unes restent en effet très fréquentes, même au XXIe siècle.

Au sein de ses indésirables créatures, les oxyures sont sans doute les plus courants. Ces petits vers vivent dans l'intestin et migrent vers l'anus pour pondre leurs œufs, provoquant de très violentes démangeaisons, lesquelles peuvent être à l'origine d'une nervosité et de troubles du sommeil. L'enfant peut s'auto-infester après s'être gratté et avoir, plus tard, porté les mains à la bouche. Les œufs, très résistants, sont éliminés par les selles mais peuvent survivre dans la lingerie et les sous-vêtements. Il leur arrive même d'être transportés sur de la vaisselle ou la nourriture. La contagion familiale et en collectivité s'avère d'ailleurs très fréquente. Que les âmes sensibles et les maniaques de l'hygiène se rassurent, le traitement est très simple : deux prises de médicament antiparasitaire à quinze jours d'intervalle suffisent à éradiquer l'infection. Il est conseillé de traiter en même temps l'entourage et de d'écouter les sages conseils de nos parents pour éviter les récidives : se laver les mains avant de manger ! La prévention des oxyures passe en effet par l'hygiène des mains, des ongles courts et le lavage du linge à 60 degrés. Les petits pulls en soie ont du soucis à se faire ! En guise de possible consolation, signalons une étude publiée sur cette parasitose en 2002, dans une revue d'allergologie. Elle montrait que les enfants porteurs d'oxyures auraient moins d'allergies respiratoires. L'hypothèse formulée est que le système immunitaire, plus sollicité par le parasite, s'oriente moins vers le développement d'allergies. Cela ne doit évidemment pas empêcher de traiter les oxyures, ni les allergies !

Poursuivons notre visite de la galerie des vilaines bestioles avec les ascaris, qui sévissent surtout dans les zones rurales en Europe. La contamination se fait par des œufs présents dans l'eau, sur des fruits ou des légumes. Ils se développent dans le tube digestif, puis leurs larves passent dans la circulation sanguine pour atteindre différents organes dont le poumon, où elles provoquent des symptômes respiratoires. Elles sont ensuite dégluties, retournent dans le tube digestif et s'y changent en vers adultes, déclenchant des symptômes digestifs (diarrhées, vomissements, etc.). Le cycle se poursuit avec la ponte de nouveaux œufs qui se retrouvent à leur tour dans les selles, provoquant de nouvelles contaminations par l'intermédiaire de fruits ou légumes souillés par des déjections humaines. L'ascaris peut provoquer d'autres complications sérieuses, mais il existe des traitements efficaces en trois jours.

Autre « star » des parasites intestinaux, le tænia, ce célèbre solitaire qui peut mesurer jusqu'à 10 mètres de long. Ce « ver solitaire » vit fixé sur l'intestin, où il est en général assez bien toléré. Le corps est formé d'anneaux : ils contiennent les œufs et sont évacués dans les selles sous la forme de petites pâtes blanches. Si des animaux, bœufs ou porcs par exemple, avalent les œufs, ceux-ci s'installent dans le muscle : nous pouvons alors être contaminés par la viande. Ces infections étant causées par la viande mal cuite, les normes d'hygiène des boucheries de nos contrées ont évolué afin de réduire le problème. En outre, il existe là encore un traitement efficace et simple.

Énième empêcheur de digérer en rond : la giardiase, aussi appelée lambliase. Beaucoup moins solitaire que le tænia et très contagieuse, elle parasite l'intestin grêle en formant des kystes. Émis en grande quantité dans les selles, ils sont à l'origine de la contamination par défaut d'hygiène fécale. De véritables épidémies peuvent être provoquées dans les collectivités. Chez les enfants, il peut y avoir des troubles digestifs tels que des douleurs abdominales, des diarrhées, voire des retards de croissance par malabsorption intestinale. Comme ses homologues, ce parasite n'est heureusement pas trop coriace et peut-être éliminé en une à deux semaines avec des médicaments appropriés.

Enfin, notre tour d'horizon ne serait pas complet sans la toxocarose, véritable reine des bacs à sable. Dans les pays industrialisés, cette parasitose transmise par les chiens ou les chats est très fréquente : 7 à 15 % des enfants ont des anticorps dans le sang dirigés contre ce parasite – baptisé *larva migrans* –, prouvant qu'ils ont été en contact avec lui. Il existe plusieurs modes de contamination, mais le plus classique est la mise à la bouche des mains sales ayant été en contact avec du sable contaminé par des déjections animales. L'hygiène des aires de jeu est pourtant strictement réglementée [1], mais allez convaincre un chat errant de ne pas toucher au sable des enfants ! Les symptômes de la toxocarose sont très variables : parfois totalement absents, ils peuvent aussi être digestifs, allergiques, généraux (fièvre, etc.). Il existe même une forme grave touchant la rétine, qui

1. Elle est d'ailleurs clairement définie par des normes AFNOR depuis 1995.

reste rare heureusement. La guérison est souvent spontanée, mais différents traitements médicamenteux existent dans le cas contraire. La prévention repose sur l'hygiène des mains des enfants, celle des bacs à sable, le respect de l'interdiction des chiens et chats dans les aires de jeux et les traitements vermifuges réguliers pour les animaux de compagnie.

Saint Bernard, pensez aussi aux animaux !

Pour se prémunir de cette horde de parasite, il n'est pas vraiment nécessaire de vermifuger tous les enfants au printemps. Le risque de contamination existe toute l'année mais peut être limité par des lavages des mains réguliers. Néanmoins, en présence de signes évocateurs d'oxyures (démangeaisons de l'anus, troubles digestifs inexpliqués, troubles inhabituels de l'humeur, nervosité), le traitement a de grandes chances d'être utile. Pour les autres parasitoses, le diagnostic n'est pas toujours évident et doit le plus souvent être vérifié par des analyses de sang ou de selles, afin de définir le meilleur traitement possible. La myrrhe de saint Bernard a peu de chances d'être aussi efficace !

Les mesures de prévention doivent en tout cas être gardées à l'esprit. Répétons-le, le lavage des mains doit devenir un réflexe, surtout après un passage aux toilettes, un contact avec un animal ou un sol susceptible d'avoir été souillé, et aussi avant chaque repas. Chez les enfants, le vermifuge « systématique » n'a pas de raison d'être en l'absence de signe digestif ou sanguin. En revanche, des vermifuges existent aussi pour les chats et les chiens, qui doivent être traités systématiquement dans l'intérêt de leur santé et de celle de nos enfants. De quoi faire plaisir à saint Bernard comme à saint François d'Assises... tout en gardant un corps sain !

Sources : Parasitoses intestinales chez l'enfant, Institut mère-enfant, annexe pédiatrique, Hôpital sud Rennes ; S.-L. Huang, P.-F. Tsai, Y.-F. Yeh, Clinical & Experimental Allergy, *Volume 32, Issue 7, 2002, p. 1029.*

Troisième partie

LA SANTÉ AU FÉMININ

« Ce que femme veut, Dieu le veut ! »

UNE FEMME BIEN BÂTIE ACCOUCHE PLUS FACILEMENT

Plutôt faux. Question de pointure !

Critère essentiel d'harmonie de la silhouette, la largeur des hanches est une préoccupation classique des femmes. Mais pendant la grossesse, le sacro-saint idéal du « 90-60-90 » est rangé aux oubliettes et les critères esthétiques balayés par les questions sur le futur accouchement. Une croyance populaire vante par exemple les hanches bien larges parce qu'elles garantissent un accouchement facile. Cette idée reçue n'est pas dénuée de bon sens, mais se trompe en voulant distinguer deux types de femmes. D'un côté, les bien bâties, censées être suffisamment « charpentées » pour affronter un accouchement. De l'autre, les petites choses élancées plutôt faites pour défiler, trop fines pour pouvoir donner la vie sans faire de chichis. Un rapide coup d'œil au carnet rose des journaux people suffit à contredire cette distinction hâtive. Pour autant, toutes les femmes ne sont pas égales devant l'accouchement. Simplement, les différences ne se situent pas nécessairement où on le croit.

Examen de passage

Pour venir au monde, le fœtus doit traverser plusieurs régions anatomiques, et différents obstacles peuvent gêner sa progression. Par exemple, le col de l'utérus, zone qui marque le passage de l'utérus au vagin, est étroitement fermé normalement, mais doit s'effacer totalement au moment de l'accouchement. Or il peut ne pas se dilater suffisamment, voire pas du tout. De même, le vagin et la vulve peuvent également être trop étroits.

La partie anatomique la plus critique reste cependant le bassin, sorte d'entonnoir osseux constitué par les os iliaques qui se réunissent en arrière au niveau du sacrum, et en avant au niveau du pubis. La nature étant assez bien faite, ses articulations s'assouplissent au moment de l'accouchement sous l'effet des hormones, permettant au fœtus de « s'engager » dans le détroit supérieur.

Pour progresser au mieux, bébé doit se présenter la tête en bas, très fléchie, en montrant d'abord le sommet de son crâne. Cette position idéale présente en effet la plus petite circonférence. Un petit test pratique le confirme facilement. Vous avez du mal à faire enfiler un pull à votre enfant à cause d'un col un peu étroit ? Positionnez celui-ci verticalement en arrière de la tête et posez-le de la nuque au front : vous verrez qu'il passera facilement du front au menton. C'est un peu ce même moyen que le fœtus utilise pour s'engager dans le bassin !

Ensuite, une petite rotation lui permet d'accéder au détroit inférieur en direction du passage de la vulve. De plus, le crâne du fœtus, dont les os ne sont pas encore soudés, est capable de se déformer légèrement et sans danger le temps de ce passage. Les bébés n'en attrapent pas la grosse tête pour autant !

Malgré la bonne volonté du fœtus et de sa mère, il arrive que la configuration du bassin – en particulier la taille du détroit supérieur – et sa forme rendent ce cheminement plus ou moins facile et dans certains cas impossible, suite à des déformations consécutives à une maladie des os, par exemple. Incontestablement, l'anatomie conditionne donc directement le déroulement de l'accouchement, mais il est heureusement possible d'anticiper les complications possibles.

Pas besoin de boule de cristal pour prédire d'éventuels problèmes

Avant tout, c'est le rapport entre la taille du fœtus et celle du bassin qui importe. Heureusement, dame Nature se charge en général de prévoir cela avec cohérence et bon sens. Les femmes au bassin étroit donnent le plus souvent naissance à un bébé de petit gabarit. En outre, il existe plusieurs moyens d'évaluer l'anatomie du bassin, à commencer par l'examen clinique effectué par la sage-femme ou l'obstétricien. En cas de doute, un examen radiologique, la radiopelvimétrie, indique des mesures plus précises. Sans danger pour le fœtus, cet examen ne dure qu'une quinzaine de minutes et mesure les diamètres les plus critiques afin d'estimer ensuite les possibilités d'accouchement en fonction de la taille du fœtus.

Selon les résultats, une césarienne peut être décidée. Mais si l'équipe médicale juge que l'accouchement par voie naturelle reste possible, il sera tenté, avec une surveillance particulière lors de l'épreuve du travail. Tout peut en effet se jouer à quelques millimètres près, susceptibles d'être « gagnés » le jour J sous l'action des contractions utérines et des micromouvements des articulations iliaques. On propose d'ailleurs de plus en plus aux femmes d'accoucher dans des positions autres qu'allongées sur le dos, et de ne pas rester totalement immobiles de façon à mobiliser légèrement le bassin pour faciliter le processus.

Comme vous avez de grands pieds ! C'est pour mieux accoucher ?

On l'a vu, un petit bassin n'est donc pas une fatalité et ne doit pas empêcher les femmes de plonger dans le grand bain de la maternité ! En outre, il ne faut pas trop se fier à la taille des hanches. Certes, une femme ayant un bassin particulièrement large a probablement des hanches larges, et inversement. Mais les sages-femmes expérimentées savent que la taille et la pointure sont une méthode d'estimation bien meilleure !

Les femmes n'en ont que trop conscience : la largeur des hanches varie en fonction de l'épaisseur de graisse qui les recouvre ! Elle ne constitue donc pas un indice très fiable. En revanche, la taille et la pointure reflètent mieux les dimensions du squelette. Le *Guide de surveillance de la grossesse*[1] est formel : une femme chaussant du 38 ou plus et mesurant au moins 1,65 m a 95 % de chance de posséder un bassin normal.

En conclusion, tous les chemins mènent à la naissance, le plus souvent par les voies naturelles. Mais avant de prendre des paris sur le déroulement de l'accouchement, mieux vaut baisser les yeux pour observer ses pieds que de détailler les hanches. De quoi, pour une fois, se retrouver sur un pied d'égalité avec les top models !

---

1. Élaboré notamment par le Collège national des gynécologues et obstétriciens français et la Fédération nationale des associations de sages-femmes.

ON NE PEUT PAS TOMBER ENCEINTE QUAND ON ALLAITE

Vrai en partie. Mais ne pas trop s'y fier !

Que n'a-t-on pas déjà dit sur l'allaitement maternel ? Ses nombreux bénéfices ne sont plus à démontrer, ses qualités nutritionnelles, son efficacité sur la prévention des infections et des allergies dans certaines conditions étant connues. Ce n'est d'ailleurs pas un hasard si on trouve des recommandations médicales sur sa durée dans des textes datant de 3 000 avant J.-C. ! En Égypte et chez les Hébreux, on recommandait même des allaitements longs de 3 ans. En Inde, les conseils étaient plus élaborés : entre 1500 et 800 avant J.-C., on y prônait un allaitement exclusif, suivi d'un allaitement complété jusqu'à 2 ans, puis d'un sevrage progressif. Aujourd'hui, l'information sur l'allaitement maternel continue d'abonder, mais à la différence des textes anciens, certains de ses défenseurs quasi militant mettent en avant ses vertus contraceptives. Mais qu'en est-il vraiment ?

Bébé ne veut pas de petit frère

Six à huit semaines après l'accouchement, les premières règles reviennent : on parle de retour de couche, qui diffère des saignements suivant l'accouchement. Ce retour indique que le cycle menstruel a repris, et l'ovulation avec lui. L'émission d'un ovule par l'ovaire, susceptible d'être fécondé lors d'un rapport sexuel, ayant lieu environ 14 jours avant les règles, la jeune maman est à nouveau fertile depuis 14 jours lorsque le retour de couche survient.

Celui-ci peut toutefois être freiné par l'allaitement. En effet, quand on allaite, la succion du bébé sur le sein stimule la lactation en déclenchant la libération d'une hormone, la prolactine.

Outre le déclenchement de la lactation, elle a d'autres effets, notamment le blocage de l'ovulation. Pour cela, le taux de prolactine doit être suffisamment important. Quand c'est le cas, on peut considérer que l'allaitement produit un effet contraceptif puisqu'il aboutit à l'arrêt de l'ovulation.

Allaitement à toute heure

Mais attention, stopper l'ovulation nécessite un taux très élevé de prolactine et survient dans des conditions très précises, comme le précise l'Anaes [1]. Cela suppose un allaitement exclusif, à la demande jour et nuit, et la persistance d'une aménorrhée (absence de règles). Dans ce cas seulement, le taux de grossesses observé pendant les six premiers mois d'allaitement est inférieur à 2 %.

Il ne faut pas pour autant se réjouir de cette méthode de contraception 100 % naturelle. En pratique, les conditions requises sont très difficiles à réunir, à moins que l'enfant ne reste jour et nuit auprès de sa mère et tète autant qu'il le désire. Ce mode d'allaitement, fréquent en Afrique, est fort rare en Occident : le bébé est plus facilement séparé de sa mère, même pour quelques heures, et l'espacement des tétées suffit à faire chuter le taux de prolactine. Une ovulation peut alors se produire, avec à la clé un risque de grossesse. La plupart des gynécologues conseillent donc une méthode contraceptive plus sûre – ce qui n'empêche évidemment pas d'allaiter ! Trois types de contraceptions peuvent être utilisés par les femmes allaitantes : les contraceptions locales (contraceptifs et spermicides, pas totalement efficaces néanmoins), les pilules progestatives microdosées, utilisables dès que les montées de lait sont apparues (attention, elles nécessitent une prise très régulière) et le stérilet, qui peut être posé quelques semaines après l'accouchement.

L'allaitement possède donc bien des propriétés contraceptives, mais dans des conditions tellement exigeantes pour la mère et l'enfant qu'il ne peut pas être considéré comme un moyen fiable. N'en déplaise aux farouches défenseurs de cette idée, ils vont devoir mettre de l'eau dans leur lait !

---

1. Agence nationale d'accréditation et d'évaluation en santé.

LES BÉBÉS NAISSENT À LA PLEINE LUNE

Faux. Mais si beau !

Que la femme enceinte qui n'a jamais consulté le calendrier lunaire à l'approche de son accouchement nous jette la première tétine ! Dès le début de la grossesse, la date présumée de son terme est estimée assez précisément et ressassée chaque fois que revient la sempiternelle question : « Alors, c'est pour quand ? » Mais l'heureux évènement arrivant, la date se transforme en sujet de débat où signes et croyances de toutes sortes se substituent aux prévisions médicales. Chacun y va de son commentaire, qu'il s'agisse de la « hauteur » du bébé (« Il est déjà bien bas, ça ne va pas tarder ») ou des bizarreries de comportement de la future maman (« Tu as fait les carreaux aujourd'hui ? Alors c'est pour demain ! »). En général, votre grand-mère annonce alors son verdict sans appel : « La pleine lune est dans cinq jours, ce sera cette nuit-là. » N'en déplaise à nos aïeules, ces différentes croyances se valent, dans la mesure où elles n'ont aucune valeur scientifique !

La lune influe sur l'océan, pas sur la mère !

Pour y voir plus clair à propos de la lune, commençons par évoquer les certitudes scientifiques la concernant. D'un point de vue physique, on sait que la lune est responsable des marées, du fait de la gravitation qu'elle exerce sur notre planète. Celle-ci est directement proportionnelle à la masse des éléments « attirés », ce qui explique que les mers fermées et de « relative » petite taille ne connaissent pratiquement pas de marées. Dès lors, on a peine à croire qu'une femme, même enceinte de neuf mois, présente une masse suffisante pour être à son tour soumise à cette force !

Il n'en reste pas moins que tous les services de maternité ont déjà connu des nuits particulièrement agitées coïncidant avec une pleine lune. Qui plus est, le cycle menstruel de la femme et le calendrier lunaire ont en commun des périodes de vingt-huit jours. Ces deux éléments contribuent sans doute à accréditer l'idée que la lune soit pourvoyeuse d'événements heureux, mais cela n'a jamais été véritablement démontré, en dépit d'innombrables études sur ce sujet. Plusieurs hypothèses ont été avancées afin d'expliquer l'éventuelle influence lunaire sur la grossesse : des variations de pressions atmosphériques influant sur l'organisme ou des variations cycliques de la lumière solaire retentissant sur le système neuroendocrinien, mais aucune n'a pu être prouvée avec certitude.

Malgré des millions de naissances étudiées, la lune reste dans le flou

En tout cas, le moins qu'on puisse dire est que la question de l'influence de la lune sur l'accouchement a fait couler beaucoup d'encre médicale ! Quantité d'enquêtes ont comparé le nombre de naissances spontanées au calendrier lunaire pendant une période donnée, sur un très grand nombre de naissances. Citons une étude américaine, menée de 1974 à 1978 sur 11 691 naissances en cinquante et un cycles lunaires ; une autre, française, portant sur près de 6 millions de naissances entre 1968 et 1974 ; d'autres encore, en Afrique et en Italie.

Les résultats de ces recherches étant très contradictoires, une seule certitude s'impose : si l'influence de la lune sur l'accouchement existe (ce qui n'est toujours pas certain), elle est sans commune mesure avec celle observée sur les marées. Alors que certaines études ont établi que le début du travail semblait plus fréquent pendant le dernier quartier et la pleine lune, d'autres ne signalent aucune différence significative. C'est notamment le cas de l'investigation la plus récente, publiée en mai 2005, portant sur 564 039 naissances : elle confirme l'absence d'effet prévisible de la phase de la lune sur le déclenchement de l'accouchement.

Au final, le calcul du terme de la grossesse selon la date des dernières règles reste le moyen le plus sûr de connaître la date probable de l'accouchement. Pour une grossesse se déroulant de façon habituelle, le jour présumé est calculé en ajoutant 41 semaines à la date du début des dernières règles, soit une durée moyenne de 260 à 280 jours de grossesse. En pratique donc, si, à l'heure du petit déjeuner, les contractions se rapprochent, n'attendez pas le dernier croissant pour préparer votre valise... même si ce n'est pas encore la pleine lune !

Sources : Abell G.O., Greenspan B., « Human births and the phase of the moon », New England Journal of Medicine*, 11 janvier 1979 ; Arliss J.M., Kaplan E.N., Galvin S.L., « The effect of the lunar cycle on frequency of births and birth complications »,* Am J Obstet Gynecol*, mai 2005.*

IL FAUT SATISFAIRE LES ENVIES DES FEMMES ENCEINTES

Ni vrai ni faux. Mais on leur doit bien ça !

S'il est un sujet évoqué dans toute véritable conversation sur une grossesse, c'est bien les envies des femmes enceintes ! Au-delà du banal désir de fraises en plein hiver, qui ne pose plus vraiment de problème de nos jours, les desiderata parfois excentriques des femmes enceintes illustrent l'état de grâce dans lequel elles accomplissent le miracle de la procréation. Il leur confère un surcroît d'attentions bien légitime. La satisfaction de leurs envies, même les plus folles, est une forme d'hommage de leur entourage, prêt à tous les sacrifices pour contenter les futures mères. Merci donc aux épiceries ouvertes la nuit et aux maris attentionnés ! Pour autant, aux yeux de nombreux obstétriciens, ces envies appartiennent autant au domaine du folklore qu'à celui des « vrais symptômes » de la grossesse.

Réalité hormonale ou alibi de capricieuse ?

Tous les médecins gardent en mémoire le mépris affiché par leur professeur d'obstétrique pour ces prétendues envies subites, plutôt décrites comme des caprices du comportement sans justification médicale. Le sous-entendu était clair : il s'agissait là d'une croyance populaire vulgaire dénuée de fondement et d'intérêt scientifique ! Certes, au plan strictement médical, la grossesse s'accompagne d'une multitude de transformations et de symptômes importants qu'il est autrement plus important de connaître pour garantir la bonne santé des mères et de leurs bébés. Il n'en reste pas moins qu'un grand nombre de femmes enceintes ressentent bel et bien des envies particulières, qui peuvent s'expliquer par les changements physiologiques qu'elles subissent.

Les parfumeurs ont décidément du nez !

Durant la grossesse, il se produit en effet de réelles métamorphoses du goût et de l'odorat, pouvant conduire au dégoût de certains aliments et de certaines odeurs au profit d'autres – pas seulement des fraises, d'ailleurs ! La raison la plus probable de ces altérations est l'action de la grande quantité d'hormones, en particulier des œstrogènes, sur l'olfaction. D'où une plus grande sensibilité de l'odorat, qui peut conduire à bouleverser les préférences habituelles des femmes. Les parfumeurs ont d'ailleurs flairé là un marché intéressant qui les a conduit à élaborer des fragrances spécialement pour les femmes enceintes !

Attendre un enfant provoque également des modifications psychologiques – toujours dues à de fortes concentrations hormonales – entraînant des répercussions sur les comportements alimentaires. Selon certaines théories, les envies alimentaires répondraient uniquement à un besoin instinctif de satisfaire les besoins nutritionnels de la grossesse, mais cela n'est pas toujours confirmé dans les faits. Un sondage Ipsos effectué en Grande-Bretagne sur 2 000 femmes enceintes a montré qu'un tiers d'entre elles ressentaient des envies compulsives et irrépressibles pour certains aliments – fruits rouges, chocolat, ou tranche de bacon par exemple –, dans des proportions allant bien au-delà des simples « besoins nutritionnels » !

Des envies dures à avaler

Qu'on se le dise, les envies sont donc fréquentes, réelles, et en partie explicables. Certaines ont en revanche du mal à trouver une justification précise tant elles sont surprenantes. Toujours en Grande-Bretagne, des femmes ont ainsi avoué désirer parfois des mets pour le moins inattendus : pain frotté à l'ail nappé de yaourt à la fraise, émincé de betterave sauce chocolat, olives farcies au lait caillé, crêpe fourrée aux granules de café lyophilisé et même glace chocolat aux pépites d'ananas... et de crevettes ! Évoquer la nationalité des femmes sondées serait pure médisance, bien sûr. Quant à l'explication médicale de ces réponses, elle demandera sans doute plusieurs décennies.

Du reste, la grossesse n'est pas la seule période de la vie où l'attirance pour des aliments bizarres se manifeste : une carence en fer peut entraîner un pica, dont nous avons déjà parlé. Vous savez, cette soudaine envie irrépressible de tomates, voire de poussière, de sable ou d'argile... Comme les femmes en âge de procréer sont les plus sujettes aux carences en fer, elles peuvent très bien cumuler les deux problèmes ! En France toutefois, les femmes enceintes étant normalement supplémentées en fer, le risque de pica appartient théoriquement au passé. Ce qui ne doit pas empêcher les futures papas de s'inquiéter si leur femme réclame un cocktail d'argile et de sable à l'apéritif !

Pour les désirs plus conventionnels, ne pas satisfaire ou contrarier une femme enceinte est certes un crime de goujaterie, mais ce n'est pas la seule raison qui pousse les conjoints attentionnés à combler la mère de *leur* futur enfant. Ce nouveau statut nimbe la femme d'une aura différente, un peu mystérieuse. Détentrice du futur trésor commun, elle mérite à ce titre des égards particuliers. Satisfaire l'envie de la reine (future) mère est donc l'occasion pour le père de participer concrètement et activement à l'aventure, d'accomplir en quelque sorte sa part de travail. Ne lui demandez pas la lune pour autant, elle ne vous fera de toute façon pas accoucher plus vite !

Des superstitions qui tachent

Autrefois, les envies avaient d'autant plus intérêt à être comblées qu'elles étaient interprétées comme l'annonce d'une menace pour l'enfant. Nos mères ou nos grand-mères ont ainsi pu entendre : « Il faut assouvir les envies de femmes enceintes sinon le bébé portera la tache des envies insatisfaites sur le corps », ou « Une femme enceinte sujettes à une envie de fruits ne doit pas se gratter quelque part en regardant les fruits qu'elle désire, sous peine de voir son enfant marqué à cet endroit d'une trace indélébile de même couleur, forme et taille que le fruit convoité. » Futures mamans, rassurez-vous : votre bambin ne risque rien, même si vous vous êtes gratté le sourcil gauche hier en rêvant de pastèque ! Cette superstition poussiéreuse concerne les angiomes, des malformations vasculaires responsables de taches rouges plus ou moins importantes, que l'on peut maintenant traiter. Par leur aspect et leur couleur, elles peuvent parfois ressembler vaguement à un fruit rouge, mais n'ont bien sûr rien à voir avec les comportements alimentaires de la mère !

Le stress : un ennemi à envoyer aux fraises

Plus sérieusement, si nous n'avons pas trouvé d'étude scientifique sur le danger de ne pas satisfaire les desiderata des futures parturientes, il en existe en revanche sur le stress pendant la grossesse. Il semble, d'après certaines études, que plus une femme est stressée, plus son enfant risque d'être sujet à des troubles du comportement comme l'hyperactivité ou des déficits d'attention. Les importants stress en question n'incluaient pas les frustrations liées aux envies de la grossesse, mais ces enquêtes confortent l'idée qu'il faut choyer les futures mères !

Attention tout de même : s'accorder des plaisirs gourmands est une chose, prendre des risques une autre, même en cherchant à diminuer son stress. L'alcool et le tabac doivent rester bannis de ces envies et les bizarreries alimentaires, même sans danger, ne sauraient faire oublier les besoins nutritionnels de la grossesse qui reposent sur un équilibre alimentaire classique, sans trop d'abus.

Pour conclure, les femmes enceintes ont réellement des envies et des dégoûts, qui peuvent s'expliquer par leur état physiologique. Ces envies étant en général compatibles avec un bon déroulement de la grossesse, autant les satisfaire ! Exception faite des produits toxiques comme le tabac ou l'alcool, les abus – occasionnels ! – de fraise ou de chocolat ne sont en rien dangereux, et ne feront que contribuer au cocon d'affection dont on aime entourer les futures mamans.

POUR AVOIR UNE FILLE, IL FAUT MANGER DES ŒUFS

Faux. On nous ferait gober n'importe quoi !

Nos ancêtres, qui n'envisageaient pas de fonder une famille sans héritier, ne manquaient pas d'imagination pour influencer dame Nature. Du temps d'Aristote, on pensait que le côté droit engendrait des garçons et le gauche des filles... d'où de nombreuses théories conseillant à l'homme de se pincer le testicule gauche au moment du rapport pour donner naissance à un mâle, et à la femme, de s'allonger aussitôt après sur le côté droit. Nous vous laissons juger l'aspect pratique de ses recommandations farfelues... On prétendait aussi qu'avoir un rapport lorsque le vent du Nord soufflait favorisait l'arrivée des garçons, celui du Sud étant favorable aux filles. Et nos ancêtres croyaient dur comme fer à ces techniques ! Bien évidemment, aucun argument scientifique n'est jamais venu leur donner raison. Ce qui n'empêche pas toutes sortes d'idées reçues de perdurer, à commencer par celle qui prétend que manger des œufs pendant la grossesse permet d'avoir une fille. Une nouvelle absurdité à étouffer dans l'œuf !

La faute aux vers

Le pincement testiculaire et l'observation de la girouette ont peu à peu cédé leur place à d'autres méthodes, notamment celle du régime alimentaire. On la doit à de petits vers marins, ou plus exactement à leur observation, dans les années 1930, par un biologiste allemand dénommé Curt Herbst. Ayant remarqué que la composition minérale du milieu aquatique influençait la naissance de vers mâles ou femelles, ce biologiste a essayé d'en savoir plus, bientôt imité par d'autres chercheurs dans les années 1960. Leurs enquêtes les ont conduits à conclure qu'une alimentation riche en calcium et en magnésium favorisait la naissance de bébés filles alors qu'une autre, plus fournie en sodium et en potassium, aidait à la venue au monde de bébés garçons. Quant à une alimentation équilibrée, elle permettait autant d'enfants des deux sexes.

Pourtant, quelques décennies plus tard, ces recherches n'ont toujours pas été étayées. Les scientifiques restent incapables d'expliquer comment ces minéraux agissent – si jamais ils agissent. Certains chercheurs avancent l'hypothèse que changer ses habitudes alimentaires modifie les sécrétions vaginales, favorisant ainsi la motilité des spermatozoïdes X (ceux qui donnent naissance à des filles) ou Y (pour des garçons) en fonction du régime suivi. Aux dires de médecins français et canadiens s'étant intéressés à cette théorie, le taux de réussite de cette méthode avoisinerait 80 % en cas de régimes bien suivis. Le seul problème réside dans le petit nombre de femmes (60 à 260) impliquées dans leurs expériences, qui n'ont donc aucune valeur scientifique.

Une méthode qui semble bien rodée...

Le principe de fonctionnement est simple : la future maman est invitée à suivre le plus sérieusement possible un régime « fille » ou « garçon » selon son désir, au moins deux mois avant l'arrêt de sa contraception, ce régime devant être conservé jusqu'à la survenue d'une grossesse. Au-delà, inutile de continuer parce qu'une fois l'œuf fécondé, le sexe du futur bébé est déterminé.

Pour espérer accoucher d'un garçon, la future mère est censée suivre un régime salé. Les aliments recommandés sont riches en sel et en potassium : viandes et poissons séchés ou fumés, charcuterie, pommes de terre, lentilles, haricots blancs, avocats, bananes, pommes, poires, abricots, fruits secs, eaux contenant les minéraux adaptés... En toute logique, les aliments prescrits pour mettre au monde une fille sont bannis.

La réciproque étant vraie, ces derniers doivent être non salés et contenir beaucoup de calcium et de magnésium. Le choix se portera donc sur le lait et les produits laitiers, les poissons et les viandes fraîches en quantité modérée, les jaunes d'œufs, les légumes verts, les pâtes, le riz, la semoule, les framboises, les fraises, les kiwis, les agrumes, les raisins, et les autres eaux minérales.

... mais une mauvaise idée pour tout le monde !

Sur le papier, ces régimes semblent aisés à mettre en œuvre et les 80 % de réussite promis par les chercheurs français et canadiens ont de quoi motiver ceux qui veulent forcer le destin. Le gros souci est que l'efficacité d'une telle méthode n'est pas prouvée, mais surtout que les modes d'alimentation préconisés sont déséquilibrés. Lorsqu'ils durent deux mois, le risque est minime, mais combien de femmes sont enceintes dès l'arrêt de leur contraception ? Il faut compter six mois, en moyenne, pour attendre un heureux évènement. Or six mois d'un régime hyper-salé, pour qui veut un garçon, ne sont pas anodins pour une personne ayant tendance à l'hypertension !

C'est pourquoi beaucoup de médecins déconseillent de suivre quelque régime que ce soit avant une grossesse, l'important étant d'avoir un bébé en bonne santé ! D'autant que fille ou garçon, élever un enfant est une aventure merveilleuse... qui ne manque pas de sel !

IL FAUT MANGER POUR DEUX PENDANT LA GROSSESSE

Doublement faux !

La foi en cette affirmation ancienne constitue un bon exemple de croyance devenue obsolète avec l'amélioration des conditions de vie. Elle peut à la limite servir d'excuse aux plus gourmandes, mais guère plus ! En effet, nul n'oserait comparer la nourriture d'une femme enceinte d'aujourd'hui avec celle d'une malheureuse paysanne du Moyen Âge ! Autrefois, cette dernière pouvait doubler ses apports habituels parce qu'elle connaissait plus souvent la famine que la suralimentation. Ses repas étaient essentiellement composés de pain et de céréales (blé, orge), de fèves, d'œufs, parfois de lard. Le gibier et la viande, quant à eux, étaient plutôt réservés aux seigneurs et le poisson, rare, se consommait salé et séché. Le repas était en outre accompagné de vin – ou plutôt de piquette – mélangé à de l'eau ou de cervoise (une sorte de bière). Ne parlons pas des fruits frais : ils était alors considérés comme superflus. De quoi faire frémir les obstétriciens !

Manger mieux

Aujourd'hui, une grossesse ne nécessite pas de changer ses habitudes alimentaires, du moins si on fait partie de celles qui privilégient la qualité à la quantité. Plus que jamais, on doit manger équilibré en respectant le fameux principe « un peu de tout, de tout un peu ». À ce régime, entre le placenta, le liquide amniotique, l'augmentation du volume des seins, de l'utérus et de la masse sanguine, les réserves de graisses et bien sûr le bébé, la future maman prend en moyenne 12 kg au cours de ses neuf mois de grossesse. C'est largement suffisant pour couvrir les besoins de la mère et de son bout de chou, alors inutile de faire du zèle...

Vitamine B9 et fer en prime

Il faut toutefois se méfier des possibles carences : au moins 15 % de la population adulte – femmes enceintes comprises – manquent de vitamine B9, encore appelée acide folique. Or cette vitamine est primordiale puisqu'elle intervient dans la multiplication cellulaire. Pour pallier cette insuffisance, les nutritionnistes recommandent de consommer – dès l'arrêt de la contraception – davantage d'aliments riches en vitamine B9 comme les agrumes, les salades, les légumes verts, le maïs, les céréales complètes, les œufs et les fromages fermentés. On peut aussi prescrire de la vitamine B9 en supplément alimentaire.

La carence en fer est également fréquente : en fin de grossesse, un tiers des futures mamans connaîtraient une anémie ! Rien d'étonnant à cela puisque ce précieux minéral intervient dans le développement du placenta et participe à la formation de la masse sanguine du futur bébé. Là encore, il est conseillé de consommer régulièrement les aliments qui apportent le plus de fer : viandes, poissons et légumes verts, en sachant que celui d'origine animale est mieux assimilé que le fer d'origine végétale. Petite astuce : la vitamine C facilitant l'absorption du fer, mettre un filet de citron sur ses légumes permet d'en tirer le maximum de bénéfice ! En revanche, pas de chance pour les gourmandes accros au chocolat : il n'est pas recommandé d'en manger davantage pendant une grossesse, à moins de tenir à tout prix à prendre des kilos superflus...

Pas d'aliments crus

Outre le problème des éventuelles carences, les femmes enceintes doivent éviter de contracter la listériose. Due à la bactérie baptisée *Listeria monocytogenes*, cette affection touche environ trois cents personnes chaque année. En l'absence de traitement antibiotique, la contamination de la future maman peut entraîner une fausse couche, un accouchement prématuré, voire une infection grave à la naissance ou la mort in utero. C'est d'ailleurs l'une des raisons pour lesquelles toute femme enceinte doit consulter rapidement en cas de fièvre.

Pour éviter de contracter cette infection, il convient de fuir les plats à risque comme le fromage au lait cru, les charcuteries, les poissons fumés et les coquillages crus. Surtout lorsque l'on mange hors de chez soi puisqu'on n'a alors aucune idée de l'hygiène qui règne dans les cuisines ! Par ailleurs, la bactérie résistant au froid – y compris à la congélation –, mais pas à la chaleur, mieux vaut privilégier les plats bien cuits (à la vapeur, au four ou à la poêle) et bannir ceux consommés sans cuisson préalable genre steak tartare. Attention aussi au four à micro-ondes, ce type de cuisson ne stérilisant pas les aliments : le four provoque simplement l'agitation et l'échauffement des particules qui les composent.

Les femmes enceintes non immunisées contre la toxoplasmose doivent en outre prendre des précautions, en particulier manger bien cuit pour empêcher le parasite, *Toxoplasma gondii*, de nuire au fœtus. Il risque en effet de provoquer malformations fœtales cérébrales et lésions oculaires.

Plutôt que de manger pour deux, les futures mamans doivent donc surveiller ce qu'elles consomment. Ce n'est pas très contraignant et cela ne dure qu'un temps : après la grossesse, elles peuvent à nouveau se « jeter » sur un carpaccio ou des sushis si bon leur semble ! Tout en gardant à l'esprit qu'elles ont quelques kilos à perdre...

UNE GROSSESSE, UNE DENT DE PERDUE !

Faux... sans vouloir être incisives !

Il n'y a pas si longtemps régnaient des temps obscurs, où téléphones mobiles et SMS étaient inconnus et où, surtout, dentistes et femmes enceintes pensaient qu'il était dangereux de se faire soigner les dents ou, pire, de recourir à une anesthésie locale. Conséquence, beaucoup de futures mamans reportaient à plus tard leurs soins dentaires, croyant protéger leur bébé. En vérité, elles prenaient plutôt le risque de perdre une dent !

Pas d'excuse pour éviter le dentiste

Soyons claires : aucune substance employée par le dentiste n'entraîne de risque de malformation pour le fœtus. Même les radiographies peuvent être pratiquées sans risque en portant un tablier de protection plombé sur le ventre. Il n'y a donc aucune raison de fuir le dentiste lorsqu'on souffre des dents, à moins d'apprécier particulièrement les abcès. Le vrai risque est alors que la femme enceinte s'auto-médique avec des substances non dénuées de danger. Il existe notamment une possibilité de saignement en cas de prise d'aspirine, contre-indiquée au dernier trimestre de la grossesse, et de jaunissement irréversible des dents du futur bébé en cas d'absorption d'antibiotiques de la famille des tétracyclines... Vous ignorez que ce c'est ? Raison de plus pour ne pas vous automédiquer !

Fœtus innocent

Autre croyance erronée à l'origine de ce dicton : le fœtus ayant des besoins importants en calcium pour la formation de son squelette, on a prétendu qu'il « pompait » littéralement le calcium de sa mère, à commencer par celui de ses quenottes ! Évidemment, il n'en est rien : l'émail dentaire, inerte, n'a aucun lien avec la circulation sanguine de la mère et du fœtus. Par ailleurs, une alimentation équilibrée suffit à couvrir les besoins du futur bébé. En revanche, un reflux gastrique nocturne, fréquent pendant la grossesse, pourrait selon certains praticiens favoriser le développement de caries s'il est important.

Saignements réversibles

Enfin, si la grossesse ne provoque ni déchaussement, ni décalcifications dentaires, l'influence des hormones peut facilement faire saigner les gencives lors du brossage, et les rendre plus sensibles. Cette petite gingivite disparaît généralement après l'accouchement et ne pose guère de problème.

Attention toutefois à ne pas confondre ce saignement banal avec une authentique infection. Cela arrive parfois quand la future maman, victime d'une envie de sucré, se met à grignoter davantage entre les repas et néglige son hygiène dentaire. Dans ce cas, une infection des dents ou de leur tissu de soutien peut survenir. Elle n'est pas anodine : une étude américaine réalisée en 1996 et portant sur 250 000 enfants nés avant terme a montré qu'une infection parodontale était en cause dans 18 % des cas, soit presque une fois sur cinq ! Voilà une énième raison de consulter son dentiste en cas de doute. Il serait dommage de ne pas accueillir bébé avec votre plus beau sourire !

Source : Chambre Syndicale Dentaire.

IL FAUT ARRÊTER LA PILULE PAR MOMENTS POUR DÉSINTOXIQUER L'ORGANISME

Faux. Et aussi inefficace qu'Ogino !

Voici la contrevérité idéale pour tomber enceinte ! Arrêter la pilule par moments est le moyen le plus sûr d'y parvenir. En outre, cesser le traitement sans raison est d'autant moins recommandé qu'une pilule n'« intoxique » pas l'organisme. Certaines études ont même montré qu'elle protégeait la femme de diverses affections gynécologiques (endométriose, kystes de l'ovaire) et diminuait le risque de cancer de l'ovaire, exception faite des personnes génétiquement prédisposées[1]. Une récente enquête, menée par des chercheurs de l'Unité Inserm 569 en collaboration avec le CHU de Clermont-Ferrand, a établi que les grossesses extra-utérines avaient augmenté de 17 % en l'espace de 10 ans (entre 1992 et 2002) chez les femmes n'utilisant pas de contraception, donc pas de pilule. Un argument de plus en faveur de cette dernière ! Dès lors, il faut vraiment être de mauvaise foi pour vouloir nous faire avaler l'idée des pauses dans le traitement contraceptif.

À chaque femme sa pilule

Depuis 1967, date de légalisation de la pilule, les progrès accomplis ont permis d'en diminuer sensiblement les effets secondaires, à efficacité égale. Aujourd'hui, le choix est vaste. Les pilules combinées, les plus prescrites, associent œstrogène et progestérone (deux hormones féminines) à des dosages parfois variables au cours du cycle comme c'est le cas des pilules bi et

1. Elles portent une anomalie des gènes BRCA1 et BRAC2.

tri-phasiques. Par rapport aux pilules des années 1970, les dosages ont été divisés par 4 ou 6, entraînant moins de nausées et moins de maux de tête. Cela dit, il reste possible de simuler une migraine en cas de besoin...

Oublis trop fréquents

Selon un sondage réalisé en 2002, 92 % des femmes interrogées disent oublier assez régulièrement de prendre leur pilule, les 30-35 ans étant plus tête en l'air que les jeunes. Conséquence, chaque année en France, quelque 220 000 avortements sont pratiqués, la plupart suite à un oubli de pilule. Pour éviter d'en arriver là, les laboratoires ont imaginé des plaquettes de vingt-huit comprimés à avaler sans interruption – les derniers comprimés ne contenant pas de principe actif –, ou encore une carte qui sonne chaque jour lorsqu'il est l'heure de prendre sa pilule. Les plus étourdies apprécieront ce rappel à l'ordre !

En pratique, les pilules combinées sont efficaces dès la première plaquette. À condition de bien commencer le premier jour des règles : le risque de grossesse est plus élevé lorsque l'oubli survient dans les sept jours qui suivent la prise initiale. Une négligence passagère n'est cependant pas dramatique, si l'on s'en aperçoit moins de 12 heures après l'heure normale de la prise. Il suffit de prendre la pilule oubliée dès que possible, puis la suivante à l'heure habituelle et sans décalage. Idem si la femme a vomi dans les 2-3 heures suivant la prise de son contraceptif. Mais attention : au-delà de 12 heures, elle doit estimer qu'elle n'est plus protégée depuis cinq jours. En cas de rapport sexuel dans ce laps de temps, il faut prendre la pilule du lendemain le plus tôt possible [1] et utiliser un second moyen contraceptif jusqu'à la fin de la plaquette. Enfin, si l'on « saute » un des sept derniers comprimés, il convient d'enchaîner avec la plaquette suivante sans faire une semaine de pause. En résumé, le plus simple reste encore de prendre son traitement à l'heure dite ! Ce n'est pas toujours facile, mais cela permet de profiter de ses effets bénéfiques tout en évitant des calculs compliqués.

Pilules à tout faire (sauf des enfants !)

Outre leurs propriétés contraceptives, certaines pilules combinées ont une action antiacnéique et d'autres, un effet diurétique

1. Un comprimé de Norlevo, disponible sans ordonnance en pharmacie.

utile contre la rétention d'eau. Une nouvelle pilule venue des États-Unis, qui se prend quatre-vingt-quatre jours d'affilée, suivis de sept jours d'interruption, devrait permettre d'avoir ses règles seulement tous les trois mois. En attendant, les femmes qui le souhaitent peuvent déjà enchaîner deux ou trois plaquettes, à condition de prendre une pilule où tous les comprimés sont au même dosage, ce qui n'est pas le cas des bi et des triphasiques. Il faut donc toujours se renseigner auprès du médecin qui a prescrit la contraception. Les sportives de haut niveau le font volontiers pour éviter d'être gênées par leurs règles en période de compétition.

Copies conformes

Certaines pilules existent en version générique, laquelle possède le même principe actif que la pilule d'origine et doit satisfaire aux mêmes critères de qualité, de sécurité et de contrôle que n'importe quel médicament. En effet, lorsque le brevet d'un principe actif tombe dans le domaine public (après 20 ans d'exploitation), il peut être copié par d'autres laboratoires. Ces derniers n'ayant pas eu à supporter les frais de recherche, le prix de revient du générique est moindre, d'où des tarifs jusqu'à 30 % moins élevés pour des effets identiques. Une option à ne pas oublier !

Sans œstrogène

Les micropilules représentent une alternative aux pilules combinées en cas d'intolérance aux œstrogènes : trop de cholestérol, tension mammaire, etc. À base de progestérone, elles ne bloquent pas l'ovulation, mais modifient la glaire cervicale et les parois de l'utérus afin d'empêcher l'ascension des spermatozoïdes et la nidation de l'œuf. Attention, pour être efficaces, ces pilules doivent impérativement être prises chaque jour à la même heure. En cas de retard dans la prise, la femme doit donc considérer qu'elle n'est plus protégée.

Quant aux macropilules progestatives à prendre du 5e au 25e jour du cycle, elles sont plutôt réservées aux femmes en période de préménopause, à celles qui ont des fibromes, une endométriose ou certaines pathologies des seins, etc. En cas de retard de prise, il faut agir comme pour une pilule combinée.

La pilule du lendemain n'est pas une pilule contraceptive

Quelle que soit la pilule qu'elles adoptent, les femmes doivent se montrer vigilantes et ne pas prendre leur contraception à la légère, même depuis l'arrivée de la pilule du lendemain. Il s'agit d'une mesure d'urgence destinée à limiter les risques de grossesse après un rapport non protégé ou en cas d'échec de la contraception (préservatif déchiré, oubli de pilule, etc.) mais elle n'est pas efficace à 100 %. De plus, elle apporte des doses importantes d'hormones – l'équivalent de cinquante comprimés de Microval – et peut perturber le cycle en cas de prise répétée.

Pour des lendemains qui chantent, mieux vaut donc ne pas se tromper de pilule, ni interrompre le rythme des prises.

Sources : New England Journal of Medicine*, 26 juillet 2001, Human Reproduction Vol.19, N° 9, 2004, p. 2014-2018.*

LA PILULE TUE LE DÉSIR

Faux le plus souvent (et ça fait plutôt plaisir !)

Ce n'est pas un hasard si la libération de la femme a souvent été associée à l'arrivée de la pilule contraceptive, moins symbolique mais peut-être plus pragmatique que les soutiens-gorge brûlés des sixties. En offrant à la femme la possibilité de gérer ses grossesses comme elle l'entend, la pilule permet d'accéder à la sexualité de façon quasi permanente, les règles représentant encore – mais pas toujours – le seul frein. Selon une idée reçue, les petits comprimés salvateurs ont une fâcheuse tendance à endormir la libido. De quoi réveiller les ardents défenseurs de la vérité, tant cette croyance est injustifiée.

Ça aide

La pilule permet de régulariser les cycles, donc de prévoir la date des prochaines règles : pratique lorsqu'on veut organiser à l'avance un week-end en amoureux. Il est même possible de ne plus avoir de règles du tout, un rêve pour certaines femmes peu attachées à ce symbole de leur féminité. Chez d'autres, ennuyées par un syndrome prémenstruel, la pilule permet en outre d'atténuer les tensions mammaires et les douleurs pelviennes, peu propices aux rapports amoureux lors des quelques jours précédant les règles. Et les femmes gênées par des règles très abondantes voient leur flux diminuer sensiblement. Autant d'arguments susceptibles d'influencer positivement la libido !

Ça bloque

Quelques précisions s'imposent toutefois : la pilule supprime le pic hormonal ovulatoire, puisqu'il n'y a plus d'ovulation sous pilule. Pour le petit pourcentage de femmes – moins de 10 % – qui disent éprouver un désir sexuel très fort au moment de leur ovulation, la pilule agit donc de façon négative sur leurs envies coquines. Cependant, elle n'a aucune action sur la testostérone, l'hormone qui contrôle le désir chez l'homme et la femme.

Du fait de sa remarquable efficacité (100 % si elle est bien prise), la pilule libère complètement le couple du risque de grossesse non désirée. Mais chez certaines femmes, ne plus se sentir fertiles peut être plutôt une source de blocage. Autre gêne psychologique parfois retrouvée : les maladies sexuellement transmissibles, dont la pilule ne protège pas. Elle ne libère donc pas entièrement l'esprit, mis à part celui du couple stable et fidèle. Enfin, le fait d'avoir à prendre quotidiennement un comprimé de préférence à heure fixe peut être vécu comme une contrainte. Certaines ne manquent pas de souligner que c'est encore la femme qui doit la subir...

Ça gêne

Les hommes ne sont pas indifférents pour autant à la pilule. Le fait de s'en remettre entièrement à la femme pour la contraception peut gêner certains d'entre eux. De même, si l'homme veut un bébé mais pas la femme (ou inversement, nous nous garderons de faire des pronostics dans ce domaine), elle peut devenir une source de conflits ou de chantage entre eux. Enfin, le fait que la femme puisse avoir des rapports quand bon lui semble, sans période d'abstinence, peut faire peur en renvoyant l'homme à des exigences de qualité. Certains se sentent obligés d'être disponibles à n'importe quel moment, ce qui génère un stress parfois responsable de pannes sexuelles !

Dans certains contextes, la pilule peut donc entraîner une baisse du désir, chez l'homme comme chez la femme. Mais cela reste assez rare et ne doit pas effacer l'immense progrès qu'a constitué ce mode de contraception par rapport à la méthode Ogino et autre *coït interruptus*, aujourd'hui relégués au rang d'antiquités. Pour le plus grand plaisir de tous, hommes et femmes confondus.

LES FEMMES N'ONT PAS LE SENS DE L'ORIENTATION

Souvent vrai. Offrez-leur des GPS !

Nous le savons tous, le cerveau des femmes n'est pas organisé comme celui des hommes. Les innombrables discussions, polémiques et autres désaccords qui en résultent – au moment de lire une carte, par exemple – ont sans doute une origine historique. Autrefois, les hommes partaient à la chasse et devaient être capables de retrouver leur chemin après plusieurs jours de marche : leur sens de l'orientation se serait donc développé très tôt. De leur côté, les femmes restaient à proximité du campement pour s'occuper de la communauté. Tout au plus s'éloignaient-elles de quelques dizaines de mètres pour cueillir des baies. Leur sens de l'orientation n'étant pas sollicité outre mesure, il n'aurait guère évolué. En revanche, comme elles avaient pour rôle de veiller au bien-être de chacun, leur cerveau se serait organisé pour pouvoir assumer plusieurs tâches ménagères à la fois. Ce n'est bien-sûr plus utile aujourd'hui, les hommes participant activement à l'entretien de la maison – n'est-ce pas messieurs ? Reste qu'entre sens de l'organisation d'un côté et de l'orientation de l'autre, de réelles différences semblent perdurer.

Les chauffeurs de taxi en ont un gros (hippocampe) !

Afin de vérifier cette théorie, des chercheurs ont étudié l'imagerie cérébrale de rongeurs habitués à stocker leur nourriture dans différents endroits. Ils ont constaté une différence avec d'autres animaux aux habitudes plus sédentaires : ceux qui cachent leur provisions ici et là ont un centre des représentations spatiales, aussi appelé hippocampe, plus volumineux que les autres.

D'autres scientifiques se sont penchés sur le cerveau des chauffeurs de taxis londoniens, réputés pour leur sens aigu de l'orientation. Toujours grâce à l'imagerie, ils ont établi que le volume de hippocampe était proportionnel à l'expérience et aux années d'ancienneté du chauffeur ! Savoir s'orienter dans l'espace serait donc bien une faculté acquise, non un don inné. Les femmes, a priori moins bien loties que les hommes sur ce point, peuvent donc corriger ce désavantage en s'entraînant régulièrement. Il n'y a donc pas de fatalité dans ce domaine. Gageons que les hommes aussi peuvent améliorer certains de leurs points faibles. Nous serions curieuses de suivre des études sur leur capacité à combler le retard accumulé en matière de tâches ménagères ! Bien évidemment, nous n'avons aucune idée de l'orientation que pourraient prendre les résultats...

Source : Proceedings of the National Academy of Sciences, mars 2000.

ON RATE LES MAYONNAISES À CAUSE DES RÈGLES

Faux. Idée à passer au batteur...

Autrefois, on pensait que les règles étaient du « mauvais sang » ou encore du « sang impur ». D'où l'idée que tout va mal lors de leur survenue : la mayonnaise ne monterait pas, les blancs en neige non plus. Quant aux cheveux, ils seraient alors impossibles à coiffer ! De quoi abreuver le sillon creusé par les nombreuses légendes héritées d'un passé où la science restait balbutiante. Il est temps de remettre un peu d'ordre dans ces histoires de règles.

Règles salvatrices

Les règles ne sont certes pas le meilleur moment de la vie d'une femme. Le syndrome prémenstruel touche par exemple 10 % d'entre elles. Il est caractérisé par une tension mammaire, un ballonnement de l'abdomen et une tension psychique, phénomènes qui disparaissent avec l'arrivée des règles.

Si les règles peuvent être source de gênes pour les femmes (douleurs du bas-ventre, carence en fer, etc.), elles les protègent aussi des effets de la plus fréquente des maladies génétiques : l'hémochromatose. Liée à une surcharge en fer de l'organisme, elle touche près de 200 000 personnes en France. Leur foie ne produit pas d'hepcidine, une hormone chargée de réguler l'absorption de fer par l'intestin. Lorsque celle-ci manque à l'appel, le fer est absorbé massivement et finit par envahir les tissus de l'organisme, causant de gros dégâts : cirrhose puis cancer du foie, diabète sévère, grave insuffisance cardiaque, rhumatismes destructeurs, décès prématuré autour de la cinquantaine. L'évolution de hémochromatose est plus lente chez les femmes que chez les hommes puisqu'elles perdent du fer, via leurs règles, tous les mois jusqu'à leur ménopause. Ce petit bénéfice est tout de même à prendre en compte, au moins autant que la réussite d'une mayonnaise !

LES FEMMES SONT NERVEUSES PENDANT LES RÈGLES

Vrai et faux. Ne nous énervez plus avec cette histoire !

Cette autre croyance tient également à l'idée, longtemps propagée par les médecins, que les règles seraient du « mauvais sang » qu'il importe de purger. On a appelé cette hypothèse la théorie de la pléthore. Hippocrate, le célèbre médecin grec, expliquait déjà, 400 ans avant J.-C., que « la femme est plus absorbante que l'homme. Elle se charge donc de plus de liquide, ce qui amène la rupture de l'équilibre et l'expulsion du surplus. » Or qui dit rupture de l'équilibre, dit nervosité ! N'en déplaise à Hippocrate, la femme n'est ni une baudruche, ni du papier essuie-tout double épaisseur. En revanche, il lui arrive d'être de mauvaise humeur comme tout le monde...

Souffrir ne rend pas aimable

Nous l'avons dit, la science a montré que les règles n'avaient aucun rapport avec du mauvais sang ou de quelconques impuretés. Être nerveuse pendant cette période n'a rien de systématique et, lorsque les règles n'entraînent aucun trouble, l'humeur de la femme est égale à elle-même. Le problème est différent si les règles sont sources de douleurs du bas-ventre, voire d'authentiques crises migraineuses (migraines dites cataméniales) : les femmes concernées peuvent alors devenir irritables, comme toute personne souffrante. Un homme qui se plaint de lombalgie, par exemple, ne se montre pas forcément d'une courtoisie à toute épreuve ! Par ailleurs, dans le syndrome prémenstruel, les modifications hormonales qui précèdent les règles peuvent entraîner des modifications de l'humeur, avec éventuellement une irritabilité passagère.

En outre, beaucoup de couples n'ont pas de rapports sexuels pendant les règles, bien que sur le plan médical, rien ne s'y oppose. Or ne dit-on pas que nombre de conflits se résolvent sur l'oreiller ? Quand cette solution s'avère momentanément impossible, les tensions entre l'homme et la femme se prolongent et les rendent tous deux plus nerveux.

Une absence angoissante

Sur le plan médical, et exception faite de la grossesse désirée, avoir des règles régulières est plutôt un signe rassurant pour une femme... et pour un homme qui ne souhaite pas que sa partenaire soit enceinte ! En revanche, lorsqu'elles cessent avant l'âge de la ménopause, les femmes ont de quoi s'en inquiéter. Plusieurs causes sont possibles : hormis une grossesse, il peut s'agir d'une affection endocrinienne, d'une anorexie mentale, etc., soit des pathologies sources d'anxiété. Ne pas avoir de règles apparaît donc bien plus stressant que d'en avoir. Qu'on se le dise : elles peuvent être une source de gêne, mais aussi rendre zen !

LES FEMMES QUI VIVENT EN COMMUNAUTÉ ONT LEURS RÈGLES EN MÊME TEMPS

Faux. Chacune son cycle !

Cette idée reçue n'est pas très éloignée du comportement de certains goujats à l'instinct de primate : elle confond la femme avec la femelle dans le règne animal ! Chez les mammifères vivant en société, il est vrai que les femelles ont leurs chaleurs à la même période, laquelle coïncide avec le moment idéal pour la gestation et la naissance des petits. Généralement, il s'agit d'une saison où la nourriture abonde. Mais la vie en communauté n'a pas de réelle influence : ce sont plutôt la durée d'ensoleillement, la température extérieure, etc., qui jouent sur les sécrétions hormonales des louves, des lionnes ou des éléphantes. Les femelles qui partagent les même conditions de vie auront donc logiquement leurs chaleurs au même moment. Rien à voir avec les femmes, chez qui les règles sont cycliques.

La femme n'est pas une femelle comme les autres

Contrairement aux autres mammifères chez qui les chaleurs annoncent une période de fécondité, les règles de la femme sont plutôt synonymes d'infertilité, même si des grossesses peuvent en théorie survenir. De plus, les chaleurs se produisent une ou deux fois par an jusqu'à la fin de la vie de l'animal, alors que les règles surviennent tous les mois et cessent à la ménopause. Du fait de leur régularité, il n'y a aucune raison scientifique pour qu'elles se produisent simultanément sous prétexte que plusieurs jeunes femmes cohabitent. Des sœurs ou des colocataires n'ont évidemment pas obligatoirement leurs règles en même temps !

L'homme aussi a son cycle !

Contrairement à ce qu'on pourrait croire, les femmes ne sont pas les seules à présenter un cycle. Chez les hommes, la formation des spermatozoïdes, appelée spermatogénèse, obéit à un cycle d'environ soixante-quatorze jours et se fait en continu. À titre comparatif, c'est plus que le cycle spermatogénique de la souris qui est de vingt-six jours, ou que celui du rat qui en fait quarante. Comme l'homme produit en permanence des spermatozoïdes à différentes phases de leur maturation, c'est finalement lui qui a un cycle commun avec les autres hommes ! Décidément, ils ne pensent vraiment tous qu'à ça...

IL NE FAUT PAS FAIRE DE COLORATION DE CHEVEUX PENDANT LES RÈGLES

Faux. La date de vos règles ne regarde pas le coiffeur !

Voici encore une croyance qui ne mérite pas qu'on se fasse un sang d'encre ! Nous avons déjà évoqué les modifications hormonales qui provoquent les règles, notamment l'effondrement du taux de progestérone en l'absence de grossesse. Mais qu'on se rassure : les cheveux ne sont presque pas sensibles à cette hormone. Le cheveu en lui-même est une annexe cutanée non vascularisée. La sang n'y circule pas, il ne subit donc pas de fluctuations hormonales, même pendant les règles. En revanche, en période prémenstruelle, la peau peut être victime de réactions inflammatoires facilitées par les modifications hormonales. Certaines manifestations cutanées – urticaire ou eczéma par exemple – peuvent alors être amplifiées. Dans ce cas, des produits irritants comme les colorants capillaires risquent d'être moins bien tolérés, sans que l'on puisse pour autant parler de réelle contre-indication.

Tempête (hormonale) sur le crâne

Lors de la ménopause, le problème est différent dans la mesure où les hormones féminines disparaissent : il se crée alors un déséquilibre par rapport au taux d'androgènes – hormones mâles présentes en petite quantité chez la femme – qui, lui, ne chute pas. Chez les femmes dotées d'une sensibilité excessive du cuir chevelu aux androgènes, ce déséquilibre se traduit par une chute des cheveux, ceux qui restent s'avérant plus fins et plus fragiles. Dès lors, des colorations régulières avec des produits chimiques parfois aggressifs peuvent aggraver la chute. Mais dans ce cas, les règles en elles-mêmes ne sont pas en cause.

Technicolor à risque

De fait, le problème n'est pas tant de faire une coloration pendant ou en dehors des règles : la vraie question est de se demander si on supporte les produits utilisés ! Les jeunes filles se mettent de plus en plus tôt à colorer leurs cheveux, multipliant ainsi les colorations, ce qui augmente les risques d'installation de réactions allergiques auxquelles les règles ne changeront rien. Une étude avait en outre évoqué, il y a quelques années, l'aggravation du risque de cancers de la vessie chez les utilisatrices de teintures capillaires. Cette hypothèse n'est pas confirmée par les dernières publications, mais certaines femmes préfèrent appliquer le principe de précaution en abandonnant définitivement les « couleurs ».

Les produits d'aujourd'hui sont en tout cas beaucoup moins dangereux qu'autrefois. Égyptiennes, Grecques et Romaines utilisaient déjà des substances végétales, ainsi que des sels métalliques dont le nitrate d'argent – ce qui est plus gênant –, pour nuancer la couleur de leurs cheveux. Elles risquaient alors un argyrisme caractérisé par une coloration bleu-gris métallique de la peau – principalement des mains, du visage –, des conjonctives de l'œil, sans parler des difficultés à respirer, des palpitations et des œdèmes. Comme recette de beauté, on peut trouver mieux !

Source : International Journal of Cancer*, 2001 :* JAMA, *mai 2005.*

Quatrième partie

LA SANTÉ AU MASCULIN

« Un homme averti en vaut deux »

ON A L'ÂGE DE SES ARTÈRES !

Vrai et faux. Idée largement en circulation !

« Un peintre a l'âge de ses tableaux. Un poète a l'âge de ses poèmes. Un scénariste a l'âge de ses films. Seuls les imbéciles ont l'âge de leurs artères ! », disait Henri Jeanson, coscénariste de *Fanfan la Tulipe*, *La Vache et le Prisonnier*, etc. L'idée reçue, elle, ne date pas d'hier...

Le temps ne fait pas tout à l'affaire

Avoir l'âge de ses artères, c'est accepter l'idée que l'on vieillit inexorablement au fil des ans. Certes, avec les années, l'ensemble des organes se fragilise et nos artères perdent leur élasticité – un phénomène appelé artériosclérose –, mais le temps n'est pas le seul coupable. D'autres données, sur lesquelles il est possible d'agir, entrent en compte. Tabac, excès de mauvais cholestérol, diabète et hypertension artérielle constituent par exemple des facteurs de vieillissement prématurés bien plus redoutables qui l'âge, car ils font le lit de dépôts graisseux (baptisés athérosclérose), au risque de boucher nos précieux vaisseaux. L'hérédité joue également un rôle, tout comme notre mode de vie : en effet, le stress favorise l'hypertension artérielle, tandis que la sédentarité diminue la résistance des artères aux agressions auxquelles elles sont soumises.

Coup de jeune aux artères

La prise en charge d'une athérosclérose repose avant tout sur un changement durable dans nos mauvaises habitudes. Outre l'arrêt du tabac et le suivi d'un régime alimentaire équilibré, la reprise d'une activité physique régulière est indispensable parce qu'elle permet de gagner sur tous les tableaux. Au cours d'un exercice physique, les artères périphériques se dilatent, ce qui facilite le travail du cœur et permet d'abaisser d'un point au moins la pression artérielle systolique (mesurée lorsque le cœur se contracte), sans compter la diminution de la pression artérielle nocturne.

Avoir une activité physique régulière augmente également la sensibilité de l'organisme à l'insuline, d'où un moindre risque de diabète. Le sport mobilise eu outre les acides gras de l'organisme et favorise la production de bon cholestérol. Enfin, il augmente les dépenses caloriques et diminue le risque de surpoids.

Tout bénéfice !

Hypertension, diabète, hypercholestérolémie et surpoids étant des facteurs de risque majeurs, l'activité physique est finalement un excellent moyen – simple et peu coûteux – de prévenir la mortalité cardiovasculaire, première cause de décès dans notre pays. Les chiffres le prouvent : une demi-heure d'exercice au quotidien diminue de 35 % le risque d'accident coronaire (angine de poitrine ou infarctus). Le bénéfice est donc réel, mais attention, il disparaît sous 24 heures si l'on ne poursuit pas ses efforts durant les jours, les mois et les années qui suivent. La régularité est capitale ! Pour un résultat optimal, on conseille une heure d'activité physique par jour, mais les résultats obtenus sont déjà intéressants avec 30 minutes. Pour savoir à quelle intensité travailler, il faut d'abord calculer sa fréquence cardiaque maximale. Nul besoin de sortir de Polytechnique pour cela : elle est tout simplement égale à 220 moins son âge. Pour un homme de 40 ans, elle est donc de 220-40 = 180. Ensuite, la fréquence cardiaque doit atteindre 60 % de cette fréquence maximale au cours des exercices physiques, soit 180 x 60 % = 108 pour notre jeune quadragénaire.

À ce titre, la marche rapide, le vélo, le jogging, la natation ou tout autre sport d'endurance sont intéressants. Et à défaut de pouvoir s'adonner à 30 minutes de sport d'affilée, deux fois 15 minutes ou trois fois 10 minutes font l'affaire. Bref, les personnes qui déclarent ne pas avoir le temps de se mettre au sport n'ont plus d'excuse : nul besoin donc de courir au marathon ou de soulever des haltères pour rajeunir ses artères !

LES SOUCIS FONT BLANCHIR LES CHEVEUX

Faux. Les soucis sont blanchis !

L'histoire raconte que Marie-Antoinette se serait fait des cheveux blancs en une nuit, la veille de son exécution. Pourtant, n'en déplaise aux professeurs des écoles qui perpétuent cette légende, c'est un beau mensonge sur le plan scientifique ! Les cheveux ne peuvent en effet perdre leur pigmentation dans la nuit. Ils blanchissent lorsqu'ils ne produisent plus de pigment. Comme ils poussent assez lentement – 1 à 1,5 centimètres par mois –, une personne dont les cheveux mesurent 20 centimètres de long a au minimum 13 mois devant elle avant qu'ils ne deviennent tout blancs. On est loin du blanchiment express de Marie-Antoinette ! Mais la légende qui l'entoure a peut-être une autre explication.

Caprices de la nature

Il est possible qu'une très forte émotion produise un pic de sécrétion hormonale, susceptible de faire tomber beaucoup de cheveux simultanément. Ce phénomène d'alopécie brutale touche moins les cheveux blancs. Ils seraient donc les seuls ou presque à rester sur la tête, donnant l'impression que la chevelure a blanchi en un clin d'œil.

Mais le phénomène inverse est aussi possible. Ainsi, certaines personnes soignées pour un cancer – en l'occurrence une leucémie myéloïde chronique – et recevant un inhibiteur de la tyrosine-kinase ont eu la surprise de voir leurs cheveux blancs retrouver leur pigmentation d'origine sous l'effet du traitement. Un effet secondaire plutôt apprécié pour une fois. Pas question pour autant de prendre un traitement anticancéreux dans le seul but de colorer ses cheveux ! Ses effets peuvent être lourd à supporter, à la différences des produits de coloration. Mais attention, ces derniers ne sont pas totalement anodins pour autant.

Colorants pas tout à fait « blancs comme neige »

Aux États-Unis, une association de consommatrices s'est récemment inquiétée de la présence d'ingrédients chimiques malvenus dans la composition de ces teintures. Le fait n'est pas nouveau : en 2001, l'*International Journal of Cancer* publiait une étude affirmant que l'usage mensuel de certains colorants pour les cheveux doublait le nombre de cancers de la vessie. L'enquête était controversée en raison du nombre relativement restreint de patientes étudiées (897) pour une pathologie n'ayant qu'une incidence de 2 % chez la femme. Depuis, une méta-analyse a été publiée en mai 2005 dans le *JAMA*. Ce travail a étudié les données de soixante-dix-neuf travaux de recherches réalisés entre 1966 et 2005 afin d'évaluer l'implication éventuelle des colorations capillaires dans différents types de cancers, dont ceux de la vessie et du sein. Les résultats ne confirment pas ceux de 2001 : aucune augmentation significative du risque n'a été associée à l'usage de teintures pour les cheveux. D'autres études sont en cours et à suivre de près, mais ces premiers résultats sont assez rassurants.

Il existe un risque mieux connu, concernant les colorations : celui d'allergie de contact, le plus souvent due à un composant chimique commun à la plupart des teintures : la paraphénylène diamine. Cette allergie provoque une réaction très violente démarrant rapidement après l'application du produit, avec un eczéma du cuir chevelu, du front, de la nuque et des oreilles. Chaque nouvelle coloration occasionne une récidive encore plus violente. L'allergie peut même provoquer des répercussions générales. Il est dans ce cas impératif d'abandonner les colorations chimiques contenant de la paraphénylène diamine. Attention, la mode de tatouage estival « façon henné » proposé à des enfants sur les plages a été à l'origine de nombreuses allergies à cause de la présence de la même substance dans les produits.

Devant ses risques, faut-il se résoudre à voir les cheveux blancs gagner du terrain ? Non, rassurez-vous : il existe des solutions alternatives.

Le pouvoir des plantes

Le marché des colorations propose des produits naturels qu'apprécient certains consommateurs hostiles aux produits chimiques. Attention toutefois : les allergiques doivent rester méfiants. Ces teintures végétales restent peu connues parce que les laboratoires qui les commercialisent ne peuvent rivaliser avec les géants de la guerre médiatique, même s'ils le valent bien. Autre petit désavantage : elles s'estompent un peu plus vite, au bout de trois à quatre semaines. En contrepartie, leur tolérance est si bonne que certains services de cancérologie les recommandent à leurs patientes après une chimiothérapie.

Pour ceux ou celles qui ne souhaitent pas faire de coloration, une dernière alternative subsisterait : des lotions proposant d'apporter au cuir chevelu de quoi fabriquer son propre pigment. Attention dans ce cas à la présence de plomb, qui en interdit l'usage chez la femme enceinte et les enfants.

Quoi qu'il en soit, si tout ceci vous cause trop de soucis, rassurez-vous, vos cheveux ne blanchiront pas plus vite ! De quoi reprendre des couleurs...

Source : The Lancet, *22 mars 2003 ;* JAMA, *25 mai 2005.*

ON PEUT PERDRE SES CHEVEUX APRÈS UN CHOC

Vrai. Mais n'en soyez surtout pas choqués !

Marie-Antoinette l'ignorait sans doute, mais elle a été victime de l'*alopecia areata*, plutôt que d'un blanchiment brutal des cheveux comme on vient de le voir. Derrière ce nom savant se cache la pelade : sous l'effet d'un gros stress ou d'une frayeur intense, des cheveux, parfois des poils, voire une partie des sourcils, tombent dans les heures qui suivent ce choc. L'homme possédant au minimum 100 000 cheveux sur la tête, il est rare que tous disparaissent en même temps ! Le plus souvent, la chute laisse des plaques arrondies lisses et sans cheveux. Heureusement, le phénomène est réversible et la chevelure peut se refaire une santé en six à vingt-quatre mois, par poussées successives.

Une question de circonstances

La pelade n'a rien de confidentiel : elle toucherait 2 % des individus à un moment de leur vie. Pour autant, elle n'a pas encore dévoilé ses mystères et ses causes : outre le stress, une prédisposition familiale est probable. Les traitements actuels reposent sur les corticoïdes par voie locale ou générale pour les cas modérés, en association avec la PUVA thérapie – une exposition aux ultraviolets – dans les formes sévères.

Autre circonstance entraînant fréquemment une chute massive des cheveux, certaines chimiothérapies. Dans ce cas, la chute se produit dans les deux à trois semaines suivant le premier cycle, ce qui laisse le temps de prévoir une perruque. Remboursée sur la base d'un forfait par la sécurité sociale, elle peut être très proche de la coupe initiale. Dès la fin du traitement, les cheveux recommencent à pousser : huit semaines sont alors nécessaires pour retrouver des cheveux courts.

Chute libre

Mis à part ces cas particuliers, quand tout va bien, 85 % des cheveux sont en phase de croissance et 15 % en phase de transition ou de chute. Certaines circonstances les font chuter plus facilement : les saisons (printemps et automne), un accouchement ou la période de préménopause chez la femme, le cap de la trentaine chez l'homme. D'autres causes peuvent intervenir : certains cheveux sont ainsi anormalement sensibles aux androgènes circulants, qui sont des hormones mâles sécrétées par les glandes surrénales et les ovaires chez la femme ou par les testicules chez l'homme. En outre, le fait d'avoir un ou deux parents victimes d'une chute anormale de cheveux est un facteur de risques : il existe donc une prédisposition génétique. Un régime alimentaire mal équilibré, diverses affections endocriniennes ou dermatologiques, certains médicaments, etc., peuvent eux aussi favoriser la chute des cheveux.

Le cycle des cheveux à la loupe

Avant de s'alarmer devant une chute de cheveux, la première étape consiste à s'assurer que celle-ci est bien réelle. Pour cela, le médecin demande à quand remontent les faits, par quoi ils sont rythmés, quels sont les facteurs aggravants, etc. Il peut réaliser ensuite un trichogramme sur des cheveux ni lavés, ni brossés depuis quatre jours sous peine de fausser les résultats : après avoir arraché une petite touffe de cheveux en trois endroits stratégiques (sommet de la tête, tempes, côtés), il les observe au microscope afin d'apprécier leurs racines et d'évaluer la proportion de cheveux en phase de croissance par rapport à ceux prêts à tomber. Par ailleurs, une analyse minérale des cheveux en laboratoire permet, si besoin, de rechercher un déséquilibre en minéraux susceptible de retentir sur leur croissance...

Moins dure sera la chute

À l'issue de ce bilan, lorsque le médecin estime qu'un déséquilibre nutritionnel est en cause, il conseille un complément alimentaire à base de vitamines B5, B6 et PP, impliquées dans la multiplication et la vitalité des cheveux, ainsi que des aminoprotéines entrant dans le métabolisme de la kératine. S'il pense plutôt à une chute d'origine androgénétique, un traitement médical sous forme de lotion est proposé. Si rien de tout cela ne marche, il reste une solution : la micro-implantation de cheveux prélevés au niveau de la nuque. Étant insensibles aux hormones circulantes, ces cheveux ne chutent pas, même lorsqu'ils sont réimplantés sur le front, les tonsures ou sur le dessus de la tête !

En conclusion, il existe différentes solutions pour ralentir la chute progressive des cheveux, mais on ne peut pas grand chose contre la pelade, du fait de son caractère imprévisible. Un traumatisme peut bel et bien entraîner un *alopecia areata*. Comme quoi, toutes les idées reçues ne sont pas tirés par les cheveux !

LE CÉLERI REND DES FORCES AUX VIEUX MARIS

Faux. Des salades, encore des salades !

Est-ce parce qu'il se présente sous la forme de tiges charnues et droites qu'on prête au céleri des vertus aphrodisiaques ? En tout cas, phallique ou pas, il symbolisait déjà l'amour sur les fresques de Pompéi. Plus tard, sous Louis XV, on raconte que le prince de Conti, très porté sur le sexe faible, prenait tous les soirs un potage de céleri au souper. De leur côté, les femmes étaient invitées à préparer ce mets : « Si les femmes savaient ce que le céleri vaut aux hommes, elles iraient en chercher jusqu'à Rome », disait d'ailleurs la sagesse populaire. Il est vrai qu'autrefois, le Viagra n'existait pas et qu'en attendant l'apparition de la célèbre petite pilule bleue, chacun y allait de sa recette aphrodisiaque, intégrant souvent le céleri. Aujourd'hui, il est plutôt synonyme de mauvaise haleine pas franchement excitante...

Promesses non tenues

De fait, la composition de cet ombellifère en micronutriments est plutôt décevante : on y trouve des vitamines B6, C, du potassium et du sodium. Ce dernier peut faire grimper la tension artérielle chez un hypertendu en cas d'abus. Or une crise d'hypertension sévère peut dans le pire des cas entraîner un accident vasculaire cérébral, avec à la clé un risque d'hémiplégie. Ce qui, avouons-le, rend la question de l'érection secondaire...

Autre fait décevant : le céleri ne contient pas une once de zinc, cet élément qui entre dans la composition de la testostérone, l'hormone du désir. Pour en trouver, nos grand-mères auraient été plus avisées de proposer des huîtres à leurs vieux maris. Riches en zinc, elles sont logiquement de bonnes alliés pour grimper au septième ciel ! Nos aïeules auraient également pu choisir des plats très épicés qui favorisent une petite dilatation des vaisseaux sanguins, et donc un échauffement propice au désir. Certes, l'effet aphrodisiaque ainsi obtenu est très modéré – pour ne pas dire minime –, mais cet excitant naturel a le mérite de ne pas être dangereux, sa seule contre-indication étant la crise d'hémorroïdes.

Droit de cuissage ?

Quant aux cuisses de grenouilles, longtemps réputées pour faire des Français les meilleurs amants du monde, leur efficacité s'avère là encore pour le moins aléatoire : pour que cet aliment favorise l'érection, il faudrait que les grenouilles se soient gavées de mouches cantharides, ces insectes renfermant une substance facilitant l'engorgement vasculaire du pénis. Difficile à vérifier, ces batraciens n'étant pas très loquaces sur leurs préférences gustatives ! Sans compter que la cantharide, dangereuse, provoque des hémorragies urinaires et digestives : certains vieux manuels historiques rapportent même qu'un abbé un peu trop intéressé par la chose y aurait laissé sa vie ! De quoi choquer les grenouilles de bénitier...

Cerise sur le gâteau au céleri : les risques d'allergies

La famille des ombellifères – dont le céleri est le chef de file, suivi du fenouil, des carottes, du persil, et de certaines épices comme le cumin – est régulièrement impliquée dans les allergies alimentaires : elle en représente 17,5 % chez l'adulte ! Le céleri-rave est le plus souvent en cause, provoquant des réactions allergiques parfois sévères, en particulier chez des personnes sensibles à certains pollens.

Si, après avoir consommé du céleri, vous souffrez plus de démangeaisons que d'excitation, appelez rapidement un médecin pour prendre en charge la crise et faites vite un bilan allergologique ! C'est ainsi : le céleri a plus de chances de vous faire courir chez le médecin que de grimper aux rideaux.

LES CHAUVES SONT PLUS VIRILS

Faux. Plus luisants... mais pas plus puissants !

Nos ancêtres pensaient qu'une longue chevelure était un signe de force. Dans la Bible, Samson voit sa virilité remise en question lorsque Dalila lui coupe les cheveux. Et quand les Indiens prenaient le scalp de leurs prisonniers, c'était bien pour montrer leur suprématie. Une chevelure longue et fournie a une connotation sensuelle : les femmes ne doivent-elles pas se couvrir les cheveux avant de rentrer dans certaines enceintes religieuses ? Pourtant, cette image a évolué ces dernières années. Les skinheads et les punks, en se rasant le crâne en signe de rébellion, ont probablement participé au changement des mentalités. Plus récemment, nombre de sportifs célèbres se sont fait remarquer en se rasant le crâne. Et comme le sport est associé à une image de bonne santé et de puissance, les chauves ont aussi vu leur blason se redorer. On prétend même aujourd'hui qu'ils sont virils parce qu'ils ont plus d'hormones mâles que les autres ! Ne leur en déplaise, cette idée reçue n'est pas très reluisante sur le plan scientifique...

Des idées derrière la tête ?

Plus d'un homme sur trois est touché par l'alopécie dite androgénétique. Or ce n'est pas leur taux d'androgènes qui se montre anormalement élevé, mais leur cuir chevelu qui est particulièrement sensible à la présence de ces androgènes – question de terrain génétique ! En d'autres termes, les chauves n'ont pas plus d'hormones, ce sont leurs cheveux qui y réagissent davantage. Selon l'âge auquel débute la chute des cheveux, dès la puberté pour certains hommes, tempes et haut du crâne se dégarnissent. En y regardant de plus près, on remarque qu'un fin duvet remplace peu à peu le cheveu d'origine, lequel est bloqué dans sa première phase de croissance. Par ailleurs, la calvitie est souvent une histoire de famille : on la retrouve souvent chez le père, le grand-père ou l'oncle. Ils peuvent certes partager une virilité hors du commun, mais leur chevelure n'y est pour rien ! C'est donc à se demander si ceux qui colportent la thèse de la virilité des chauves n'agissent pas dans un but bien précis... Mais ne soyons pas injustes, il serait dommage que cette réputation prêtée aux chauves leur retombe sur la tête !

L'alopécie ne manque pas de toupet !

La chute des cheveux ne se contente pas d'ennuyer les hommes, elle peut aussi toucher les femmes. Les cheveux féminins peuvent eux aussi être trop sensibles aux androgènes circulants sécrétés par les glandes surrénales et les ovaires. Un régime alimentaire mal équilibré, diverses affections telles que l'hypothyroïdie ou une dermatose – pelade, teigne, etc. –, certains antihypertenseurs, psychotropes ou anti-inflammatoires, un stress conséquent ou encore l'abus de soleil, de décolorations et autres défrisages favorisent également cette chute. Celle-ci sera toutefois sans effet sur la libido des femmes, si ce n'est par une modification négative de l'image de soi pouvant nuire à l'épanouissement du désir. Pas de quoi s'arracher les cheveux pour autant, des traitements existent comme nous l'avons déjà dit.

La chevelure ne fait pas l'homme

Quoi qu'il en soit, les taux d'hormones androgènes n'étant pas directement en cause dans toutes ces histoires de calvitie, il n'y a aucune raison pour que la chute des cheveux retentisse sur la sexualité des hommes, sauf s'ils y croient dur comme fer ! En tout cas, si les chauves sont des « bêtes de sexe », leur calvitie n'y est pour rien. A contrario, les chevelus ne sont pas impuissants, du moins pas à cause de leur crâne. Une fois encore, méfions-nous des croyances de tout poil !

LA CIRCONCISION PROTÈGE DES INFECTIONS SEXUELLEMENT TRANSMISSIBLES

Il y a du vrai, mais restons circonspects !

On ne le dira jamais assez, le port du préservatif est le seul moyen efficace de ne pas contracter une infection sexuellement transmissible. Hélas, l'expérience montre qu'il n'est pas toujours utilisé de façon systématique et que les prises de risque sont trop fréquentes. C'est pourquoi plusieurs scientifiques se sont penchés sur la circoncision et son éventuel effet protecteur. Or celui-ci est réel, toutes les études concordent sur ce fait. À exposition égale, les hommes circoncis ont deux à huit fois moins de risque d'être infectés par le virus du sida que les autres !

Les deux faces du problème

Outre les bénéfices pour les hommes, les femmes dont le partenaire est circoncis ont un risque moindre de contracter un papillomavirus et de développer un cancer du col de l'utérus. Ces bons résultats ne sont pas à mettre sur le compte d'un quelconque miracle. Des chercheurs australiens, qui ont étudié le cas des pénis avec ou sans prépuce, ont montré que si la face externe de ce dernier semble bien armée pour stopper les microbes, sa face interne est au contraire très riche en cellules de Langherans comportant des récepteurs pour le virus du sida. Et comme, au cours d'un rapport sexuel, le prépuce est tiré vers l'arrière, sa face interne – la plus vulnérable – se retrouve exposée aux sécrétions du partenaire. Ce n'est évidemment pas le cas des hommes circoncis puisque leur prépuce (et donc sa face interne) a été retiré !

Conclusion hâtive ?

D'autres enquêtes ont également été conduites pour déterminer l'influence de la circoncision sur la sexualité, avec cette fois des résultats contradictoires. Par exemple, une étude américaine a révélé que les hommes âgés circoncis se plaignaient moins de troubles de l'érection que les autres. D'autres travaux suggèrent en revanche que leurs partenaires les accusent plus souvent d'être éjaculateurs précoces !

En réalité, il est difficile de conclure fermement sur ce sujet car on estime qu'environ un tiers des hommes est concerné par l'éjaculation précoce. Les jeunes le sont davantage, car il leur suffit de peu de stimulations pour être en érection et éjaculer. Tous les hommes, de tous les milieux socio-économiques, peuvent être touchés. Néanmoins, ceux qui sont tout le temps pressés ont plus de risques que les autres. Idem pour les stressés et les émotifs, les décharges d'adrénaline (l'hormone du stress) favorisant l'éjaculation. Enfin, lorsqu'il n'y a pas eu de rapports depuis un laps de temps assez long, l'excitation peut être plus grande et l'éjaculation venir plus vite. La circoncision est donc loin de tout expliquer.

La seule certitude est que la circoncision ne constitue pas une protection certaine contre les MST et ne saurait remplacer le préservatif. Pour le reste, le débat est ouvert et ne sera sûrement pas circonscrit de sitôt !

Sources : New England Journal of Medicine, *30 mars 2000 ;* British Medical Journal, *10 juin 2000 ; « Circumcision in the United States »,* Eurogin, *2003 ; « Prevalence, Prophylactic Effects, and Sexual Practice »,* JAMA, *1997, Vol. 277 ; n° 13, p. 1052-1057.*

LE FRONT DÉGARNI EST UN SIGNE D'INTELLIGENCE

Faux. Désolées messieurs, il faudra trouver autre chose pour nous convaincre !

Mythes et fantasmes sur les crânes dégarnis abondent dans la littérature, les talk-shows et les discussions amicales, féminines le plus souvent. La mode des crânes lisses, remise au goût du jour par les héros d'une certaine coupe du monde, ne date pas d'hier. On retrouve dans la littérature grecque ancienne, en réponse à un *Éloge de la chevelure*, un *Éloge de la calvitie* où Synésios de Cyrène, s'appuyant sur des exemples tirés d'Homère, conclut que « le poil fuit l'intelligence, tout comme l'intelligence se tient à distance de la pilosité ». Pourtant, il en va de l'intelligence comme de la virilité : cette croyance un peu tirée par les cheveux n'a aucun fondement scientifique.

Une caractéristique masculine ?

Le dégarnissement du front est une étape de la chute des cheveux de type androgénétique, commençant en général par les tempes. Le terme « androgénétique » a une double signification : « andro » pour androgènes – les hormones masculines –, et « génétique » pour le caractère héréditaire de l'affection. Près de la moitié des hommes de 50 ans sont touchés, mais cela peut commencer plus tôt, puisque trois hommes sur dix le sont déjà à 30 ans. Rappelons que les femmes peuvent aussi en être victimes : les chiffres montrent que 10 % d'entre elles sont atteintes. Et il semble que cela soit même de plus en plus fréquent.

Les têtes dégarnies sont-elles plus pleines ?

L'argument soutenant cette hypothèse provient sans doute de l'association d'une image de virilité à la calvitie. Comme nous l'avons vu, celle-ci n'est pas fondée : le taux d'hormone masculine n'est pas plus élevé, il s'agit juste d'une sorte d'hypersensibilité du cheveu à cette hormone, qui ne préjuge en rien de l'activité hormonale sur le cerveau. Par ailleurs, quand bien même l'activité des hormones mâles serait plus forte, encore faudrait-il prouver qu'elle va de pair avec une plus grande intelligence, ce qui est loin d'être établi ! Si on trouve dans la littérature certains ouvrages défendant l'idée d'une intelligence spécifiquement masculine ou féminine, cette thèse reste controversée dans le monde scientifique.

Autre hypothèse, le front dégarni donne-t-il l'illusion optique d'être plus grand et de loger un plus gros cerveau ? Peut-être. Mais la taille du cerveau humain n'a jamais eu de corrélation avec l'intelligence, comme on l'a cru au XIXe siècle. Celui d'Einstein était même plus petit que la moyenne, paraît-il. Comme quoi tout est relatif !

Laissons donc à Synésios de Cyrène la responsabilité de ses écrits sans chercher à couper les cheveux en quatre. Après tout, défendre les chauves après une humiliation verbale des chevelus constituait sans doute une noble et juste cause !

Sources : compte rendu de l'intervention de Catherine Vidal, neurobiologiste, directrice de recherche à l'Institut Pasteur : « Le cerveau, le sexe et les mathématiques », 12 novembre 2004.

LA MASTURBATION REND SOURD

Faux. Une croyance solitaire à laquelle on peut rester sourd.

La masturbation s'est vue attribuer tous les maux par l'Église catholique et la médecine officielle par le passé, notamment au XVIIIe siècle. Cette condamnation tient au caractère sacré du sperme, illustré par la légende d'Onan, le père involontaire de l'onanisme. Comme son frère était mort sans avoir donné d'héritier, Onan fut contraint d'épouser sa belle-sœur afin d'assurer la postérité de sa famille. Sachant que ses enfants ne seraient pas reconnus comme les siens, il préféra laisser tomber à terre sa semence à chaque coït. La coutume raconte que sa descendance et lui furent frappés d'impuissance par la fureur divine ! D'où la sacralisation ancestrale du sperme qui aboutit à l'ostracisme de l'onanisme.

Tout est bon contre les plaisirs solitaires

Pour éviter que les fidèles ne s'adonnent à ce péché, on racontait autrefois que la masturbation rendait sourd, aveugle, idiot et même incontinent urinaire ! Dans un ouvrage de référence pour la médecine du XVIIIe siècle [1], il est écrit que « les personnes qui sont les plus sujettes à l'incontinence urinaire sont les gens qui s'occupent des travaux pénibles, les enfants et les vieillards, les femmes, pendant la grossesse ou qui ont éprouvé des accouchements laborieux, les débauchés et ceux qui se sont adonnés à la malheureuse habitude de la masturbation... Il est très rare qu'on puisse guérir de l'incontinence d'urines produite par la débauche des femmes et la masturbation, surtout quand elle est invétérée. Il faut commencer par renoncer absolument à ces

1. *Médecine domestique*, Guillaume Buchan, 1785.

habitudes vicieuses. » Le message a au moins le mérite d'être clair, à défaut d'être vrai médicalement parlant. Aujourd'hui, un tel discours aurait peu de chances de rencontrer une oreille attentive, sauf peut-être chez les plus conservateurs, sourds aux évolutions de la science moderne.

Réhabilitée par les sexologues et les cancérologues

En effet, la masturbation n'est évidemment plus diabolisée de nos jours. Bonne nouvelle pour les 45 % de femmes et les 95 % d'hommes qui reconnaissent y avoir recours à 18 ans. De fait, elle ne risque aucunement de rendre sourd et peut même avoir des effets positifs. Les sexologues estiment par exemple qu'elle constitue un moyen utile pour apprendre à se connaître et avoir une vie sexuelle épanouie avec son ou sa partenaire.

Les cancérologues n'y voient quant à eux aucune objection. Bien au contraire, puisque certaines études semblent indiquer une diminution significative du risque de cancer de la prostate chez les hommes ayant le plus d'éjaculations, que ce soit par masturbation ou au cours d'un rapport sexuel. Entre 1994 et 1998, des chercheurs australiens ont interrogé plus de deux mille hommes du même âge sur leurs pratiques intimes. 1 079 d'entre eux étaient atteints d'un cancer de la prostate diagnostiqué avant 70 ans, les 1 259 autres étant en bonne santé. L'enquête en a conclu qu'éjaculer plus de cinq fois par semaine pendant au moins 20 ans réduisait d'un tiers le risque de développer un cancer de la prostate au cours de la vie. La raison ? L'éjaculation limiterait l'accumulation et la stagnation du liquide séminal dans les canaux prostatiques. Or ce liquide contiendrait des substances cancérigènes, notamment du 3-methylcholanthrene chez les fumeurs. Enfin, l'éjaculation pourrait favoriser la maturation des cellules prostatiques, alors moins susceptibles de devenir cancéreuses...

Si cette étude venait à être confirmée, viendra peut-être le jour où les médecins prescriront la masturbation à leurs patients masculins ! En tout cas, l'onanisme ne présente pas de risque pour l'audition, ni pour la santé en général. Les amateurs peuvent donc dormir sur leurs deux oreilles !

Sources : New Scientist, *19 juillet 2003 ;* BJU International, *n° 92, 2003 ;* American Journal of Epidemiology, *15 juin 2001.*

BONJOUR LUNETTES, ADIEU QUÉQUETTE !

Plus ou moins vrai. Proverbe à double foyer.

Ce proverbe originaire de Chine découle du constat que l'âge où des lunettes deviennent nécessaires pour voir de près coïncide avec l'apparition de troubles de l'érection. Le terme « presbyte » désignant les difficultés de vision à l'approche de la cinquantaine, vient de l'anglais « presbyope ». Toute autre explication grivoise serait erronée ! En tout cas, il faut bien avouer qu'à partir de quarante-cinq-50 ans, beaucoup d'hommes se trouvent confrontés à des « pannes » : ils seraient près de 15 % concernés entre 50 et 60 ans, puis 30 % après 65 ans. Pour autant, il n'existe pas de lien direct avec la presbytie, si ce n'est l'influence de l'âge.

Les hommes ne manquent pas d'air

Dans l'Antiquité, les hommes pensaient que leur verge se gonflait d'air à partir d'un circuit complexe reliant le pénis aux poumons. Cette croyance dura jusqu'à ce qu'un anatomiste quelque peu sadique donne des coups de bistouri dans le sexe en érection d'un petit animal et s'aperçoive qu'il en sortait du sang. L'érection se produit en effet lorsque le débit sanguin augmente fortement dans les artères caverneuses. Comme les veines chargées d'évacuer le sang remplissent leur rôle de façon différée au niveau de la verge, la pression à l'intérieur des corps caverneux augmente jusqu'à dépasser celle dans les artères. Le débit sanguin s'arrête, maintenant l'érection jusqu'à l'éjaculation.

Le pénis affiche à ce moment une moyenne de 12 à 17 centimètres de long pour 4 de large. Pas de quoi impressionner l'éléphant – dont le sexe atteint 1,50 m pour 25 kg – ou la baleine qui tutoie les 2,40 m ! La puce n'est pas en reste, puisque la taille de sa verge fait le quart de sa longueur, ce qui équivaudrait à 45 cm pour un homme de 1,80 m. Sans compter qu'elle est dotée de deux pénis subsidiaires !

Au moment de l'éjaculation, environ 2 ml de sperme sont émis, soit quelque 40 millions de spermatozoïdes. En outre, une décharge d'adrénaline entraîne la « réouverture » des veines et donc la chasse du sang retenu. Ensuite, le pénis redevient mou.

Même de fer, la volonté ne fait pas tout

Les variations du débit sanguin dans le pénis sont régies par le système neurovégétatif, lequel est indépendant de la volonté. C'est pourquoi l'homme n'est pas toujours maître de ses érections. Pour ne pas les voir partir en fumée, il a tout intérêt à éviter la cigarette, l'ennemi (phallique) numéro un. Elle gêne considérablement le débit sanguin en encrassant les artères caverneuses – et les autres. Le problème est similaire en cas de diabète, d'excès de mauvais cholestérol et d'hypertension artérielle, d'où l'importance de traiter ces problèmes avant qu'ils ne fassent parler d'eux.

En cas d'érection défectueuse, plusieurs solutions existent. La plus radicale serait de se pendre, la pendaison supprimant le circuit nerveux qui maintient la verge molle. Bien évidemment, il est inutile d'en arriver à une telle extrémité : le corps médical dispose aujourd'hui de traitements efficaces comme les injections intracaverneuses et surtout le sildénafil, contenu dans la fameuse pilule bleue. Il déclenche des réactions chimiques en chaîne qui entraînent le relâchement des corps caverneux du pénis, d'où un afflux de sang et une érection durable, de l'ordre de quatre heures. De quoi rendre jaloux n'importe quel éléphant ! Plus sérieusement, ces traitements ont révolutionné la prise en charge des troubles érectiles, leur efficacité étant très largement supérieure aux aphrodisiaques autrefois utilisés.

Ce n'était pas mieux avant

Les méthodes d'autrefois n'étaient pas d'une utilité flagrante. Afin de favoriser l'érection, on préconisait de se gaver d'huîtres ou de cuisses de grenouilles, guère plus efficaces que le céleri, nous en avons déjà parlé. Les marabouts sexologues se contentaient de prescrire de la yohimbine, fabriquée à partir de l'extrait de l'écorce d'un arbre africain, le *Corynanthe yohimbe* : en augmentant le flux sanguin au niveau du pénis, elle pouvait améliorer un petit peu l'érection. L'arginine, un acide aminé naturellement présent dans notre organisme, était aussi censé améliorer le flux sanguin au niveau du pénis en se transformant en monoxyde d'azote, un gaz. Pas de quoi fouetter le sang des presbytes !

Quant aux produits actuellement vendus dans les sex-shops, certains comme les « poppers » ont quelques morts à se reprocher. D'autres, carrément inutiles, ont entraîné une catastrophe écologique telle la corne de rhinocéros, à l'origine de la disparition de cet animal alors que ses vertus aphrodisiaques n'ont jamais été prouvées ! Un véritable gâchis, qui ne peut qu'inciter les hommes à chausser leurs lunettes pour ouvrir les yeux sur les traitements modernes...

Cinquième partie

ALCOOL ET TABAC

« Il n'y a pas de fumée sans feu »

QUI A BU, BOIRA (DE L'ALCOOL)

Vrai et faux. Difficulté n'est pas fatalité !

« Boire c'est boire, il n'y a plus d'espoir », pourrait-on penser tant l'alcoolisme est un problème grave et complexe. Mais ce serait noircir excessivement le tableau : même si le chemin est long et semé d'embûches, un alcoolique chronique peut arriver à vaincre sa maladie, les associations d'anciens alcooliques sont là pour en témoigner. Bien sûr, la partie est difficile à gagner, d'autant que le risque de rechute est important puisque l'alcool agit comme une drogue. Malgré cela, de nombreuses personnes parviennent à en sortir durablement.

Pas tous égaux face à l'alcool

Pour en finir avec l'alcoolisme, le plus simple est encore de ne jamais commencer. Boire modérément de l'alcool de façon festive et ponctuelle n'est pas un problème, mais cela le devient lorsque, pour se sentir bien, une personne éprouve le besoin d'augmenter les doses et la fréquence des prises. Répétons-le, les femmes encourent un vrai risque pour leur santé au-delà de deux verres standard par jour, et trois verres pour les hommes. Le seuil de danger est parfois moins élevé pour ceux qui ne tolèrent pas l'alcool.

De fait, nous ne sommes pas égaux devant l'alcool. La tendance à trop en boire pourrait en partie s'expliquer par la génétique. En effet, des chercheurs américains ont montré, chez 2 282 individus issus de 262 familles d'alcooliques, l'existence d'un lien entre leur dépendance et une hyperexcitabilité du système nerveux central en rapport avec un dysfonctionnement de certains récepteurs au GABA (acide gamma-amino-butyrique, un neurotransmetteur du cerveau). D'autres scientifiques estiment que le fait de souffrir de dépression constitue également un risque. Au total, on considère que 5 millions de Français seraient ou auraient été dépendants à l'alcool, les hommes étant trois fois plus touchés que les femmes.

Alcool meurtrier

Quelle qu'en soit la cause, l'abus d'alcool est dangereux. Chaque année, 23 000 personnes décèdent d'une consommation excessive, notamment par cirrhose du foie ou cancer. On sait désormais pourquoi : l'alcool favorise la production d'un facteur de croissance des vaisseaux nourriciers de la tumeur. Or plus la tumeur est alimentée par un réseau vasculaire important, plus elle se développe rapidement.

En outre, quand il ne tue pas, l'alcool nuit à la qualité de vie. Dans l'immédiat, il expose au risque d'accident du travail ou de la route, à un comportement violent et au passage à l'acte suicidaire : un tiers des suicides surviennent dans un contexte d'alcoolisme. Il est aussi dangereux pour le futur bébé dont la mère consomme de l'alcool, même modérément, nous l'avons dit. Et à plus long terme, il entraîne une atteinte des nerfs périphériques avec à la clé troubles de la marche, grosses pertes de mémoire, etc.

Malgré les difficultés que cela comporte, les alcooliques ont donc tout intérêt à essayer de briser les chaînes de leur dépendances. Médecins et associations sont là pour les y aider, afin de remplacer la fatalité du « qui a bu, boira » par l'espoir du « qui boit moins, vivra mieux » !

Sources : Alcoholism : Clinical and Experimental Research, janvier 2004 ; Expertise collective de l'Inserm sur l'alcool et ses effets sur la santé, Comité français d'éducation pour la santé.

L'ALCOOL EST APHRODISIAQUE

Faux ! Un verre, ça va ; trois, bonjour les dégâts !

Voici une idée reçue trompeuse, qui peut s'avérer toxique sur votre vie de couple ! En vérité, l'action de l'alcool sur la sexualité est plutôt mitigée. À petite dose, il lève l'inhibition des plus timides et leur permet de se détendre. Mais en cas d'ivresse, son effet sédatif l'emporte et induit des contre-performances sexuelles. À moins de considérer qu'un endormissement soudain au beau milieu des ébats peut provoquer l'extase de son partenaire... Plus grave enfin, en cas d'intoxication chronique, les atteintes nerveuses périphériques sont fréquentes et font courir un risque majeur de difficultés érectiles. Et donc, à terme, une possible baisse de la libido par peur de la panne. L'alcool est donc l'ennemi des amants fougueux, mais ce n'est pas le seul.

La spirale infernale de la réglisse

Notre sexualité connaît d'autres ennemis alimentaires. Selon une étude italienne publiée dans le *New England Journal of Medicine*, la réglisse entraîne une baisse notable de la libido chez les hommes, même à des doses de consommation courantes. L'explication avancée par les auteurs est que le principe actif de la réglisse, l'imprononçable acide glycyrrhizique, diminuerait la synthèse de testostérone par le biais de réactions biochimiques complexes. Pas de panique, l'effet serait réversible. Reste qu'entre réglisse ou désir, il faudra peut-être choisir !

Autre trouble-fête, la famille des xéno-estrogènes, ces molécules issues de l'activité industrielle, qu'on rencontre notamment dans les pesticides et les insecticides, et qui ont une fâcheuse tendance à s'accumuler dans un grand nombre d'aliments. Selon certaines données scientifiques, leurs effets sont plutôt inquiétants : au contact de plusieurs xéno-estrogènes, des poissons mâles se transforment en femelles et des œufs de tortues mâles se féminisent ! Même s'il est impossible d'extrapoler ces observations à l'homme, de tels phénomènes ne sont pas de bon augure. Au point que des études sont en cours afin de déterminer les éventuels effets délétères de ces molécules sur la fertilité masculine, l'impuissance et la libido.

L'homme, une espèce en voie de disparition ?

Un spécialiste de l'université de Sheffield va plus loin encore : dans un rapport récent, il avance qu'un couple sur trois va connaître des difficultés pour concevoir un enfant d'ici 10 ans. Parmi les raisons invoquées, il cite le report de la maternité à des âges de plus en plus tardifs, mais aussi la recrudescence des infections sexuellement transmissibles, et les effets du trio tabagisme, obésité et pollution. Le rôle nocif de cette dernière paraît d'ailleurs de plus en plus flagrant. Il reste à chiffrer dans quelles proportions elle agit réellement. La consommation d'alcool n'est pas évoquée, mais ses effets nuisibles sur les femmes enceintes et les bébés ne sont déjà que trop connus !

En résumé, pour protéger sa libido – et sa santé en général ! –, mieux vaut modérer sa consommation d'alcool. De même, en attendant d'en savoir plus sur la toxicité des xéno-estrogènes, il est préférable de laver soigneusement ses fruits et ses légumes avant consommation. Si on le souhaite, on peut aussi se tourner vers les aliments issus de l'agriculture biologique cultivés sans substances chimiques : même s'ils contiennent des traces de pesticides apportés par les vents, ils en auront toujours moins que ceux qui ont été arrosés copieusement ! Les repas romantiques ne doivent pas non plus être trop arrosés, sous peine de voir les murmures sensuels se changer en ronflements...

LA PIPE EST MOINS DANGEREUSE QUE LA CIGARETTE

Faux. Affirmation de commissaire sans preuve à l'appui.

La fumée de tabac contient plus de 4 000 substances chimiques dont 50 sont accusées de pouvoir provoquer un cancer chez l'homme. N'en déplaise au commissaire Maigret, à Sherlock Holmes et aux amateurs d'idées reçues, pipe, cigare, et autre tabac à chiquer ou à priser ont de très nombreux ingrédients en commun avec des cigarettes. Leurs fumées sont donc tout aussi nocives, voire plus, du fait de la présence de certains composés en quantité plus importante dans les « brûle-gueule ». Fumer la pipe provoque donc un risque accru de cancers ORL, en particulier de la bouche, laquelle subit les agressions répétées des frottements. Ils finissent par entraîner des ulcères, puis des plaies précancéreuses. En terme de nocivité, la pipe n'a donc pas à jalouser la cigarette ou le havane !

Pas de fumée sans feu

Une étude menée par le Centre international de recherche sur le cancer (CIRC) de Lyon, portant sur plus de 12 700 fumeurs, a montré que le risque de cancer était multiplié par huit chez un amateur de pipe (comparativement à un non-fumeur), par neuf chez le fumeur de cigares et par quinze chez le consommateur de cigarettes. « Élémentaire mon cher Watson, la pipe est donc la moins dangereuse », dirait Sherlock... À tort ! Cette différence ne tient pas au fait que la pipe est moins néfaste que la cigarette mais au fait que les fumeurs de cigarettes ont commencé plus jeunes. La pipe est en effet moins branchée chez les ados que la tristement célèbre clope. En vérité, pipe, cigare ou cigarette ne changent rien à l'affaire : le risque de cancer est multiplié par cinq chez ceux qui ont commencé avant 20 ans, comparativement à ceux qui ont débuté après 26 ans. Les chercheurs du CIRC ont donc conclu qu'un gramme de tabac présentait un danger identique quelle que soit sa provenance, et que les risques encourus étaient les mêmes : effets cancérigènes (bouche, œsophage, larynx, poumon), cardiovasculaires (infarctus, artérites) ou respiratoires (bronchopathies chroniques obstructives).

Les cigarettes dites légères ne valent guère mieux, d'autres études ayant montré que leurs adeptes avaient tendance à modifier leur façon de fumer – inspiration plus profonde, fumée gardée plus longtemps, multiplicité des bouffées, etc. – de sorte qu'au final, ils inhalaient autant de poisons.

Charme exotique trompeur

Reste la pipe à eau, encore appelée narguilé, qui connaît un engouement croissant en Europe et plus particulièrement en Suisse. L'Institut suisse de prévention de l'alcoolisme et autres toxicomanies de Lausanne estime pourtant qu'elle est toute aussi dangereuse. Inspirée des pipes orientales, elle consiste à inhaler la fumée du tabac à travers de longs tuyaux qui traversent un récipient d'eau. De quoi piéger le goudron avant son arrivée dans les poumons, pourrait-on croire. Erreur ! D'après l'OMS, cette forme de consommation n'empêche absolument pas la nicotine et les nombreux toxiques d'être absorbés par le fumeur. Des enquêtes ont notamment montré que la teneur de cette fumée en monoxyde de carbone – un véritable poison des voies respiratoires – était au moins aussi élevée que celle du tabac de cigarette. De même pour la quantité de nicotine absorbée. La fumée d'un seul narguilé contiendrait ainsi autant de goudrons qu'un paquet de cigarettes. Seul point positif : ces goudrons étant portés à une température deux fois moindre que ceux des cigarettes (450 °C contre 900), ils seraient moins cancérigènes. En contrepartie, lorsque les conditions d'hygiène ne sont pas bonnes, l'utilisation de ce type de pipe entraîne un risque de transmission de maladies par l'eau, telles que l'hépatite B si l'embout de la pipe à eau n'est pas changé entre chaque fumeur !

En d'autres termes, pipe traditionnelle ou à eau ont un point commun : tous les indices convergent pour dénoncer leur nocivité sur la santé !

Source : International Journal of Clinical Pharmacology and Therapeutics, *2002.*

ARRETER DE FUMER FAIT GROSSIR

Vrai et faux. Un refrain qui est souvent un frein

Comme vous l'avez peut-être remarqué depuis le début de ce livre, les médecins sont coutumiers des polémiques. Que ce soit avec leurs aînés, entre spécialistes reconnus dans leur domaine ou avec leurs propres patients, les sujets de controverse ne manquent pas. Heureusement, certains principes médicaux recueillent une relative « unanimité », à commencer par la toxicité du tabac. Les 60 000 décès par an dus au tabagisme et son implication dans 90 % des cancers du poumon ont en effet de quoi mettre tout le monde d'accord ! Il constitue la première cause de mort évitable, ne l'oublions pas. Malheureusement, la difficulté du sevrage est une réalité et toutes sortes de raisons sont invoquées pour le différer : la crainte d'une prise de poids est une réticence souvent exprimée, en particulier chez les femmes. Mais cette inquiétude est-elle véritablement justifiée ?

Prise ou reprise de son poids ?

Soyons honnêtes, quand on arrête de fumer, la prise de poids est presque inéluctable, même si elle est varie d'une personne à l'autre. En réalité, elle reste généralement modérée, de 3 à 5 kg en moyenne. Les études qui comparent le poids des fumeurs et des non-fumeurs montrent même qu'à l'arrêt du tabac, on rejoint simplement le poids que l'on aurait eu si on n'avait jamais cédé à la nicotine. Finalement, en s'en détachant, on met fin à des mécanismes artificiellement déclenchés par le tabagisme, à l'origine d'une légère baisse du poids des fumeurs.

Fumer ferait-il maigrir ?

Ce relatif « sous-poids » des tabagiques s'explique de plusieurs façons. Citons d'abord la modification par le tabac des catécholamines, des substances sanguines aux multiples effets sur l'organisme. Parmi ceux-ci, une action sur le métabolisme, c'est-à-dire la façon dont l'organisme digère et « consomme » l'énergie apportée par les aliments, sur le stockage des graisses, sur les dépenses énergétiques, qui augmentent de 6 % après une cigarette, sur la sécrétion d'insuline, hormone permettant l'utilisation du sucre par les cellules, sur la régulation des quantités de nourriture ingérées. Autant d'activités physiologiques anormalement modifiées par le tabagisme qui reviennent à la normale avec l'arrêt du tabac.

Ensuite, la perte de l'effet anorexigène de la nicotine entraîne une augmentation de l'appétit. Il se traduit par un grignotage qui apporte chaque jour 200 à 300 calories supplémentaires dans les six premiers mois du sevrage, avant de revenir à la normale. L'anxiété et la nervosité parfois associées à la désaccoutumance peuvent majorer cette moyenne. De plus, sans le signal de fin que constitue le « rituel » de la cigarette, les repas peuvent s'éterniser.

Dans l'absolu, fumer fait perdre un peu de poids, mais à un prix (économique et surtout de santé) bien trop lourd à payer. Posons-nous cette question simple : une femme accepterait-elle, pour perdre 3 kg, de prendre un médicament dont elle deviendrait dépendante et qui risquerait de la faire mourir précocement d'un accident cardiovasculaire ou d'un cancer ?

Alors, fumer ou grossir, faut-il choisir ?

Comprendre les mécanismes du poids est la première étape pour le contrôler, et éviter une avalanche soudaine de kilos. Une alimentation plus équilibrée, plus riche en fibres – qui accroissent la sensation de satiété avec un apport calorique moindre – aide à canaliser l'appétit. Le rituel de fin de repas – ainsi que toutes les situations prétextes à une petite cigarette – peut être remplacé par une pastille ou un chewing-gum mentholé. Les substituts nicotiniques s'avèrent utiles pour diminuer l'effet du sevrage nicotinique brutal. Enfin, le métabolisme peut être très efficacement stimulé par la pratique d'activité physique, qui contribue également au sevrage.

Quand la consommation tabagique est très importante, ces différentes mesures peuvent rester insuffisantes. Dès lors, une aide médicale doit être recherchée : des conseils médicaux, un suivi, parfois un traitement temporaire sont nécessaires. Et si les problèmes de poids préexistent au sevrage, une prise en charge par une diététicienne s'avère précieuse.

Pour terminer, il est donc vrai qu'arrêter de fumer fait grossir, mais un peu, transitoirement et jamais irrémédiablement. Fumeurs, n'ayez donc aucune hésitation ! Dans la balance, la peur de prendre du poids ne doit pas peser plus qu'une plume : le bénéfice se chiffre plus en années de vie qu'en kilos superflus !

Source : Le Quotidien du Médecin*, 9 octobre 2003.*

QUAND ON A TOUJOURS FUMÉ, CELA NE SERT A RIEN D'ARRÊTER !

Faux ! Arrêtons d'être pessimistes !

En tant que médecins ayant prêté le serment d'Hippocrate, ce genre d'affirmation a de quoi nous faire bondir ! Elle reviendrait à dire à une personne ne s'étant jamais protégée contre le sida qu'il ne sert à rien de commencer à mettre des préservatifs. Cette croyance mérite de subir un passage à tabac ! Elle est susceptible de décourager la meilleure volonté d'un fumeur décidé à se lancer dans ce combat, alors qu'elle n'est en rien justifiée.

Le grand nettoyage

Clamons-le haut et fort : même pour des fumeurs invétérés, l'arrêt du tabac est source de nombreux bénéfices. Certes, ils doivent en priorité débarrasser leur organisme des nombreuses substances irritantes accumulées depuis des années pour espérer retrouver un corps sain. Mais les premiers effets bénéfiques se font rapidement sentir.

Ainsi, dès la première heure, on peut ressentir, si on y fait attention, un très léger mieux-être. Les fumeurs qui enchaînent cigarette sur cigarette ont en effet un cœur battant la chamade à longueur de journée, parce que la nicotine augmente transitoirement la fréquence cardiaque et la pression artérielle. Lorsqu'ils mettent fin à ce cycle infernal, tension et fréquence cardiaque reviennent à un niveau normal en moins de trente minutes.

Le lendemain, la sensation de fatigue s'estompe aussi un peu. Une amélioration due au fait que la fumée de cigarette contient du monoxyde de carbone, un gaz toxique qui se fixe sur les globules rouges et perturbe l'oxygénation des tissus, mais disparaît en 24 heures. Tout n'est pas encore rentré dans l'ordre pour autant, puisque les goudrons responsables d'une paralysie des cils (chargés d'évacuer les impuretés au niveau de la muqueuse respiratoire) sont eux encore omniprésents, d'où la persistance de la toux et de la voix rauque.

Reprendre goût au goût

Après 48 heures, les récepteurs du nez et de la bouche – parfois si altérés par la cigarette que les fumeurs perdent la saveur des aliments – se remettent à fonctionner : peu à peu, le goût et l'odorat reviennent.

Au bout de 72 heures d'abstinence, l'ex-fumeur commence en outre à avoir l'impression de mieux respirer : la contraction des bronches, autre cadeau empoisonné des cigarettes, s'estompe déjà.

Dans les mois qui suivent, les progrès continuent. La toux diminue et la voix se fait moins grave, signifiant que le nettoyage des goudrons commence à produire son effet. De plus, les fonctions de la reproduction s'améliorent, même s'il faut compter plusieurs mois avant d'espérer un retour à la normale – donnée importante, parce que les ovules et les spermatozoïdes des fumeurs sont de moins bonne qualité, nous en avons déjà parlé. Chez l'homme, une étude chinoise menée sur des centaines de patients stériles a montré que le tabagisme affectait le volume, l'acidité, la densité de l'éjaculation, la viabilité et la vitalité des spermatozoïdes. Rien que cela !

Par ailleurs, la nicotine est un excitant réputé pour maintenir les fonctions de vigilance en alerte. Les ex-fumeurs en cours de sevrage se plaignent souvent de troubles de la vigilance, mais ils s'estompent au fil du temps. En outre, surveiller son hygiène de vie évite cet écueil : les tabacologues conseillent notamment de manger plus de fruits et de légumes pour leur richesse en vitamine C. Autres recommandations : pratiquer un sport pour bien dormir, se coucher et se lever à des heures régulières. Une récente enquête publiée par *Tobacco Control* a montré qu'au sein d'une entreprise, les moins productifs sont les fumeurs, bien avant les ex-fumeurs (un an après leur sevrage) et les non-fumeurs.

Mieux souffler ses bougies

Les bienfaits de l'arrêt du tabac s'accroissent au fil des années. Au bout d'un an, le risque d'accident vasculaire redevient le même que pour un non-fumeur et le danger d'infarctus diminue de moitié. Tout cela parce que le sang se fluidifie, la tension diminue et les artères sont plus souples. Le spectre de l'athérosclérose s'éloigne également, or cette maladie est incriminée entre autres dans l'apparition de troubles de l'érection. Ne plus fumer, c'est donc être plus en forme à tous les points de vue... Les femmes ne sont pas en reste : le tabagisme avance l'âge de la ménopause de 2 ans en moyenne, mais ce risque s'estompe après plusieurs années de sevrage. Bien des fumeuses de quarante ans devraient y penser pendant qu'il en est temps !

Passé le cap des 5 ans, le risque de cancer du poumon commence lui aussi à diminuer. Il est divisé par deux après 10 ans, tandis que la probabilité d'un cancer des lèvres, de la bouche et du pharynx n'est plus supérieure à celle d'un non-fumeur. De même sur le plan cardiaque, où l'on oublierait presque que l'ex-fumeur a été otage de la cigarette. Toutefois, le risque d'infarctus du myocarde demande 5 à 20 ans pour retourner à un niveau normal, selon le nombre de paquets fumés et la durée de la dépendance.

La bronchite chronique obstructive concerne surtout les consommateurs de longue date. Cette maladie est définie par le fait de tousser et de cracher le matin au moins trois mois par an durant deux années consécutives. Elle apparaît généralement après 20 à 25 années passées à fumer un paquet par jour : en effet, une bronchite chronique simple se transforme inéluctablement en bronchite chronique obstructive et en insuffisance respiratoire après quelques années, d'où un essoufflement à l'effort, puis lors des actes de la vie courante de plus en plus simples, comme marcher, s'habiller ou se laver. Sans sevrage tabagique, l'essoufflement finirait par devenir permanent, annonçant l'insuffisance respiratoire.

Même avec des milliers de paquets au compteur, les fumeurs ont donc tout intérêt à tenter d'arrêter. Les bénéfices à court, moyen et long terme sont si nombreux qu'ils risquent même de se demander rapidement pourquoi ils ne se sont pas décidés plus tôt ! L'espoir est permis, même pour les très gros fumeurs. Et comme chacun sait, l'espoir fait vivre. Tout le contraire du tabac...

Source : Institut national de prévention et d'éducation à la santé.

LES FUMEURS NE FONT PAS DE VIEUX OS

Incontestablement vrai !

Il en aura fallu du temps pour que le tabac soit désigné comme problème majeur de santé publique et fasse l'objet de réglementation visant à réduire sa consommation ! Ses innombrables méfaits ont fini par avoir raison de son statut privilégié d'icône branchée, symbole d'émancipation et de liberté. Aujourd'hui, on l'attaque de toutes parts à coups d'augmentations de tarif et de campagnes de prévention choc. En réaction, de plus en plus de voix s'élèvent contre ces mesures : les professionnels qui vivent de son commerce sont inquiets (leurs problèmes économiques doivent d'ailleurs être pris en compte), les consommateurs dépendants refusent de se voir imposer un sevrage brutal non choisi, tandis que certains chroniqueurs n'hésitent pas à brandir la menace d'un monde aseptisé et autoritaire.

On peut discuter des heures sur la forme et le bien-fondé de la politique antitabac menée ces dernières années. Mais sur le fond, notre sang de médecin ne fait qu'un tour lorsque nous voyons apparaître des questions susceptibles de « semer le doute ». Le tabac est-il à ce point dangereux ? N'a-t-il pas tout de même quelques vertus ? On assène même que c'est le goudron qui est dangereux, et pas la nicotine ! Avec en point d'orgue, le sempiternel « il faut bien mourir de quelque chose ». Hippocrate doit se retourner dans sa tombe !

Tabac de petite vertu

Fumer tue, c'est un fait scientifique incontestable. Certains scientifiques prétendent que le tabac a malgré tout quelques vertus. Une analyse de quarante-quatre études parue dans les

Annales de neurologie en 2002 a montré que le risque de maladie de Parkinson était réduit de façon significative chez les fumeurs comme chez les consommateurs réguliers de café. Hélas, le mécanisme de cette action protectrice n'est pas encore très bien connu. Si l'utilisation de la caféine est étudiée dans le cadre du traitement de la maladie de Parkinson, le tabagisme est bien trop toxique pour être proposé en thérapeutique. Il n'est donc pas question de laisser croire que les dangers du tabac sont compensés par cet effet protecteur sur la maladie de Parkinson ! Tout au plus peut-on espérer découvrir quels principes actifs du tabac sont à l'œuvre, afin de pouvoir les isoler, puis les utiliser à des fins thérapeutiques. Un espoir bien mince face aux lourdes certitudes sur les conséquences néfastes du tabagisme !

Il est également exact que la nicotine possède des actions neuropsychiques multiples : elle favorise la concentration et la mémoire, a un effet anxiolytique, parfois euphorisant. Les régions du cerveau qu'elle stimule sont même à l'origine d'une sensation de plaisir. Des phénomènes neurologiques positifs en apparence, mais, dans les faits, ils aboutissent malheureusement à une réelle dépendance pharmacologique, celle qui fait que c'est si dur d'arrêter...

Ne pas mourir de n'importe quoi

Quant à l'idée qu'il faut bien mourir de quelque chose, le tabagisme modifie très nettement les lois du hasard en la matière. Nul besoin d'essayer pour s'en convaincre : il suffit de lire une impressionnante étude démarrée en 1948, publiée dans le *British Medical Journal*. Pas moins de 35 000 médecins anglais ont été suivis et interrogés sur leurs habitudes de consommation de tabac, grâce à des questionnaires adressés régulièrement à plusieurs années d'intervalle. 40 ans après, 95 % des médecins toujours en vie ont répondu à l'enquête. Une première publication, datant de 1984, a été réactualisée en 2004. Les résultats sont édifiants. Ils confirment que le tabagisme réduit nettement l'espérance de vie : cancers, maladies respiratoires et maladies cardiovasculaires se ruent sur les fumeurs, qui meurent précocement trois fois plus que les non-fumeurs (entre 35 et 69 ans). Pas de quoi céder à la fatalité pour autant, puisque l'enquête montre que l'arrêt du tabagisme est efficace. Comme nous l'avons dit, le sevrage permet de réduire et même de supprimer cet écart d'espérance de vie, surtout s'il intervient tôt.

En somme, pour en finir une bonne fois pour toutes avec cette question, il est certain que les fumeurs ne font pas de vieux os. Georges Brassens proposait de « mourir pour des idées, d'accord, mais de mort lente ». Nous vous conseillons, quant à nous, de mourir en (plus ou moins) bonne santé, mais le plus tard possible ! Pour cela, il est indispensable de lutter encore et toujours contre le tabagisme, sans fuir les débats économiques et éthiques. Espérons donc que l'incitation au sevrage restera une priorité de santé publique, au même titre que la lutte contre la pollution industrielle. Les idées ne manquent pas, il serait dommage – et dangereux – de les laisser partir en fumée !

Sources : Doll R., Peto R., Wheatley K., « Mortality in relation to smoking : 40 years' observations on male British doctors », BMJ, *1994.*

Sixième partie

HYGIÈNE DE VIE AU QUOTIDIEN

« L'homme est un loup pour l'homme »

UN BON BÂILLEUR EN FAIT BÂILLER SEPT

Vrai. Et même plus si affinités !

On bâille de fatigue, d'ennui, à s'en décrocher la mâchoire ou aux corneilles. Jusqu'ici, rien d'extraordinaire. Mais certains bâilleurs, qui ne manquent pas d'air, se targuent de pouvoir faire bâiller une assemblée entière ! La croyance populaire, plus raisonnable, se contente de sept « contagions » pour décerner le titre de bon bâilleur.

Tout cela pourrait sembler un rien futile si la médecine ne s'intéressait pas depuis longtemps au bâillement. Dans l'Antiquité, Hippocrate lui attribuait des vertus « évacuatrices », en particulier de la fièvre. Aujourd'hui, on sait que même s'il demeure le plus souvent un réflexe, le bâillement peut aussi être déclenché volontairement pour ses propriétés relaxantes. Sans parler des chanteurs, qui l'utilisent afin d'obtenir une position du voile du palais propice au bon placement de la voix !

Quoi qu'il en soit, se décrocher la mâchoire présente certaines vertus intéressantes et s'avère effectivement contagieux. Nous sommes d'ailleurs prêtes à parier qu'un certain nombre d'entre vous a déjà commencé à bâiller. Pas encore ? Ça va venir...

Un réflexe presque universel, mais inconnu des girafes !

L'être humain n'est pas le seul à bâiller : les chiens ne s'en privent pas, comme la majorité des vertébrés, y compris les reptiles et autres poissons. Curieusement, les girafes seraient les grandes absentes de cette pratique collective. Peut-être sont-elles trop tête en l'air pour cela ? À moins qu'elles ne préfèrent le faire en cachette. Elles sont en tout cas l'exception qui confirme la règle chez les vertébrés. Même les fœtus baillent ! Dès douze semaines, on peut les surprendre en flagrant délit de bâillement sur des images échographiques.

De fait, le bâillement un acte-réflexe et indépendant de notre volonté, dont nous ne pouvons que partiellement modifier le déroulement. Imaginez maintenant celui-ci filmé au ralenti : bouche bée, vous allez assister à une succession de contractions musculaires parfaitement orchestrées. Rien ne vous empêche d'ailleurs de les reproduire au fil de votre lecture... Elles démarrent par une large ouverture de la bouche, suivie d'une inspiration ample avec ouverture du larynx et contraction du voile du palais – si prisée par les chanteurs – associée à une contraction des muscles de la mâchoire et du cou. La trompe d'Eustache, petit conduit qui fait communiquer l'oreille et l'arrière des fosses nasales, s'ouvre – voilà d'ailleurs pourquoi bâiller peut être utile pour déboucher les oreilles, en avion par exemple – tandis que l'audition diminue un court instant. Au passage, les yeux se ferment et la pression sur le canal lacrymal peut faire perler une larme. On observe ensuite des mouvements d'étirement, puis, après une courte pause interrompant tout mouvement respiratoire, une expiration passive (plus ou moins sonore), accompagnée d'une sensation de bien-être.

Reste une question essentielle, qui vous brûle sûrement les lèvres, surtout si vous venez de bâiller : à quoi cela peut-il bien servir ?

Une histoire à ne pas dormir debout...

On a longtemps prétendu que le rôle du bâillement était d'oxygéner le cerveau. Cette hypothèse, qui reposait sur une inquiétante et peu probable baisse de l'oxygénation cérébrale, est aujourd'hui délaissée par les spécialistes du bâillement, eh oui, de tels spécialistes existent. Ils ont établi que différentes zones du cerveau étaient impliquées dans le déclenchement du bâillement, en particulier le tronc cérébral, lequel constitue en quelque sorte le centre de contrôle des fonctions vitales du corps humain. D'autres centres du cerveau et de très nombreux neuromédiateurs [1] interviennent pour transmettre l'ordre de bâiller aux différents organes intéressés.

1. Les neuromédiateurs sont des substances chimiques qui véhiculent l'influx nerveux entre les cellules nerveuses.

En pratique, on pense aujourd'hui que le déclenchement du bâillement peut être lié à certaines phases de sommeil, notamment le sommeil paradoxal. Ce cycle, au cours duquel on rêve, se caractérise par la modification de nombreux paramètres tels que la pression sanguine ou la fréquence cardiaque. Dans ce cas, bâiller aide à basculer dans un état d'éveil physique en stimulant la pression artérielle, la fréquence cardiaque et l'activité musculaire.

Autre déclencheur possible, le tonus musculaire postural, qui nous permet tout simplement de tenir debout. Le réflexe de bâillement sert alors à maintenir une vigilance suffisante : en effet, nous ne sommes pas supposés dormir debout ni nous écrouler de sommeil ! Selon les informations transmises par les voies nerveuses sur notre état interne ou postural, notre cerveau peut estimer qu'il est temps de nous secouer un peu : il envoie à son tour un ordre aux muscles impliqués dans le bâillement, dont la contraction va nous aider à retrouver un minimum de dynamisme.

Tout se passe donc au niveau du cerveau, ce qui explique que dans certaines maladies neurologiques, les bâillements deviennent anormalement fréquents ou au contraire disparaissent. C'est notamment le cas dans la maladie de Parkinson, en raison du manque de certains neuromédiateurs. Trop bâiller n'est donc pas anodin, d'autant que le bâillement est la première cause traumatique de luxation de la mâchoire ! Le rire, les vomissements et les soins dentaires peuvent aussi en être responsables. Cet accident, impressionnant et douloureux, peut heureusement être réduit facilement par une manœuvre médicale simple. À condition toutefois d'intervenir suffisamment tôt, sans quoi une contracture apparaît, nécessitant de recourir à une brève anesthésie. Mieux vaut donc y réfléchir à deux fois avant de se mettre à bâiller crânement devant un auditoire nombreux...

Le bâillement plus contagieux que la grippe ?

Les progrès de la neurophysiologie ont permis d'élucider en partie la question rémanente de la contagion du bâillement. S'il existe chez tous les vertébrés, girafe exceptée, il semble ne se « propager » que chez les humains, à partir de l'âge de 2 ans environ. Récemment, on a cependant aussi observé ce phénomène chez des chimpanzés. Bien sûr, certains animaux peuvent bâiller en même temps, mais il ne s'agit pas de contagion : il n'y a pas d'interaction des uns sur les autres. Chez l'homme, le phénomène est en revanche nettement collectif, et l'idée qu'un bon bâilleur en fait bâiller sept est tout à fait justifiée. Elle est nommée scientifiquement sous le terme de réplication, plus approprié que la contagion, qui supposerait la transmission d'une substance ou d'un microbe comme le virus de la grippe.

Le scientifique Robert Provine a consacré une étude très sérieuse à ce phénomène de réplication, en analysant le comportement des spectateurs d'une vidéo montrant trente bâillements. Le résultat est concluant : 55 % d'entre eux bâillent dans les 5 minutes, même si le film ne montre pas le bâilleur de face. Pour autant, la réplication ne repose pas seulement sur la vue puisque les aveugles y sont eux aussi sensibles. La seule évocation du bâillement dans un texte peut suffire à le déclencher – peut-être en faites-vous l'expérience en ce moment même – alors qu'une image simplifiée ou un dessin animé n'y parviennent pas.

Tous copieurs ?

De fait, la réplication sollicite des parties bien précises du cerveau, qui ne sont stimulées que dans certains contextes. Le cas du bâillement semble un peu différent d'autres types de comportements comme le rire ou la peur dans lesquels la réplication est également à l'œuvre. Chez l'homme, les comportements d'imitation peuvent survenir dans différentes circonstances – il nous arrive par exemple de reproduire machinalement un geste anodin d'un interlocuteur –, mais nous inhibons en général cette velléité d'imitation, qui peut vite devenir gênante. Lorsque la région frontale du cerveau qui la contrôle est malade, on observe d'ailleurs des troubles de comportement appelés imitations pathologiques, comme par exemple l'écholalie qui consiste à répéter comme en écho tout ce que dit l'interlocuteur.

Mais ne vous inquiétez pas : qu'il s'agisse de votre petit dernier qui répète systématiquement ce que dit sa grande sœur ou de votre mari qui ne peut s'empêcher de bâiller dès qu'il voit quelqu'un le faire, ces comportements n'ont rien de pathologique. Votre fils se calmera certainement dans quelques mois... Quant au cerveau de votre mari, il fonctionne sans doute très bien et ne fait qu'illustrer une propriété découverte en 2003 grâce aux travaux de R. Hari. Ceux-ci ont permis de visualiser, grâce aux techniques d'imagerie fonctionnelle cérébrale, quelles étaient les zone du cerveau stimulées lorsqu'on regarde quelqu'un bâiller. Les résultats confirment que l'une d'entre elles, le sillon temporal supérieur, est spécifiquement activée par le spectacle d'un bâillement, mais reste insensible à un autre mouvement expressif du visage. Il existerait donc bien un mécanisme neurologique propre à la réplication du bâillement.

Il reste alors à savoir pourquoi nous avons tant de mal à ne pas céder à cette imitation. Hypothèse la plus probable : le réflexe est dans ce cas très « puissant » et franchit plus facilement la barrière de l'inhibition. Une autre enquête, datant de 2003, conduite cette fois par Platek, va dans ce sens. Elle a en effet établi que les personnalités empathiques étaient plus sujettes à la réplication du bâillement que les autres. Plus nous nous sentons à l'aise avec nos interlocuteurs, mieux notre réflexe d'imitation fonctionne dès qu'il s'agit de bâiller.

En bref et en résumé avant de s'endormir : le bâillement est un réflexe ancestral destiné a nous maintenir ou nous ramener à un état de vigilance. Un bon bâilleur fait bâiller non pas sept personnes, mais environ 55 % de son auditoire, voire plus si cet auditoire est plein d'empathie envers lui ! De là à déclencher une frénésie de bâillements, il n'y a qu'un pas. Pas d'affolement pour autant : ce type de « crise » peut certes être pathologique ou due à des médicaments, mais elle n'annonce le plus souvent qu'une folle envie de rejoindre les bras de Morphée. Alors bonne nuit...

Source : si le sujet vous intéresse, consultez absolument l'étonnant site Internet du Dr Olivier Walusinski consacré au bâillement : www.baillement.com.

CENT COUPS DE BROSSE CHAQUE SOIR DONNENT DE BEAUX CHEVEUX

Faux. Mais ça peut donner de beaux chevaux !

Afin de nous rendre irrésistibles, nos grand-mères n'étaient pas loin de nous inciter à passer nos soirées à nous brosser. Nous parlons ici de cheveux, bien entendu ! Ce n'est d'ailleurs pas totalement dénué de bon sens : on aurait pu penser qu'en activant la microcirculation du cuir chevelu à grands coups de brosse, on améliorait l'oxygénation des cheveux et donc leur vigueur. En vérité, il n'en est rien. Mais c'est plutôt une bonne nouvelle, à moins de considérer le pelage des caniches comme le sommet de l'esthétique capillaire...

Une idée qui a du chien

Heureusement pour nous, la chevelure humaine n'a rien à voir les poils des animaux ! Chez le chien par exemple, les brossages réguliers offrent nombre d'avantages : ils évitent les nœuds, éliminent poils morts et saletés et stimulent la circulation sanguine cutanée, favorisant ainsi la repousse des poils. Ils permettent aussi de détecter la présence d'éventuels parasites : puces et autres tiques n'ont qu'à bien se tenir !

De plus, contrairement à nos cheveux, les poils d'un animal sont sensibles à la météo. Ils ont tendance à pousser davantage après une vague de froid et à tomber en cas de chaleur. Rien de tel chez nous, personne ne s'en plaindra ! Quoi qu'il en soit, on ne peut donc comparer la chevelure, qui présente surtout un attrait esthétique, avec le pelage qui joue un rôle protecteur vital pour l'animal.

Tout est dans la brosse

Ainsi, contrairement aux poils, brosser des cheveux trop longtemps avec énergie peut faire plus de mal que de bien, surtout si la brosse arrache des cheveux en phase de croissance. Pour un brossage doux, il est préférable d'utiliser une brosse ovale munie de poils insérés dans un coussinet. Les modèles à picots métalliques recouverts de petites boules de cire sont censés aérer les cheveux, mais ont surtout tendance à les arracher au moindre nœud ! Les brosses en poils de sanglier sont préférables.

En conclusion, pour la santé du cuir chevelu, mieux vaut se contenter de brossages modérés en utilisant un matériel adapté. Les poneys et autres équidés sont quant à eux moins à cheval sur la question : comme pour les chiens, des brossages réguliers leurs sont tout à fait bénéfiques et leur assurent un pelage « au poil »...

IL NE FAUT PAS LAVER LES CHEVEUX GRAS TROP SOUVENT

Faux. Mais ils nécessitent un programme « fragile » !

Vous avez les cheveux trop gras et aimeriez les voir changer de régime ? Inutile de ne les laver qu'une fois par semaine, cela ne risque pas d'arranger les choses ! À l'inverse, les laver matin, midi et soir n'apportera rien de bon, à moins de vouloir se retrouver avec un paillasson tout sec sur le crâne ! Alors, que faire ? Tout est une question d'équilibre en matière de cheveux et quelques recettes simples permettent d'améliorer durablement leur santé.

Trop de sébum et boum : c'est la chute !

Les cheveux paraissent « gras » lorsque le cuir chevelu produit plus de sébum que nécessaire. Cette surproduction peut avoir de multiples causes, qu'elles soient héréditaires, hormonales ou liées aux modes de vie. Une alimentation déséquilibrée, trop de stress ou de pollution n'épargnent pas la vitalité des cheveux. Un problème n'arrivant jamais seul, le sébum sécrété en excès est de moins bonne qualité : il ne joue plus son rôle protecteur. En conséquence, des germes et des micro-organismes peuvent élire domicile sur le cuir chevelu, provoquant irritations, démangeaisons et pellicules. Plus grave, l'irrigation sanguine du cheveu peut à terme se dégrader, provoquant l'atrophie des bulbes pileux, avec à la clé un risque de chute des cheveux. En un mot, c'est la totale !

Le mieux est l'ennemi du bien

Afin d'éviter d'en arriver là, pas de mystère : il faut juguler la production de sébum. La première règle est de reléguer les shampooings agressifs bas de gamme aux oubliettes. Utilisés fréquemment, ils sont quasi corrosifs... et sans doute pas étrangers à l'idée qu'il faut éviter de laver des cheveux gras trop souvent. Leur défaut principal est d'éliminer le sébum de façon trop violente et systématique. Or celui-ci est indispensable pour protéger le cuir chevelu des agressions externes, d'où la nécessité de préserver un minimum de sébum de bonne qualité.

Plutôt que de le supprimer sans autre forme de procès – ce qui ne fera qui stimuler davantage sa production –, il est bien plus efficace de chercher à l'améliorer. Bonne nouvelle : il existe de nombreux principes actifs doux censés agir sur le processus d'élaboration du sébum. En toute logique, on les rencontre dans les shampooings dédiés aux cheveux gras, caractérisés par leur pH neutre. Pour profiter au mieux de leurs effets, veillez à bien rincer vos cheveux et à les sécher délicatement : les séchoirs électriques tendance « lance-flammes » sont à proscrire. En revanche, un masque à l'argile peut contribuer à apaiser un cuir chevelu irrité.

Coup de pouce alimentaire

Dans un second temps, on peut s'attaquer à la qualité des cheveux eux-mêmes. Cela peut paraître étonnant, mais tout commence dans nos assiettes ! En effet, la santé de la chevelure dépend directement de l'équilibre micronutritionnel interne. Concrètement, l'alimentation doit être équilibrée et apporter en particulier du sélénium, ainsi que des vitamines C et E, lesquels aident à lutter contre les dégâts causés par le stress, la pollution ou les ultraviolets. Nul besoin de se jeter sur des compléments nutritionnels pour trouver ces éléments : le sélénium est présent dans les poissons, les viandes, les œufs et les céréales ; la vitamine E, dans les fruits oléagineux et les huiles végétales ; quant à la vitamine C, elle abonde dans les fruits et les légumes – à consommer crus de préférence, cette vitamine étant sensible à la chaleur.

Ces aliments sont également conseillés aux personnes dotées d'une peau grasse, laquelle va souvent de pair avec les cheveux gras. Elle se caractérise par un aspect luisant – dû là encore à un excès de sébum –, un teint terne, sans éclat, des pores dilatés, voire des boutons d'acné. Comme leurs homologues capillaires, les peaux grasses cachent une grande fragilité et ne supportent aucune agression. En contrepartie, les ridules mettent plus de temps à apparaître et la peau reste souple en toutes circonstances. De quoi consoler un peu les 20 % de Françaises concernées ! Le type d'épiderme le plus répandu reste les peaux « mixtes », qui sont grasses dans la zone médiane (front, nez, menton) et sèches en périphérie, au niveau des joues et des tempes. Elles ont tendance à tirailler et sont plus propices aux ridules. Rien d'inéluctable cependant : dans les deux cas, des solutions existent.

Prendre sa peau en main

Comme pour les cheveux, les peaux grasses doivent être nettoyés avec des produits adéquats, en particulier au niveau du visage. L'eau ne suffit pas puisqu'elle ne s'attaque qu'aux saletés hydrosolubles. À l'inverse, les savons classiques, du fait de leur grand pouvoir détergent, sont trop agressifs et risquent d'irriter l'épiderme. Pour se protéger, celui-ci augmentera aussitôt la production de sébum, soit l'effet inverse de celui escompté ! Seuls les gels moussants sans savon – il en existe pour les peaux à tendance acnéique – ou les laits de toilette s'avèrent adaptés aux peaux grasses. À condition toutefois de bien les rincer, de préférence avec une eau thermale, plus douce que l'eau du robinet.

Ces soins se montreront d'autant plus efficaces s'ils sont répétés au lever et au coucher. En outre, les dermatologues recommandent aux adeptes du maquillage d'utiliser d'abord un lait démaquillant afin de débarrasser le visage de toute trace de produit cosmétique. Enfin, un gommage par semaine élimine la partie la plus superficielle de la couche cornée, pour une peau en pleine forme.

Pour terminer, cheveux et peaux grasses ne sont pas une fatalité : quelques soins avec des produits bien choisis et une bonne alimentation peuvent en venir à bout sans grande difficulté. Leur fragilité ne doit pas nous inciter à les laver moins souvent, mais au contraire plus efficacement. C'est encore le meilleur moyen de leur faire la peau !

RIEN DE TEL QU'UN JAUNE D'ŒUF POUR FAIRE BRILLER LES CHEVEUX

Vrai. Mais sur la tête ou en omelette ?

En le voyant sagement aligné avec ses camarades dans sa boîte en carton, l'œuf paraît presque anodin et pourtant, il a plus d'un tour dans sa coquille. Depuis longtemps, il symbolise la force, la puissance et même l'immortalité ! Car qu'est-ce qu'un œuf, sinon la promesse d'autres poules et d'autres œufs à venir ? Durant la préhistoire, les hommes plaçaient d'ailleurs des œufs dans les tombes, pour favoriser la résurrection. Chez les Celtes, les Grecs, les Égyptiens, les Tibétains, les Hindous, les Vietnamiens, les Chinois, les Japonais, les Indonésiens et bien d'autres, les légendes racontent que c'est un œuf qui a donné naissance au monde. Quant aux chrétiens, leur menu de Pâques se composait d'une omelette préparée avec des œufs pondus le vendredi saint, afin de protéger des maladies jusqu'aux Pâques suivantes. L'œuf s'adapte donc à toutes les sauces, et pas seulement en cuisine. Nos grand-mères le savaient bien, elles qui prétendaient aussi que son jaune rendait les cheveux brillants. De là à s'en mettre sur le crâne, il y a une coquille que beaucoup hésitent à casser !

Plein (de vitamines) comme un œuf !

Pourtant, la science a bien donné raison à nos aïeules. En effet, l'œuf apporte la plupart des vitamines du groupe B, de la vitamine D, du fer, du sélénium, du soufre et du zinc. Ce sont justement les éléments dont les cheveux ont besoin pour briller de toute leur force, et chacun sait qu'ils le valent bien.

S'il survient une carence en tel ou tel nutriment nécessaire aux cheveux – vitamines B, fer, zinc et acides aminés soufrés notamment –, ils deviennent plus fins, présentent un aspect terne, des pellicules et sont plus exposés au risque de chute. Or ces carences sont plus fréquentes qu'on ne le croit. De fait, de nombreuses circonstances les favorisent : suivre un régime déséquilibré, pratiquer beaucoup de sport, être enceinte ou allaiter son bébé, fumer, boire trop d'alcool, prendre des médicaments tels que les pansements gastriques, avoir un transit accéléré, être soumis à la pollution ou au stress sont autant de causes possibles de carence.

Pour étouffer dans l'œuf d'éventuels déficits en vitamines et en minéraux, ceux-ci sont proposés sous forme de compléments alimentaires censés donner un « coup de fouet » à la chevelure. En effet, c'est d'abord grâce à l'alimentation qu'on peut redonner du tonus à ses cheveux, en comblant les carences qui les avaient rendus raplapla. L'œuf peut y contribuer efficacement, mais plutôt que de se l'étaler sur le crâne, nos grand-mères auraient été plus avisées de le manger. Une bonne omelette est tout aussi efficace qu'une friction capillaire au jaune d'œuf, et tellement plus agréable ! De quoi réécrire un célèbre dicton en ces termes : « On n'a pas de beaux cheveux sans casser d'œufs... »

LA COLÈRE EST MAUVAISE CONSEILLÈRE

Vrai. Un conseil zen pour l'ADN !

Louis-Henri de Pardaillan, marquis de Montespan et cocu le plus célèbre de France au XVIIe siècle, aurait pu mériter la paternité de ce proverbe bien connu. Marié à l'une des plus séduisantes femmes de la cour du Roi Soleil – une certaine Françoise, qui se faisait alors appeler Athénaïs –, le malheureux marquis eut la surprise de trouver sa femme enceinte au retour d'une très longue bataille dans les Pyrénées. Louis XIV, qui n'était autre que le père de l'enfant, dut soustraire la belle Athénaïs à la colère de son époux et l'installa auprès de lui. Conséquence : plutôt que de lui donner un seul rejeton illégitime, elle eut tout le loisir d'en enfanter plusieurs ! Incapable d'oublier cette malheureuse affaire, le marquis passa sa vie à tenter de se venger du roi, ce qui lui valut d'être maintes fois emprisonné et exilé et de mourir seul, sans jamais s'être remarié.

Passeport pour l'accident cérébral

Dans son malheur, le marquis eut néanmoins de la chance puisqu'il vécut jusqu'à 61 ans, une prouesse pour l'époque. Cette longévité est d'autant plus remarquable que la colère n'est pas franchement favorable à l'allongement de l'espérance de vie ! Bien au contraire, une récente étude israélienne a montré que la colère – ou une autre émotion négative –, pouvait déclencher un accident vasculaire cérébral chez les personnes prédisposées. Pour arriver à cette conclusion, les auteurs de l'enquête ont interrogé deux cents victimes d'accident vasculaire cérébral sur leur activité dans les deux heures précédant ce dernier. Autant le dire tout de suite, bien peu étaient en train de pratiquer la méditation zen ! La plupart venaient en revanche de vivre un épisode coléreux ou d'éprouver une forte contrariété. Certes, le faible nombre de personnes interrogées impose de nuancer ce constat. Il n'en reste pas moins que la tendance apparaît assez nettement pour suggérer que la colère est potentiellement dangereuse à court terme.

L'ADN réduit à une peau de chagrin ?

Elle l'est également à long terme, dans la mesure ou le stress qu'elle provoque augmente la sécrétion d'une substance, le cortisol, qui altère nos fonctions immunitaires. C'est d'ailleurs cette fragilisation des défenses immunitaires qui nous rend plus sensibles aux infections, aux poussées d'herpès, etc., en cas de fatigue ou de surmenage.

Mais ce n'est pas tout : le stress peut provoquer des ravages bien plus grave, comme l'ont récemment prouvé des chercheurs américains. Selon leurs recherches, le stress agirait au cœur même du matériel génétique de la cellule, plus précisément au niveau des télomères. Or ces portions d'ADN placées aux extrémités des chromosomes ont une fonction particulière : ils raccourcissent chaque fois qu'une cellule se divise. Lorsqu'ils atteignent une taille trop faible, la cellule meurt. Il existe bien une enzyme – la télophase – capable de réparer partiellement ces télomères, mais l'équipe de recherche américaine a justement remarqué que le taux de cette substance était beaucoup plus faible chez les personnes soumises à un niveau de stress chronique élevé. Autrement dit, plus une personne est stressée, moins elle produit de télomérase et plus la longévité de ses cellules diminue ! À long terme, son espérance de vie risque donc de diminuer. Qui sait si le marquis de Montespan n'aurait pas vécu centenaire s'il avait pardonné à la volage Athénaïs et au Roi Soleil ?

On se détend !

Quoi qu'il en soit, ces deux études nous incite à respirer profondément et de se relaxer quand la moutarde nous monte au nez. Les effets physiologiques d'une séance de relaxation ont d'ailleurs déjà été étudiés et les résultats sont sans appel. Les différents enregistrements – électroencéphalogramme et plus récemment IRM – indiquent que quelle que soit la méthode de relaxation utilisée (yoga, tai-chi-chuan, etc.), le rythme cardiaque se normalise et la tension artérielle baisse. On note également un rythme électrique d'activité volontaire au niveau du cerveau. Plus étonnant, lorsque la personne est bien entraînée, les effets relaxants se poursuivent au-delà de la séance. Ainsi, les pratiquants assidus s'avèrent capables de gérer leur mauvais stress et peuvent espérer jouir d'une longévité accrue. De quoi inciter les coléreux à chasser la haine au profit du zen !

Source : Neurology, Proceedings of the National Academy of Sciences.

LES DENTS BLANCHES SONT PLUS FRAGILES

Faux. Seul le blanc cassé est plus vulnérable !

Un livre entier ne suffirait sans doute pas à détailler toute la symbolique de la blancheur. Plutôt que de nous casser les dents sur ce sujet, contentons-nous de dire qu'elle évoque notamment la pureté et la jeunesse. La croyance populaire s'est peut-être imprégnée de cette signification pour associer la blancheur des dents à leur fragilité. De fait, les dents de lait, souvent bien blanches, ont une durée de vie assez courte. De plus, les prémolaires des enfants, tout aussi immaculées, sont sensibles aux attaques acides des bactéries et s'avèrent donc assez fragiles. Néanmoins, la blancheur n'a rien à voir là-dedans. N'en déplaise aux fumeurs invétérés et aux amateurs de café à haute dose : des dents jaunies ne sont en rien plus solides !

Des bactéries abreuvent leurs sillons

Les prémolaires de nos bambins sont plus exposées aux assauts bactériens, non parce que les vilains germes sont attirés par leur blancheur, mais parce que ces derniers se logent facilement au niveau de leurs puits et de leurs fissures. Les dentistes proposent d'ailleurs de « sceller » ces aspérités à l'aide d'une couche imperméable et translucide, de façon à diminuer le risque de carie. Se colorier les quenottes au marqueur ne changerait donc rien au problème ! Plus sérieusement, l'assurance-maladie propose à tous les jeunes de 13 à 18 ans un bilan bucco-dentaire gratuit. Si ce dépistage révèle la nécessité de pratiquer des soins comme le scellement des sillons dentaires, ils sont pris en charge à 100 % par la sécurité sociale. Une condition toutefois : l'intervention doit être effectuée dans les six mois suivant l'examen.

De quoi éviter aux bactéries de creuser tranquillement leur sillon !

Course à la blancheur

Quoi qu'il en soit, les dents des enfants sont effectivement plus fragiles et plus blanches, sans qu'il y ait cependant de lien de cause à effet. De fait, à l'âge adulte, la blancheur n'est plus synonyme de fragilité. Au contraire, elle devient même un signe de bonne santé dentaire, par opposition au jaunissement provoqué par le tabac ou au teint grisâtre des dents dévitalisées.

Pour autant, rien ne sert de se jeter sur un produit blanchissant. Par exemple, l'utilisation abusive de gels oxygénés, tels qu'on en trouve en vente libre dans les pharmacies, nuirait à l'émail des dents selon les dentistes. En effet, ces produits provoquent de vives douleurs s'ils entrent en contact avec la pulpe de la dent. Ils doivent être utilisés uniquement sur des dents saines. En outre, ils risquent d'altérer l'émail, qui aura alors besoin de quelques semaines pour se reminéraliser.

Afin d'éviter ces possibles désagréments, l'ordre national des chirurgiens-dentistes (ONCD) recommande de consulter son praticien avant d'entreprendre un quelconque traitement à domicile. De même, l'ONCD souligne le risque induit par la répétition de ce type de cure : loin d'améliorer le résultat obtenu, l'utilisation abusive de gels blanchissant abîme encore davantage l'émail. De quoi garder une dent contre ces produits !

Brosse à dents plutôt que brosse à reluire

Le meilleur moyen de conserver des dents bien blanches est d'adopter très tôt une bonne hygiène dentaire. Pour cela, il importe de s'équiper des outils idoines. Bien sûr, tout le monde connaît la brosse à dents et le dentifrice – ou alors c'est inquiétant ! Mais la panoplie du parfait brosseur de dents ne se résume pas à ces deux accessoires. Aussi perfectionnée soit-elle, la brosse à dents ne permet pas d'éliminer totalement la fameuse « plaque », notamment au niveau des espaces interdentaires. D'autant que certains facteurs, comme un alignement incorrect des dents, des gencives abîmées qui dénudent la base de certaines dent, ainsi que la présence d'un implant, d'un bridge, d'un appareil dentaire ou d'un espace vide, favorisent le risque d'accumulation de la plaque dentaire.

Dans ces situations, la brosse jette l'éponge, mais deux accessoires peuvent la suppléer : le fil dentaire pour les interstices réduits et une brossette en forme de goupillon pour les espaces plus importants, au niveau d'un bridge par exemple.

Le premier s'avère un peu délicat à utiliser : après avoir coupé environ vingt centimètres de fil, on enroule les extrémités autour de chaque index, puis on passe le fil ainsi tendu entre les dents, en prenant soin de ne pas léser la gencive. Les premiers essais nécessitent en général un peu de concentration, sous peine de... perdre le fil. Mais on s'y habitue assez vite. Attention toutefois, s'il s'effiloche, ce peut être le signe d'une carie ou d'une couronne abîmée, preuve qu'un contrôle dentaire s'impose.

La brossette se montre plus simple d'emploi, puisqu'il suffit de la glisser dans des espaces interdentaires suffisamment larges. Les seules précautions à prendre consistent à choisir un modèle adapté à son anatomie et à ne pas trop incliner la brossette vers la gencive, afin d'éviter toute blessure.

Citons enfin un dernier outil, véritable champion de l'hygiène bucco-dentaire méritant de figurer dans toute salle de bains qui se respecte : l'hydropulseur. N'en déplaise aux amateurs, cet appareil n'a rien à voir avec un jacuzzi : il s'agit simplement d'une pompe qui envoie de l'eau sous pression à l'aide d'un petit tuyau. Le jet dentaire ainsi créé permet de se débarrasser des impuretés, y compris aux endroits les plus inaccessibles, sans risque de lésions des gencives. Un vrai travail d'artiste, en somme !

En résumé, ne croyez pas que les dents blanches sont plus fragiles, c'est tout l'inverse chez l'adulte. Pour les préserver, une bonne hygiène bucco-dentaire est bien plus efficace que les produits blanchissants. En plus de vous assurer des dents en parfaite santé, elle leur conservera une blancheur quasi idéale. Ensuite, à vous de jouer pour exprimer toute la symbolique du blanc en un sourire...

SE BROSSER LES DENTS TROP SOUVENT LES FRAGILISE

Faux. Vous pouvez vous brosser !

Une fois n'est pas coutume, soyons diplomates : comme le montrent de nombreuses enquêtes et statistiques, nous ne sommes pas, en France, spécialement menacés par un excès d'hygiène dentaire. De fait, notre pays est loin des records en terme d'achats de brosse à dents, et les dentistes doivent encore rappeler à leurs patients négligents l'importance des brossages quotidiens. Expliquer cette particularité française nécessiterait sans doute de nombreux développements sociologiques, mais un premier argument est parfois avancé par certains : ils craignent de fragiliser leur dents par un excès de brossage. À les en croire, la brosse à dents devrait elle aussi être utilisée avec modération. Cette idée reçue a peut-être la dent dure, mais cela ne nous empêchera pas de la balayer d'un bon coup de brosse !

Brossez, éliminez (la plaque dentaire)...

Le brossage sert à éliminer la plaque dentaire, cet enduit transparent composé d'un mélange de salive et de débris alimentaires. Elle constitue un bouillon de culture idéal pour les bactéries qui, nourries par les aliments, prolifèrent et produisent des acides responsables des caries. En outre, si la plaque dentaire n'est pas éliminée très régulièrement, elle se transforme au fil des semaines en tarte. Beaucoup plus dur, celui-ci ne peut être éliminé que par un détartrage effectué par le dentiste. Plus grave encore, la formation de tartre peut provoquer des maladies du parodonte, le tissu qui soutient la dent. Le risque ? Des infections à répétition et un déchaussement des dents. Seul un brossage correctement effectué, au moins deux fois par jour, permet d'éviter ces complications.

... et chassez le sanglier !

La brosse à dents peut cependant être nocive, non par excès de zèle, mais à cause de la qualité de ses poils. Ceux-ci doivent impérativement être souples : trop durs, ils peuvent avoir un effet traumatisant pour les gencives, surtout si elles s'avèrent sensibles. Qui plus est, ils doivent être synthétiques. Les poils de sanglier sont parfait pour les brosses à cheveux, mais doivent être bannis de notre attirail bucco-dentaire. En effet, ils sont creux et peuvent devenir de véritables nids à microbes. Les poils synthétiques sont donc plus hygiéniques, à condition toutefois de renouveler sa brosse à dents tous les trois mois. Passé ce délai, des bactéries risquent de s'installer en nombre parmi les poils, qui ont de toute façon toutes les chances d'être usés à ce stade.

En respectant ces deux règles simples – utiliser une brosse synthétique souple et la remplacer chaque trimestre –, les brossages réguliers ne présentent aucun danger, à moins de confondre dentifrice et pâte à polir.

Le dentifrice est-il toujours une bonne pâte ?

Complément indispensable de la brosse à dents, le dentifrice se compose de nombreuses substances, à commencer par des excipients. Ceux-ci servent surtout de base à la préparation, comme dans les médicaments, mais certains d'entre eux jouent un rôle actif. Par exemple, le xylitol, qui assure à la pâte dentifrice sa fluidité, exerce également un effet préventif contre les caries.

Citons aussi les inévitables arômes, les agents moussants favorisant le nettoyage, sans oublier les agents abrasifs, tels la silice ou le carbonate de calcium. Ces derniers, beaucoup moins durs que l'émail dentaire, ne risquent pas de le rayer. Ils peuvent en revanche s'avérer irritants pour des dents sensibles au collet dénudé. Il convient dans ce cas d'utiliser des dentifrices plus doux.

Autre vedette incontournable dans le dentifrice : le fluor, un principe actif qui fait désormais l'unanimité pour ses effets bénéfiques sur la prévention des caries et son action sur les caries naissantes. Il est accompagné d'antiseptiques, destinés à éliminer les bactéries de la plaque dentaire. Attention, certains d'entre eux, la chlorexidine par exemple, ne doivent pas être utilisés de façon trop prolongée. Ils présentent en effet un risque de coloration des dents et de déséquilibre de la flore microbienne buccale.

Enfin, le dentifrice contient du bicarbonate de sodium, utile pour son action antiacide et « antitache ». Les pâtes blanchissantes en contiennent de fortes concentration. jusqu'à l'excès parfois. Certes, leur efficacité est réelle, mais elles sont trop abrasives pour les dents et risquent de les abîmer à long terme. D'où l'importance d'utiliser ces dentifrices « blanchissants » sur de courtes périodes uniquement.

Traquez les mauvais gestes

Une fois muni de la brosse à dent parfaite et du dentifrice idéal, il reste à passer à l'action. Or le geste de brossage a lui aussi son importance : il doit être à la fois efficace et respectueux ! Rien de compliqué à cela : pour y parvenir voici une technique simple qui a fait ses preuves. Tout d'abord, la brosse doit être inclinée à 45 degrés par rapport aux dents. Elle doit aller de la gencive vers la dent – et non l'inverse –, avec un léger mouvement rotatif. Il est donc impératif de brosser les dents du haut et celles du bas séparément, sans oublier leurs faces internes et horizontales. Le tout dure environ 3 minutes. Cela peut sembler long, mais tout est une question de point de vue : pour un adulte doté de trente-deux dents, chaque dent ayant trois faces, ces 3 minutes ne représentent même pas deux secondes par face !

Pour une efficacité encore accrue, on peut utiliser une brosse à dents rotative électrique. Les spécialistes sont tous d'accord à leur sujet : elles permettent un résultat optimal, meilleur que le brossage manuel. Les accessoires dédiés aux endroits inaccessibles achèveront de parfaire le travail.

Pour conclure, l'excès de zèle dentaire n'est pas dangereux, sauf en cas de brossage trop violent, susceptible d'aggraver des maladies parodontales, ou effectué avec des produits inadaptés. Adieu poils de sangliers et dentifrices abrasifs, bonjour brosse à dents souple, dentifrice doux et brossages réguliers. Ces derniers restent les meilleurs garants d'une bonne santé dentaire. Avec la visite annuelle chez le dentiste, bien sûr, mais il est sûrement inutile de vous le rappeler...

Sources : Institut national de la consommation, Union française pour la santé bucco-dentaire.

IL FAUT GLISSER UNE PLANCHE EN BOIS SOUS LE MATELAS SI ON A MAL AU DOS

Faux. Point de salut pour les planches

Vous vous souvenez certainement de la princesse du conte d'Andersen, capable de sentir un petit pois glissé sous vingt matelas et vingt édredons en plume. Eh bien, il n'est nullement besoin d'être aussi sensible pour percevoir rapidement qu'une planche sous le matelas, bien loin de soulager le mal de dos, s'avère à peine plus confortable qu'un lit de petit pois et mène tout droit à la lombalgie chronique !

La planche aux fakirs

L'idée de la planche en bois doit son origine aux matelas trop mous de nos aïeux. De leur temps, la mode était aux lits mollassons, pour la bonne et simple raison qu'on ne savait pas encore fabriquer de matelas à la fois fermes et confortables. Or un lit qui ne procure qu'un soutien trop faible et mal réparti provoque immanquablement des courbatures le lendemain matin. Le dos n'est pas épargné, puisque la colonne vertébrale n'est pas maintenue dans une position satisfaisante. Faute de matelas plus consistants, certains ont essayé de glisser une grande planche sur leur sommier, afin de compenser la mollesse de leur couche. Cela pouvait apporter un léger mieux, sans véritablement résoudre le problème du confort. Aujourd'hui, l'industrie de la literie a accompli de grands progrès et propose des couchages adaptés à toutes les morphologies. Il est donc temps de laisser les planches aux fakirs : glissées sous nos matelas, elles ne valent que des clous !

Pour s'en convaincre, il suffit de lire les conclusions d'une équipe de chercheurs espagnols qui a étudié l'incidence du type de matelas sur le confort de trois cent treize patients atteints de lombalgie. Durant trois mois, une moitié d'entre eux a couché sur un matelas dur, l'autre dormant sur un couchage moyennement ferme. L'enquête, publiée dans *The Lancet*, a montré que les patients du second groupe se portaient nettement mieux que les autres : ils souffraient moins, que ce soit au lit ou dans leurs activités quotidiennes. À moins d'être masochiste et d'apprécier les douleurs lombaires, la planche ou le matelas trop dur sont à éviter. L'explication est simple : aucun des deux ne respecte les courbures naturelles de la colonne vertébrale. De plus, la pression au niveau des épaules et des hanches est trop forte et entrave la circulation veineuse, d'où le risque de se réveiller ankylosé. Alors, entre l'ankylose des couchages trop durs et les courbatures des matelas flasques, comment trouver le bon équilibre ?

Comme on choisit son lit, on se couche

Les médecins conseillent d'investir dans une bonne literie, certes plus chère qu'une simple planche, mais aussi beaucoup plus confortable et adaptée au repos de l'organisme. À ceux qui rechignent à investir beaucoup d'argent dans un couchage de qualité, rappelons qu'on y passe un tiers de notre vie. C'est bien plus que devant la télé, par exemple !

Pour un couple, les spécialistes suggèrent d'opter de préférence pour un lit de 160 ou 180 cm de large sur 200 de long, au lieu du traditionnel 140 sur 190, surtout si l'un des deux dormeurs est de grande taille et a l'habitude de multiplier les roulés-boulés nocturnes. Le matelas doit être ferme, sans être trop dur. Il n'y a pas de règle absolue dans ce domaine, chaque personne a ses propres préférences. En tout état de cause, il est donc impératif d'essayer longuement son futur nid douillet avant tout achat. De même pour les oreillers d'ailleurs, qui ne doivent être ni trop gros ni trop minces, sous peine de « casser » la colonne au niveau des cervicales. Il existe des oreillers anatomiques qui s'avèrent particulièrement intéressants pour soulager les nuques sensibles.

Une fois trouvé le trio sommier-matelas-oreiller idéal, vous voilà tranquille pour environ 10 ans, durée après laquelle ils devront être changés. Pour jouir de leur confort, il reste toutefois un dernier effort à faire : ne pas dormir dans n'importe quelle position. Certaines d'entre elles, s'allonger sur le ventre notamment, sont très mauvaises pour le dos.

Le lit a bon dos

Le mal de dos est très fréquent dans notre pays : au moins sept Français sur dix en souffrent un jour où l'autre. Bien évidemment, les planches sous les matelas ou les mauvais lits ne sont pas les seuls responsables. Pas question donc de tout leur mettre sur le dos : si cette partie du corps génère si souvent des douleurs, c'est parce que nous imposons en permanence de mauvaises postures à notre colonne. En conséquence, les dépenses médicamenteuses occasionnées par le mal de dos représentent 20 % des prescriptions médicales et pèsent lourd dans la facture de l'assurance-maladie, qui ne roule pas vraiment sur l'or, comme chacun sait. Or de nombreuses pathologies dorsales pourraient être évitées si, en complément d'une bonne literie, nous sollicitions moins notre colonne vertébrale dans nos gestes quotidiens. Nous n'avons pas toujours conscience des contraintes qu'elle subit : à titre d'exemple, les forces qui s'exercent sur le disque intervertébral[1] passent de 25 kg en position allongée à 300 kg lorsqu'on se baisse sans fléchir les jambes ! Imaginez par exemple que vous portiez un enfant de 6 ans sur vos épaules et que celui-ci se transforme subitement en sumotori bien dodu : vous aurez une petite idée de ce qu'endure votre disque intervertébral au quotidien.

Ne tournons pas le dos aux bonnes habitudes

Pour éviter le mal de dos, il importe donc d'éviter de trop solliciter la colonne vertébrale et les muscles dorsaux. Pour cela, nous devrions tous adopter de meilleures habitudes, en commençant par chercher systématiquement un « contre-appui » afin de décharger notre dos.

Lorsqu'on s'assied dans un fauteuil par exemple, il est bon de s'appuyer sur les accoudoirs ou à défaut sur ses cuisses avec les deux mains. En position assise, le dos doit être soutenu par un dossier, les pieds se trouvant au sol ou sur un repose-pieds. Peu importe que les jambes soient tendues, repliées, serrées ou écartées du moment que la position est symétrique.

Pour s'habiller ou mettre une chaussure, autant éviter de jouer les flamants roses en restant sur un pied : il est préférable de s'asseoir et prendre appui sur son siège. De même, inutile de se contorsionner pour ramasser un objet au sol ou en hauteur : il

1. Il se situe entre la cinquième lombaire et la première vertèbre sacrée.

suffit de se mettre à sa hauteur, en s'accroupissant ou en montant sur un escabeau. Quant aux gestes d'hygiène quotidiens (se raser, se laver les dents ou faire sa toilette, etc.), il est temps de bannir la douloureuse position debout avec le dos penché en avant. Autant faire entrer un peu d'aventure dans votre salle de bains en vous prenant pour un mousquetaire ! En effet, la position appelée « fente avant », empruntée aux escrimeurs – un pied devant l'autre, les deux genoux pliés –, est beaucoup plus confortable, surtout si l'on pose une main sur le lavabo pour prendre appui dessus. Elle s'avère tout aussi adaptée pour passer l'aspirateur, donner un petit coup de balai ou bêcher le jardin. Mais attention, au moment de retirer les mauvaises herbes ou de ramasser les poussières, n'oubliez pas de vous accroupir, quitte à poser un genou à terre pour plus d'équilibre. Votre dos vous en sera infiniment reconnaissant !

Une sécurité de poids

Terminons notre tour d'horizon par une position essentielle, appelée « verrouillage lombo-abdomino-pelvien » ou plus simplement « bascule du bassin ». Elle s'avère particulièrement utile lorsqu'on doit réaliser un acte susceptible d'exercer des pressions nocives sur ses vertèbres, comme soulever une lourde charge. Afin de minimiser les contraintes imposées à la colonne vertébrale, il faut essayer de se « grandir ». Pour cela, trois étapes sont nécessaires : rentrer le ventre, basculer le bassin vers l'avant et contracter les muscles des fesses, le tout en expirant. On peut alors porter un objet relativement lourd en le ramenant avec les deux mains le plus près de sa poitrine. Mais attention, adopter la position de verrouillage n'autorise pas tous les excès : tenter de déplacer des objets trop lourds présente des risques de blessures graves. Ne jamais forcer et s'arrêter avant de ressentir une quelconque douleur sont encore les meilleurs moyens d'échapper au mal de dos ! En effet, une fois votre dos touché, le meilleur lit du monde ne pourra rien pour vous soulager.

En conclusion, pour éviter de souffrir du dos, plusieurs éléments doivent être combinés : un couchage de qualité (sans planche cachée sous le matelas !), une bonne position de sommeil ainsi que des postures adaptées. Qu'on se le dise, de telles habitudes ont tout pour faire le lit d'un dos en pleine santé !

LES ENNUIS (DE SANTÉ) NE VIENNENT JAMAIS SEULS

Plus ou moins vrai ! Idée collector

Voici une croyance ancienne qui ne concerne pas uniquement la santé, mais qui peut tout à fait s'y appliquer. Le corps humain est ainsi fait que lorsqu'un problème médical survient, il est susceptible d'en déclencher d'autres, surtout si on traîne pour le traiter. Ce constat repose sur une logique scientifique imparable : plus un organisme est fragilisé, moins il résiste aux nouvelles agressions. Voilà qui pourrait constituer une simple lapalissade si elle n'était illustrée par d'innombrables exemples, le plus flagrant étant sans doute celui des maladies cardiovasculaires. Un accident aigu comme l'infarctus du myocarde frappe rarement par hasard : dans la grande majorité des cas, il découle d'affections préalables (diabète, hypertension artérielle, hypercholestérolémie, obésité, etc.). De même, un diabète mal soigné peut endommager la rétine, un reflux gastro-œsophagien favoriser la survenue d'infections ORL, une otite séreuse provoquer une surdité, etc. Soyons franches, en matière de médecine, les complications sont plus courantes que les miracles. De quoi rendre hypocondriaques les plus flegmatiques d'entre nous, si la théorie des soucis à la chaîne n'avait un corollaire nettement plus positif.

Vite fait, bien fait !

Bonne nouvelle en effet : lorsqu'un problème de santé est rapidement traité, les complications auxquelles il expose ont toutes les chances d'être évitées. En d'autres termes, plus le diagnostic est précoce, moins la maladie risque de s'aggraver, ce qui est plutôt rassurant. Mais il y a mieux encore : les progrès de la médecine moderne ont permis d'identifier un grand nombre de facteurs à l'origine des maladies graves. En surveillant régulièrement ces facteurs, il est donc possible d'intervenir avant même que des troubles ne surviennent, de façon à réduire leurs chances d'apparaître.

Des études ont par exemple montré qu'une diminution de 10 % du taux de cholestérol sanguin, lorsqu'il est trop élevé, atténuait de 20 à 25 % le risque de nouvel accident cardiaque. La normalisation de l'hypertension artérielle limiterait également les récidives et ferait baisser la mortalité par infarctus de 20 %. De même, l'intolérance au glucose évolue souvent vers un diabète, mais on sait aujourd'hui qu'il est possible d'enrayer cette évolution, en modifiant son alimentation – plus de poissons, de fruits et de légumes, moins de graisses animales, de sucreries ou autres sodas – et en pratiquant une activité sportive.

Mieux vaut prévenir qu'avoir des dettes (proverbe asiatique)

La prévention s'avère donc particulièrement efficace en matière de santé et permet de briser la spirale infernale des complications, surinfections, récidives, etc. Malgré tout, elle n'est pas encore suffisamment ancrée dans les mœurs en Occident. Nous aurions sans doute beaucoup à gagner à nous inspirer de nos voisins du Soleil Levant. Là-bas, la prévention est au cœur même de la médecine. Un bon médecin est d'ailleurs considéré comme tel lorsqu'il ne voit que des biens portants. Les consultations étaient même gratuites pour les personnes malades, parce qu'on considérait alors que le médecin avait failli dans sa tâche ! Pour nos collègues praticiens d'Asie, les ennuis de santé des patients peuvent donc provoquer des soucis financiers. Mais ceci est une autre histoire...

En conclusion, il est vrai qu'un problème médical en entraîne souvent d'autres, mais ce n'est pas systématique : le travail des médecins consiste justement à éviter que cela se produise. Pour cela, la meilleure arme reste la prévention, qui passe par un suivi régulier des patients, même lorsqu'ils sont en forme. En tout cas, vous voilà prévenus !

IL NE FAUT JAMAIS RETIRER UN GRAIN DE BEAUTÉ

Idée fausse et dangereuse à se sortir de la peau !

Longtemps considérés exclusivement comme des atouts de séduction féminins, surtout lorsqu'ils attirent le regard sur une région séduisante du corps telle que le décolleté ou la bouche, les grains de beauté font depuis quelques années l'objet d'une attention moins frivole. En effet, on sait que certains d'entre eux peuvent s'avérer cancéreux ou risquent de le devenir. On les surveille donc de près aujourd'hui et les dermatologues conseillent parfois de les retirer.

Mais le doute subsiste dans l'esprit de beaucoup : l'acte chirurgical ne risque-t-il pas de favoriser un cancer ? Ne dit-on pas qu'il est dangereux d'écorcher un grain de beauté ? L'opérer n'est-il pas au moins aussi dangereux ? La croyance populaire a tôt fait d'alimenter un certain catastrophisme en véhiculant nombre d'anecdotes plus ou moins farfelues. Pourtant, le grain de beauté n'est pas à grain de folie : la médecine sait très bien traiter les problèmes qu'il engendre.

Du grain à moudre pour le cancer ?

L'immense majorité des grains de beauté, aussi appelé *nævus*, sont bénins et ne présentent aucun risque d'évoluer en cancer. Ils ne sont dus qu'à des caprices de la pigmentation de la peau, dont les seules conséquences sont esthétiques. Avec plus ou moins de réussite, ajouteraient peut-être Marilyn Monroe ou Cindy Crawford.

Mais plus rarement, il peut s'agir d'une lésion de la peau susceptible de dégénérer en cancer : on parle alors de mélanome.

L'évolution peut en être fatale s'il n'est pas retiré à temps. En effet, s'il franchit une certaine épaisseur de peau, des cellules cancéreuses se disséminent dans d'autres organes, pouvant entraîner des conséquences dramatiques. D'où l'importance cruciale de les retirer à temps, quoi qu'en pense *vox populi*, influencée par un passé trompeur.

Aujourd'hui plus qu'hier et moins que demain

Les spécialistes le répètent inlassablement depuis plusieurs années : l'exposition aux rayons solaires est un des principaux facteurs déclenchant de l'évolution cancéreuse des mélanomes. Mais après-guerre, quand sont apparues la démocratisation des vacances au soleil et la mode du bronzage, les dangers de l'exposition solaire étaient inconnus et les crèmes de protections solaires restaient confidentielles et peu efficaces. Les coups de soleils et le teint d'écrevisse provoqués par des heures de bronzage intensif étaient alors perçus comme une simple rançon du bronzage et de la beauté. Malheureusement, des années plus tard, les dermatologues ont constaté l'augmentation du nombre de mélanomes. Des études ont rapidement montré l'influence majeure des coups de soleils sur le risque de cancer cutané, particulièrement ceux attrapés pendant l'enfance.

Faute d'information suffisante ou par réticence, les patients de l'époque consultaient souvent tardivement, alors que la tumeur avait déjà évolué. Diagnostiqués et retirés trop tard, les mélanomes avaient déjà engendré des métastases. L'intervention n'empêchait donc pas l'évolution du cancer, ce qui a fait naître l'idée – totalement fausse – que l'acte chirurgical lui-même provoquait la maladie. Au contraire, l'intervention peut l'empêcher, si elle est effectuée précocement. Les chiffres actuels le démontrent d'ailleurs. En France, on diagnostique actuellement cinq à dix nouveaux cas de mélanome par an pour cent mille habitants. Dans les pays à population majoritairement blanche, l'incidence double tous les 10 ans, mais la mortalité augmente moins rapidement. Cela tient sans doute aux diagnostics plus précoces, qui permettent de dépister les mélanomes malins avant la généralisation du cancer.

C'est grave, docteur ?

De fait, on connaît désormais beaucoup mieux les critères de risque d'un grain de beauté : ceux qui s'avèrent dangereux peuvent donc être repérés très précocement et retirés avant leur évolution cancéreuse. Soyons claires : ôter une partie ou la totalité d'un grain de beauté ne peut aucunement induire un cancer – pas plus d'ailleurs qu'une écorchure accidentelle, qui inquiète souvent. L'intervention constitue au contraire une mesure préventive efficace et simple.

Certains critères de risques sont facilement identifiable : une modification récente de l'aspect du grain de beauté, un contour irrégulier ou déchiqueté, la présence de plusieurs couleurs, noir et rouge notamment, la tendance à s'étaler ou encore la localisation sur une zone de frottement de vêtement ou de chaussure. En outre, une peau très claire, la présence de nombreux *nævus* ou l'existence d'antécédents personnels ou familiaux de mélanome doivent inciter à une surveillance particulièrement rigoureuse.

Mais attention, ces indices ne sont pas nécessairement synonymes de cancer ! Il est donc inutile de vous alarmer au moindre doute : un éventuel signe suspect doit simplement vous inciter à consulter un dermatologue. Celui-ci procédera à un diagnostic très précis, de façon à établir la nécessité d'une intervention. Celle-ci est le plus souvent très simple et se pratique sous anesthésie locale, comme chez le dentiste. Une fois le grain de beauté retiré, la peau est refermée par quelques points de sutures qui seront ôtés après quelques jours. Par mesure de précaution, les *nævus* retirés sont systématiquement analysés. Là encore, il n'y a donc pas d'inquiétude à avoir : ces contrôles sont habituels et ne traduisent pas une inquiétude particulière de votre dermatologue.

Protection renforcée

Pour éviter les mauvaises surprises, il ne faut pas hésiter à consulter en cas de doute. Mais, répétons-le, la protection contre le soleil reste une mesure de prévention indispensable, quelle que soit la nature des grains de beauté. Bien sûr, elle doit être draconienne en cas d'antécédent de mélanome ou de peau très claire : jamais d'exposition aux heures d'ensoleillement maximum, port de vêtements couvrants et application régulière de crème protectrice d'indice élevé, en particulier après les baignades. Les enfants sont également très sensibles au rayonnement solaire. Il existe désormais des protections adaptées à tous les âges, sans filtre chimique. Il importe de les renouveler toutes les deux heures, sans oublier d'emporter un parasol, un chapeau à larges bords et un tee-shirt. Enfin, un bébé n'a pas sa place sur une plage entre 11 et 16 heures ! Quant aux peaux moins sensibles, elles ne sont pas à l'abri pour autant et ont tout intérêt à se protéger également pour bronzer en toute sécurité.

En résumé, le soleil est bien plus dangereux que le bistouri des dermatologues. L'immense majorité des grains de beauté n'est pas cancéreuse. Quant aux autres, ils sont l'une des rares tumeurs malignes détectable à l'œil nu, et se soignent en quelques minutes par un geste simple. Les grains de beauté ont donc tort d'affoler les foules. Sauf bien sûr quand leur sensualité fait tourner les têtes...

Sources : Mélanome : épidémiologie, diagnostic, critères cliniques et histopathologiques du pronostic, évolution et dépistage, *Faculté de Médecine, U.L.P.-Strasbourg, France Enseignement, 2003.*

LE STRESS FAIT GROSSIR

Un peu vrai. Les estomacs « noués » arrondissent l'abdomen

« Dis-donc, tu n'aurais pas un peu grossi ? Tu as des soucis en ce moment ? » Ce genre de question, souvent posée avec sincérité afin d'aborder un sujet délicat, peut aussi mettre fin à une amitié chez les plus susceptibles ! Évidence absolue pour les uns, mauvais prétexte pour d'autres, l'influence du stress sur le poids fait en tout cas débat. De fait, les mécanismes mis en œuvre sont parfois complexes. Pour nous ôter le poids du doute, tâchons donc d'y voir plus clair.

Un dopant naturel ?

Le mot « stress » vient du latin *stringere, stressus*, qui signifie serré, oppressé. Son emploi dans le langage médical date des années 1960 et s'est très vite généralisé. Ce terme est aujourd'hui synonyme d'anxiété, de tension, mais il désigne au départ une réalité physiologique, observable chez l'homme comme chez l'animal. Il s'agit en effet d'un état réactionnel à une situation de danger, dont le but est de mobiliser les ressources nécessaires pour nous défendre. L'illustration la plus simple du stress est l'accélération du rythme cardiaque face à un péril immédiat : l'oxygénation de nos muscles augmente, nous permettant de courir plus rapidement en lieu sûr – jusqu'à la machine à café après une réunion tendue, par exemple.

La réaction qui commande ce mécanisme débute dans le cerveau. En réponse à un contexte stressant, il envoie l'ordre aux glandes surrénales de secréter de l'adrénaline afin de donner un coup de fouet à l'organisme. D'autres hormones, les endorphines, sont également libérées. Ces substances antalgiques fabriquées par le système nerveux nous aident à supporter une situation douloureuse : elles permettent par exemple aux sportifs d'être toujours plus endurants.

Autre hormone à entrer en action : le cortisol, également fabriqué par les glandes surrénales. Cette substance, à l'origine des médicaments corticoïdes, produit de nombreux effets : elle agit à la fois sur le métabolisme, le système nerveux, le système immunitaire et les sécrétions gastriques. Elle est dotée de propriétés anti-inflammatoires et légèrement euphorisantes. La combinaison de ces différentes hormones en réponse au stress s'avère donc quelque peu « dopante » et peut aider à réussir des examens ou des compétitions sportives. Mais elle devient nocive si le stress est trop intense ou trop étalé dans le temps. Il faut donc le consommer avec modération, les excès pouvant entraîner de nombreuses conséquences indésirables, dont une possible prise de poids.

Du stress au poids, tout est question de dose

Les liens entre le stress et le poids sont multiples. Un stress modéré a un effet stimulant sur l'appétit : l'organisme cherche à engranger des forces afin de pouvoir répondre aux situations dangereuses. Cette tendance a été étudiée chez le rat : même rassasié, il reprend de la nourriture suite à un stress douloureux. Toutefois, l'intensité du stress semble déterminante : une petite angoisse passagère stimule la faim, tandis qu'une très forte émotion a plutôt tendance à la couper. Dans le cas d'un choc important tel qu'un deuil, on note souvent une perte d'appétit. La courbe de poids peut donc varier dans les deux sens selon le type de stress auquel on est soumis.

Quand le stress brouille notre « tour de contrôle »

Si le stress influe sur le poids, c'est parce qu'il perturbe l'équilibre hormonal des mécanismes de régulation de l'organisme, qui permettent normalement d'ajuster nos apports en fonction de nos besoins et de l'état de nos réserves. Par exemple, lorsque notre taux de sucre dans le sang est trop faible, un capteur en informe le cerveau, qui réagit en provoquant une sensation de faim. Un petit grignotage plus tard, le taux de sucre remonte et le mécanisme fonctionne en sens inverse : le cerveau cesse de stimuler l'appétit afin de stopper les apports. Parmi les hormones impliquées dans ce système de contrôle figure le cortisol, dont la production est favorisée par le stress. Les signaux envoyés au « centre régulateur de l'appétit », situé dans l'hypothalamus, peuvent donc être brouillés par l'excès de cortisol et accroître la sensation de faim. Nous mangerons alors trop ou trop souvent, avec à la clé un risque de prise de poids.

Le stress influence également notre comportement alimentaire pour une raison plus facile à comprendre : nous le compensons par la recherche du plaisir procuré par certains aliments, en particulier sucrés. La satisfaction ainsi éprouvée entraîne la libération de neuromédiateurs dans le cerveau, des substances s'opposant aux effets du stress. Il s'agit en quelque sorte d'une version chimique de la consolation.

Le stress fait le lit des kilos

Le stress peut donc perturber nos habitudes nutritionnelles, provoquant un effet sur le poids s'il se prolonge dans le temps. Mais ce n'est malheureusement pas tout : après avoir longtemps pensé qu'il ne faisait grossir que si on y répondait en mangeant plus, nous savons maintenant qu'il peut agir directement sur la graisse, indépendamment de l'alimentation.

Le cortisol est encore une fois en cause dans ce phénomène. Son action locale sur le métabolisme favorise en effet l'accumulation des graisses au niveau abdominal chez les personnes stressées. Curieusement, ces rondeurs touchent surtout les femmes dites minces (il y aurait donc quand même une justice). Différents tests psychologiques ont d'ailleurs montré que les « potelées » semblaient mieux résister au stress que leurs homologues longilignes. Ceci confirme le double impact de l'excès de cortisol : il permet de répondre aux situations de stress, mais constitue aussi un facteur d'augmentation du tour de taille.

Il est donc vrai que le stress fait grossir, mais tout est une question de contexte et de personne. Il est rarement le seul responsable d'une prise de poids, surtout si elle s'avère importante. Stress et prise de poids peuvent être gérés efficacement par la diététique, les moyens médicaux et psychologiques, l'activité physique, etc. De quoi briser le cercle vraiment vicieux du « le stress fait grossir, et grossir donne du stress ».

Sources : Epel E., Jimenez S., Brownell K., Stroud L., Stoney C., Niaura R., « Are stress eaters at risk for the metabolic syndrome ? », New York Academy of Science, décembre 2004.

LE CHAUFFAGE PAR LE SOL EST MAUVAIS POUR LES JAMBES

Plus vrai. Une mauvaise réputation qui ne nous fait pas une belle jambe !

Les professionnels de l'immobilier le savent bien : le plus beau des appartements, même situé dans un quartier très prisé, peut devenir très difficile à vendre, pour peu qu'il soit affublé d'une tare majeure comme une boîte de nuit au rez-de-chaussée, un voisin de palier passionné de reptiles et autres mygales ou, comble de l'horreur, un chauffage par le sol ! Même le meilleur agent immobilier du monde ne pourra contrer les arguments d'une cliente en pleine description apocalyptique de ce qui attend ses jambes si elle reste une minute de plus dans cette usine à varices ! Il est vrai que les chauffages d'autrefois pouvaient en provoquer, mais ce n'est plus le cas aujourd'hui. Il s'agit donc d'une idée reçue à jeter à terre en même temps qu'on envoie au diable les varices.

Amendes pour stationnement prolongé ?

Les varices ne sont sans doute pas le cadeau le plus charmant que la nature ait fait aux femmes. Elles résultent d'un dysfonctionnement de la circulation sanguine. Le cœur propulse le sang dans les artères en direction des organes. Après leur avoir fourni oxygène et nutriments, le sang revient vers le cœur en circulant dans les veines, mais cette circulation veineuse n'est pas propulsée par les battements cardiaques. Dans les jambes, elle fonctionne principalement grâce aux muscles du mollet qui, en se contractant, exercent une compression sur les veines qui propulse le sang vers le haut. Pour lutter contre la pesanteur et éviter tout reflux, les veines possèdent un système de valvules, semblables à des clapets. Or des stagnations du sang dans le réseau veineux surviennent parfois, provoquant une dilatation des veines, qui finit par rendre les valvules inefficaces : les veines étant trop distendues, les valvules n'arrivent plus à se fermer correctement. Le résultat de cette incontinence valvulaire, qui peut être acquise ou congénitale, se fait rarement attendre : des dilatations veineuses apparaissent, formant les fameuses varices.

Pas de veine !

Les symptômes d'une circulation veineuse faiblarde sont nombreux et très fréquents : sensation de jambes lourdes, douleurs, crampes, œdèmes des jambes lors d'une station debout prolongée ou d'une forte chaleur, impatience (besoin de bouger les jambes), etc. Ces troubles ne sont pourtant pas toujours identifiés comme étant d'origine veineuse. Un sondage de l'Institut Louis-Harris a révélé que 43 % des 746 personnes interrogées affirmaient avoir déjà ressenti de tels symptômes, mais que 26 % seulement déclaraient spontanément souffrir d'une maladie veineuse. Un effort d'information s'impose donc certainement dans ce domaine, d'autant que les facteurs d'aggravation de la maladie sont multiples.

De nombreuses situations favorisent la stagnation du sang veineux : rester longtemps debout, être soumis à une pression s'opposant au retour veineux, comme dans le cas d'une grossesse ou d'obésité par exemple. La dilatation veineuse peut également être favorisée par l'absence d'activité physique. Le simple fait de marcher est d'ailleurs un bon stimulant de la circulation veineuse, grâce à la pression de la plante des pieds et les contractions des muscles qui propulsent le sang vers le haut.

En revanche, la chaleur contrarie le mouvement du sang dans les veines. Le calibre de celles-ci dépend du tonus de leur paroi, laquelle est constituée de couches comprenant notamment des fibres musculaires. La chaleur provoque un relâchement de ces fibres, donc une diminution de leur tonus. Faute d'une contraction suffisante, les veines se « relâchent » quand la température augmente et le sang stagne plus facilement. De là à conclure que le chauffage par le sol ne peut qu'aggraver le phénomène, il y a un pas que beaucoup franchissent, même sans avoir les jambes lourdes.

Les sixties, une période un peu trop chaude

En fait, tout est une question de température. La mauvaise réputation du chauffage par le sol est due aux systèmes de chauffage datant des années 1960, dont les températures très élevées au niveau du sol, proches des 35 °C, provoquaient effectivement des symptômes d'insuffisance veineuse, ainsi que des maux de tête.

À l'époque, une telle température était nécessaire pour obtenir une chaleur moyenne suffisante dans les pièces. Mais, depuis les années 1980, les fabricants ont inventés de nouveaux procédés, notamment des planchers chauffants par eau dits « à basse température » dont la température au ras des moquettes n'excède pas 28 °C.

À la demande de ces fabricants, une étude sur le retentissement de ces systèmes modernes sur la santé a été menée en collaboration avec la Société européenne de phlébologie. Cette enquête a surveillé l'évolution de l'état veineux de quatre-vingt-quatre patients soumis à ce type de chauffage pendant dix mois. Les résultats sont clairs : aucune influence néfaste n'a été notée sur les différents paramètres évalués. Par conséquent, le chauffage au sol basse température ne peut plus être considéré comme un facteur de risques de la maladie veineuse. Il serait dommage de prendre cette évolution technologique positive par-dessus la jambe !

Pour conclure, il est vrai que les anciens procédés de chauffage par le sol étaient nocifs pour la circulation veineuse, mais les installations modernes ne justifient plus ces réticences. On peut d'ailleurs se réjouir de voir des professionnels prendre la peine de faire valider médicalement la bonne tolérance de leurs innovations. En tout cas, vous n'aurez plus d'excuses pour prendre vos jambes à votre cou en entendant un agent immobilier parler de chauffage par le sol...

Sources : Sondage réalisé par l'Institut Louis-Harris auprès de 746 personnes de 30 à 70 ans, en activité professionnelle ou récemment retraitées, Angéiologie, *2003.*

LES TACHES BLANCHES SUR LES ONGLES SONT DUES À UN MANQUE DE CALCIUM

Faux. Même si on le défend encore bec et ongles !

Les ongles sont révélateurs de notre mode de vie : leur aspect reflète notre âge, notre activité, notre coquetterie, notre nervosité, notre niveau d'hygiène. Comme les cheveux, les yeux ou la peau, ils constituent une zone frontière entre le corps et l'extérieur, susceptible de refléter une maladie ou de connaître ses propres pathologies. L'apparence des ongles est bien souvent source de commentaires sur leur longueur, leur solidité, leur forme, leur couleur. En particulier, la présence d'éventuelles taches fait l'objet de longues discussions entre copines, et parfois de diagnostics éprouvés depuis deux générations minimum ! Classique parmi les classiques, l'idée qu'elles révèlent un manque de calcium est pourtant infondée et mérite un sérieux coup de griffe.

Explorez la matrice

Les ongles ont beau alimenter les conversations, on ignore le plus souvent comment ils poussent. À défaut d'en connaître les détails sur le bout des ongles, examinons-les de plus près. L'ongle est une « annexe » de l'épiderme formant une sorte d'écaille à l'extrémité des doigts et des orteils. Comme les cheveux, il est composé de kératine disposée en lames étroitement accolées, lesquelles sont fabriquées dans la matrice. Il pousse donc régulièrement à partir de cette zone qui le rattache à la phalangette, avec une particularité : à la différence du reste de l'épiderme, l'ongle ne se desquame pas et peut s'allonger indéfiniment tant qu'il ne se casse pas ou qu'on ne le coupe pas. Le record actuel de longueur est détenu par une Américaine, qui n'a pas coupé ses ongles de mains depuis 1979. Résultat : chacun de ses ongles dépasse les 70 cm, pour une longueur totale de plus de 7,5 mètres ! Aux dernières nouvelle, sa manucure s'apprêterait à publier sa biographie en dix volumes – un par doigt sans doute !

Des champignons mais pas de calcium

Plus sérieusement, si l'ongle lui-même est fait de cellules « mortes » comme la couche cornée de la peau, la région qui l'entoure et le supporte est très vascularisée, à commencer par la matrice elle-même. De ce fait, les ongles peuvent subir des modifications liées à une pathologie globale, bien que, la plupart du temps, d'autres symptômes s'avèrent nettement plus révélateurs. Il arrive pourtant que les ongles montrent un signe caractéristique. L'apparence de l'ongle peut notamment traduire une anémie, une insuffisance cardiaque ou respiratoire. Un aspect irrégulier ou piqueté peut découler d'une maladie dermatologique, de type eczéma ou psoriasis.

En outre, des colorations peuvent être provoquées par certains médicaments, mais surtout par des champignons. Ainsi, un ongle jauni, qui s'effrite, s'épaissit ou se décolle, a de fortes chances d'être victime d'une onychomycose. Ces champignons toucheraient environ 4 millions de Français adultes, mais seulement un million en aurait connaissance ! C'est d'autant plus regrettable que la maladie est contagieuse, non seulement pour soi – d'autres ongles peuvent s'infecter, y compris ceux des pieds –, mais aussi pour ses proches. En cas de doute, sachez qu'une onychomycose n'a aucune chance de disparaître spontanément : un avis médical s'impose donc.

Le mystère de la tache blanche

Venons-en maintenant à notre fameuse idée reçue et soyons explicites : les carences en calcium ne provoquent pas la moindre tache blanche sur les ongles, quoi qu'on en pense. Les causes des déficits calciques peuvent être multiples et provoquent toutes sortes de symptômes – crampes, fourmillements, crise de tétanie, anomalie de la calcification osseuse, perturbations de l'activité cardiaque –, mais laissent nos ongles de marbre.

Pour comprendre l'origine de ces taches, replongeons dans la matrice : cette usine produit des lames de kératine étroitement superposées, mais des accidents de fabrication sont possibles. Il arrive que deux lamelles se décollent sur une petite surface : c'est ce petit défaut qui provoque la tache blanche, qui est en fait une perte de transparence. Il n'y a donc pas plus de mystère là-dessous que de manque de calcium.

Ces taches sont sans gravité, elles disparaissent en poussant avec l'ongle et ne traduisent aucune maladie ! Bien sûr, si vous cherchez à battre le record des ongles les plus longs du monde, vous risquez de les avoir un moment sous les yeux. Mais gageons que ce ne sera pas votre principal problème au quotidien...

LE TRAVAIL C'EST LA SANTÉ

Vrai et faux. Tout dépend pour qui !

La plupart d'entre nous ont chanté un jour ce refrain, en s'époumonant sur « rien faire, c'est la conserver ». La célèbre chanson d'Henri Salvador défend l'idée – largement partagée d'ailleurs – qu'il faut user du travail avec modération. À l'évidence, bosser quinze heures par jour a peu de chances de s'avérer bénéfique pour la santé. Mais le travail est-il dangereux pour autant ? S'agit-il d'une maladie de notre époque ? Protège-t-on sa santé lorsqu'on ne travaille pas ? Autant de questions qui méritent que nous nous retroussions les manches pour y apporter des réponses précises. Au boulot !

Le travail : une maladie qui ne date pas d'hier

À l'époque d'Hercule, le travail s'effectuait déjà à des cadences infernales. La pénibilité et la dangerosité des conditions de travail de nos ancêtres n'avaient en tout cas rien de mythologique, et provoquaient vraisemblablement de nombreuses maladies, sans parler des accidents. Gageons que les esclavagistes ne s'y attardaient pas trop.

En France, il fallut attendre 1775 pour voir apparaître la première description médicale d'une maladie professionnelle. Il s'agissait du cancer du scrotum chez les ramoneurs, provoqué par le frottement sur les bourses des cordes imprégnées de suie, utilisées pour descendre dans les conduits. Cette pathologie liée au travail était suffisamment courante pour être enseignée en tant que telle aux étudiants en médecine de l'époque.

Sur le plan législatif, les premières réglementations sur le travail des enfants furent adoptées en 1841, ce qui n'empêche pas ce problème de rester d'actualité dans nombre de pays. Une autre avancée significative eut lieu en 1919, avec le vote des premières lois sur les maladies professionnelles. Le texte comportait les célèbres tableaux qui définissaient les différentes pathologies reconnues et octroyaient aux victimes le droit à une prise en charge particulière. Depuis ces débuts, les connaissances, l'enseignement et l'organisation de la médecine du travail ont évolué, pour aboutir au système actuel.

Accidents et maladies : un duo meurtrier

« Maintenant dans le plus petit village
les gens travaillent comme des sauvages
pour se payer tout le confort.
Quand ils en ont, ben ils sont morts. »

Malgré les progrès accomplis, le travail reste une cause importante de problème de santé, qu'il s'agisse des accidents auxquels il expose ou des maladies qu'il entraîne. Les statistiques publiées par la Caisse nationale d'assurance-maladie (CNAM) sur les travailleurs salariés pour l'année 2000 permettent d'en évaluer l'ampleur.

Le nombre d'accidents du travail a légèrement reculé par rapport à l'année 1999, mais il reste élevé, avec 743 435 mésaventures recensées et surtout 730 décès. Tous les métiers ne sont pas égaux face au risque d'accident, loin de là ! Les secteurs d'activité les plus concernés sont le bâtiment et les travaux publics – avec 191 décès à eux seuls ! –, l'alimentation, la métallurgie et les transports, qui ont causé 162 décès. Les causes principales de ces accidents sont les chutes, les incidents de manutention manuelle ou avec des machines et les électrocutions, moins nombreuses mais souvent graves.

Les maladies professionnelles ont quant à elles atteint le chiffre de 21 697, avec 684 décès, soit une augmentation annuelle de 30 %. La métallurgie figure encore parmi les plus touchés – elle détient même le triste record du nombre de cas et des décès –, le bâtiment et les travaux publics, l'alimentation, l'industrie du bois et de l'ameublement, l'alimentation. Les activités de service, le commerce, les transports sont moins fortement touchés, sans être épargnés pour autant. Toutes branches confondues, les maladies les plus fréquentes sont les affections périarticulaires (problèmes d'articulations), celles dues à l'inhalation de poussière d'amiante, et celles provoquées au niveau du rachis lombaire par le port de charges lourdes.

Ces résultats ne vous donnent sans doute pas envie de foncer au bureau, sauf si vous êtes médecin du travail ! Ils montrent sans conteste la dangerosité potentielle du travail, mais soulignent surtout les inégalités entre les professions physiquement éprouvantes, majoritairement touchées, alors que les emplois de bureau sont moins exposés.

Du cœur à l'ouvrage, mais pas trop

« Hommes d'affaires et meneurs de foule travaillent à en perdre la boule et meurent d'une maladie de cœur. »

Les statistiques de la CNAM n'évoquent pas les maladies cardiovasculaires et le stress. On peut s'en étonner lorsqu'on connaît leur fréquence et leur retentissement, puisqu'elles sont la première cause de mortalité après 50 ans. Mais la raison de leur absence est simple : il est difficile d'établir l'origine exclusivement professionnelle d'une affection cardiaque, dans la mesure où le stress lié à l'environnement professionnel n'est qu'un des facteurs de risque parmi beaucoup d'autres, tels que le tabagisme, l'excès de cholestérol, l'obésité, etc.

Des chercheurs californiens ont cependant chercher à évaluer par écho « Doppler » l'impact du stress professionnel sur l'état des artères carotides, celles qui irriguent le cerveau, de 573 hommes et femmes. Ces derniers ont rempli des questionnaires permettant de situer leur niveau de stress sur une échelle précise, allant de 0 à 100 %. En recoupant les réponses obtenues avec les mesures effectuées, l'équipe de recherche a pu établir un corrélation partielle entre un haut niveau de stress et l'apparition de signes d'artériosclérose, une maladie qui obstrue les artères et prédispose au risque d'accident vasculaire et d'infarctus. En effet, 36 % des hommes occupant des fonctions particulièrement stressante présentent ces symptômes, contre seulement 21 % de ceux qui exercent un métier plus relax. De plus, un pourcentage de stress de 90 % entraîne 2,5 fois plus de risque d'être victime d'artériosclérose qu'une « zen attitude » plafonnant à 10 %. En résumé, plus un homme est stressé, plus ses artères risquent de se boucher ! Les femmes semblent épargnées par les répercussions du stress, en tout cas au niveau de leurs artères. Qui a dit que les hommes n'avaient pas le cœur sensible ?

Bien sûr, il faudrait analyser plus finement les autres facteurs de risques liés au mode de vie chez ces hommes stressés – leur tendance à fumer, leurs mauvaises habitudes alimentaires, etc. – afin de tirer des conclusions plus précises. Mais il semble bien que chez les hommes, le stress professionnel soit directement associé à un risque vasculaire plus important.

Attention à la surchauffe...

« Les prisonniers du boulot ne font pas de vieux os. »

Outre les maladies cardiovasculaires, le stress a de multiples conséquences, à tel point que le psychanalyste américain Herbert J. Freudenbreger a inventé, dans les années 1970, le concept de « burn-out » pour décrire un syndrome directement lié au stress professionnel, initialement observé chez les professionnels de santé. Le terme a été emprunté à l'aéronautique : un burn-out désigne un accident dû à l'épuisement de carburant, qui provoque une surchauffe des moteurs avec risque d'explosion. En France, on parle de syndrome d'épuisement professionnel, que les Japonais nomment *kaloshi*. Il associe de façon variable plusieurs signes : épuisement physique et moral, troubles du sommeil, sensation de découragement, perte de l'estime de soi, démotivation ou encore irritabilité. Au Japon, plusieurs cas de mort subite semblant directement liés à un surmenage professionnel ont même été décrits, preuve tragique que le zèle nippon n'est pas une légende.

Selon différentes publications, le burn-out sévit surtout chez les médecins, les avocats, les enseignants, le personnel de contrôle aérien et le personnel d'encadrement, mais aucune profession ne semble totalement à l'abri. Le profil psychologique joue également un rôle : une tendance au perfectionnisme, à ne pas déléguer, à se surinvestir dans son travail constituent en toute logique un terreau plus propice qu'un laxisme affiché haut et fort. Peut-être y a-t-il un rapport avec le fait que les femmes semblent plus touchées que les hommes, mais nous nous garderons de spéculer en la matière. L'âge ne paraît en revanche pas déterminant : les jeunes diplômés peuvent par exemple être touchés. Au Canada, des programmes de prévention ont d'ailleurs été élaborés à destination des étudiants s'apprêtant à exercer des professions à risques. Signalons également qu'en Île-de-France, un numéro vert destiné aux médecins vient d'être mis en place afin d'aider les praticiens concernés.

En un mot comme en cent, le travail peut donc être synonyme de mauvaise santé. Mais ne vous précipitez pas pour autant sur la première feuille de papier venue pour y coucher votre démission ! En effet, les effets négatifs du travail n'ont rien de systématique. Une activité professionnelle peut même s'avérer bénéfique à bien des égards, à la différence du chômage.

L'idéal impossible : ne pas travailler sans être au chômage ?

« Le travail c'est la santé, rien faire c'est la conserver. »

Quand on travaille trop, il est bon de lever le pied pour souffler un peu. Mais lorsque ce « repos » découle d'un licenciement, il n'a rien de bénéfique pour la santé. C'est en tout cas ce qu'a montré une étude effectuée par l'Institut des sciences de la santé de l'université des technologies de Berlin. Publiée en 2002 par la commission européenne à Bruxelles, cette enquête visait notamment à évaluer l'impact du chômage sur les courbes de mortalité dans les états de l'Union européenne et aux États-Unis. Les résultats sont sans appel : une situation de « plein-emploi » constitue un facteur de baisse de la mortalité, alors qu'elle augmente en même temps que la hausse du chômage. Bien évidemment, c'est dans ce cas la question du niveau de vie qui est posée, plus que la pénibilité intrinsèque du travail. Or les chercheurs allemands ont abouti à la conclusion que la hausse du niveau de vie coïncidait bien avec une augmentation de l'espérance de vie, malgré le retentissement néfaste que les excès de consommation peuvent engendrer. À l'opposé, plus le statut socio-économique est faible, plus le risque de maladie, de handicap, ou de décès augmente.

Finalement, le travail c'est donc la santé, à condition qu'il se fasse sans stress, sans risque, sans fatigue, sans trop de bruit et dans la joie ! Ne rien faire n'est pas une mauvaise idée, à condition de le décider... et d'être assez riche pour pouvoir se le permettre ! Quoi qu'il en soit, Henri Salvador n'a pas fini de nous faire rêver et sa *Chanson douce* devrait être prescrite après chaque journée de travail. Elle adoucirait peut-être certaines mœurs, qui sait ?

Sources : Statistiques des accidents du travail et des maladies professionnelles publiées par la Caisse nationale d'assurance-maladie des travailleurs salariés (CNAMTS) pour l'année 2000 ; Dr James Dwyer, Epidemiology, *2001 ; Pierre Canoui,* Le syndrome d'épuisement professionnel des soignants. De l'analyse du burn-out aux réponses*, Éditions Masson, 2001 ; « Chômage et santé publique », Commission de Bruxelles, 24 mai 2002,* Le Quotidien du Médecin*, mai 2005.*

Le travail c'est la santé*, Maurice Pon, Henri Salvador, 1965, Première Music Group, Sony, disque VER 4781472.*

LES DOUCHES FROIDES SONT BONNES POUR LA CIRCULATION VEINEUSE

Vrai. Question de bon sens !

On prête aux douches froides toutes sortes de vertus : calmantes, raffermissantes, toniques, surtout si on les agrémente de gels moussants aux parfums évocateurs. Pour peu qu'on y ajoute un massage relaxant, des soins de la peau, une journée bien-être dans un institut de beauté et pourquoi pas un séjour en thalasso, de préférence dans une station balnéaire ensoleillée, une simple douche froide peut devenir un vrai moment de bonheur. Certes, il sera alors plus difficile de déterminer précisément ce qui nous aura fait tant de bien ! Heureusement, une douche froide peut avoir un effet bénéfique sans aucune fioriture : soulager les jambes souffrant d'une mauvaise circulation veineuse.

Eau froide double effet

Comme nous l'avons dit en évoquant le chauffage par le sol, la circulation veineuse s'effectue sans propulsion cardiaque. Le sang circule lentement, à débit presque constant et peut s'accumuler dans les membres inférieurs, provoquant toutes sortes de désagréments. La chaleur y contribue, en diminuant le tonus des parois veineuses qui se distendent, provoquant parfois des douleurs. À l'opposé, ces parois se contractent lorsque la température diminue. Ainsi, les douches froides constituent un moyen efficace de soulager les jambes, et cela par un double mécanisme. D'une part, le refroidissement crée un réflexe rapide de contraction de la couche musculaire des parois veineuses, laquelle provoque une réduction du calibre et un soulagement quasi immédiat des douleurs dues à la distension. D'autre part, le massage produit par le jet d'eau favorise le retour veineux, à condition d'être dirigé de bas en haut, et de ne pas être trop violent. Il s'agit d'activer la circulation veineuse, pas de se passer les mollets au nettoyeur à haute pression !

La marche dans l'eau froide, effectuée dans un cadre adapté comme un centre thermal ou en bord de mer, s'avère également excellente : elle combine bienfaits de l'eau froide, contractions des muscles des jambes et effet « pulsant » de la plante des pieds.

Multiplier les chances d'avoir de bonnes veines

Douche et marche en eau froide ne sont pas les seuls remèdes préconisés aux personnes souffrant de problèmes de circulation veineuse. L'activité physique est tout à fait recommandée, en particulier la marche, la natation, et les sports de fond en général, qui sollicitent le travail cardiaque et respiratoire. En revanche, les sports provoquant des à-coups ou des blocages respiratoires sont moins conseillés. Tennis et haltérophilie sont par exemple à éviter.

Parmi les autres conseils utiles, citons la surélévation des jambes au repos, la perte de poids ou le bannissement des anciens chauffages par le sol, trop chauds pour les veines sensibles. N'oublions pas la contention, qui constitue un moyen mécanique majeur pour lutter contre la douleur et l'évolution de la maladie veineuse. Le port de bas ou collants exerce en effet une contre-pression qui jugule l'hyperpression veineuse, évitant ainsi la sensation de jambes lourdes par exemple.

Enfin, il existe des traitements médicaux, à commencer par la prescription de médicaments veinotoniques, qui soulèvent des polémiques mais améliorent les symptômes. De son côté, la sclérothérapie agit sur la maladie elle-même : les scléroses sont pratiquées par des angiologues formés à ces techniques. La chirurgie peut également être envisagée dans certains cas. En règle générale, plus la maladie veineuse est traitée précocement, mieux elle peut être contrôlée. Il est donc inutile et peu souhaitable d'attendre que la situation se dégrade. Si le besoin de vous rafraîchir les jambes ou de les surélever se fait sentir, n'hésitez pas à consulter un spécialiste.

En revanche, si c'est juste l'envie d'un séjour en thalasso qui vous démange, continuez les douches froides en attendant, elles vous feront une belle jambe. Une jambe légère, en tout cas.

Mais attention, l'effet n'est que transitoire, même si vous êtes tombés dans l'eau froide quand vous étiez petit.

Sources : Allaert F.-A., Verrieres J.-L., Urbinelli R., « Conséquences médico-sociales de l'insuffisance veineuse diurne et nocturne sur la vie quotidienne des femmes », Angiologie, *1998 ; « La gymnastique vasculaire active (GVA). Principes et technique », Philippe Blanchemaison,* Angiologie, *2003.*

ON DEVIENT FRILEUX EN VIEILLISSANT

Vérité qui plaide pour le plaid

Les différents âges de la vie ont en commun leur capacité à engendrer nombre de stéréotypes. Les enfants sont insouciants, les ados se rebellent, les quadragénaires se mettent aux lunettes et les personnes âgées ont froid au moindre courant d'air. L'image caricaturale de la vieille dame réclamant son châle en frissonnant dès qu'on ouvre une fenêtre ne date pas d'hier. Elle est un peu exagérée, mais traduit cependant un réel besoin physiologique qui apparaît avec l'âge.

Chaud dedans !

Afin de préserver ses fonctions vitales, notre corps doit maintenir sa température centrale aux environs de 37 °C. En dehors des épisodes caniculaires, cet impératif nécessite le plus souvent de produire de la chaleur. Pour cela, l'organisme utilise le métabolisme de base, c'est-à-dire de l'activité des organes chez la personne au repos. Les aliments font office de carburant de la « chaudière » corporelle : leur digestion permet d'assurer le fonctionnement de ce métabolisme. La meilleure source thermique du corps reste cependant l'activité physique, puisqu'elle peut multiplier le rendement du métabolisme par dix ou vingt, à condition de bénéficier d'une énergie suffisante grâce à l'alimentation.

L'organisme cherche également à limiter la déperdition de chaleur, de façon à éviter que toute l'énergie dépensée ne serve qu'à réchauffer l'air ambiant. Lorsque c'est nécessaire, le calibre des vaisseaux sanguins se réduit. La circulation sanguine proche de la peau diminue, ce qui limite les échanges avec l'extérieur : la chaleur est ainsi conservée à l'intérieur du corps, où se trouvent les organes vitaux.

C'est l'hypo qui commande !

Ces mécanismes de régulations sont pilotés par l'hypothalamus, un organe fondamental situé dans le cerveau. Lorsque la température centrale baisse, il déclenche une réaction adaptée, en envoyant par exemple des signaux au système nerveux. Sans nous demander notre avis, l'hypothalamus peut ainsi déclencher de petites contractions musculaires destinées à produire de la chaleur. Le résultat : les frissons et autres claquements de dents, pas toujours agréables mais efficaces ! L'hypothalamus commande également indirectement l'activité de la glande thyroïde, laquelle produit des hormones capables de stimuler le métabolisme afin d'augmenter la production calorifique.

En complément, notre cerveau nous incite à réagir dès que la sensation de froid se manifeste, en nous incitant à bouger, à nous recroqueviller pour limiter la déperdition de chaleur ou tout simplement à nous couvrir et à nous mettre près d'une source de chaleur.

L'influence du temps qu'il fait... et du temps qui passe

L'organisme est donc doté de différents outils de thermorégulation lui permettant de lutter contre le froid. Mais plusieurs modifications liées à l'âge peuvent en altérer l'efficacité. Tout d'abord, le métabolisme de base a tendance à diminuer au fil du temps. Les organes fonctionnent à un plus bas régime et produisent moins de chaleur. Le métabolisme de base d'un homme de 20 ans, mesurant 1 m 73 et pesant 72 kg est d'environ 1 700 kcal par jour. À corpulence égale, il ne s'élève plus qu'à 1340 kcal chez un individu âgé de 75 ans.

En outre, l'activité physique est souvent diminuée chez les personnes âgées, en raison d'un moins bon état des articulations, du sens de l'équilibre, de la fonction cardiaque. La masse musculaire étant moins sollicitée, elle devient moins importante, d'où une baisse des performances physiques qui ne fait qu'aggraver la sensibilité au froid, puisque le réchauffement lié aux mouvements des muscles est moindre.

Enfin, des facteurs hormonaux peuvent également jouer un rôle. En effet, la production d'hormones par la thyroïde peut diminuer de 20 à 50 % après 65 ans, provoquant de multiples conséquences sur la présence de lipides, l'activité cardiaque, et surtout la thermorégulation. Toutefois, cette défaillance n'est pas inéluctable : elle peut être décelée par des examens de sang et corrigée par un traitement le cas échéant.

En conclusion, les personnes âgées sont réellement plus vulnérables au froid et leur besoin de se couvrir n'est pas une lubie, mais la réponse adaptée à un besoin de leur organisme. Aucun doute à ce propos, il faut continuer à les entourer de toute notre attention, qu'on appelle à juste titre « la chaleur humaine ».

ON S'ABÎME LES YEUX EN LISANT DANS L'OBSCURITÉ

Faux ! Il est temps de vous éclairer un peu !

Toujours soucieux de bien faire, les parents n'hésitent pas à ressasser certaines recommandations, persuadés qu'elles sont bonnes pour leurs enfants sans jamais les vérifier. Parmi elles, en voici une qui rencontre un certain succès : « Allume la lumière pour faire tes devoirs, tu vas t'esquinter la vue ! » Nous avons beau nous souvenir que plus jeunes, la pénombre ne nous gênait absolument pas pour lire ou écrire, cela ne nous empêche pas d'imposer à nos bambins des illuminations dignes de Versailles. Cessons d'être de courte vue et éclairons nos lanternes : l'obscurité n'est certes pas confortable, mais elle ne risque aucunement d'abîmer les yeux !

Voir d'un bon œil

Commençons par observer le fonctionnement de la vue. La capacité à distinguer des détails sur une surface visible, entre deux points ou entre deux traits par exemple, est appelée acuité visuelle. Son niveau dépend de multiples paramètres liées au fonctionnement de l'œil. Ce dernier reçoit l'information visuelle sous forme de rayons lumineux, qui commencent par traverser la pupille, laquelle fait office d'obturateur plus ou moins ouvert selon la quantité de lumière ambiante. La « mise au point » est assurée par le cristallin, qui permet l'accommodation, puis les rayons lumineux atteignent la rétine où les cellules nerveuses vont recevoir l'image et la transmettre au cerveau par l'intermédiaire du nerf optique. Par ailleurs, différents muscles assurent les mouvements oculaires, nécessaires à une vision nette et en relief.

Différents éléments peuvent venir perturber ce processus bien rodé, à commencer par le temps qui passe et dont les effets finissent toujours par sauter aux yeux.

Autant en emporte la vue

Inutile de se leurrer, l'œil n'est pas épargné par le vieillissement. Avec l'âge, le cristallin devient moins élastique et commence à perturber l'accommodation, signe que la presbytie n'est pas loin et doit être suivie de près... Il peut aussi s'opacifier et jaunir, perturbant la vision des couleurs et la vision nocturne : on parle alors de cataracte. Le diamètre de la pupille tend également à diminuer au fil des ans, laissant pénétrer moins de rayons lumineux. Au total, le vieillissement de l'œil contrarie l'adaptation à l'obscurité, la vision des couleurs et des contrastes : l'acuité visuelle diminue, pour atteindre environ 6/10 vers 80 ans. Cependant, cette moyenne peut sensiblement baisser à cause de maladies générales (diabète, hypertension) ou oculaires comme le glaucome. En vieillissant, on devient donc plus sensible à la pénombre, ce qui contribue sans doute à accréditer l'idée que celle-ci est dangereuse pour les yeux. En vérité, elle ne fait que souligner la diminution de l'acuité visuelle, dont elle n'est aucunement responsable.

L'œil au bout du rouleau

En revanche, l'obscurité peut provoquer une gêne, notamment lorsqu'on essaye de lire dans une pièce insuffisamment éclairée. Cette sensation traduit plutôt une fatigue visuelle qui peut s'expliquer par différentes raisons.

D'abord, lorsqu'on lit en fin de journée, l'obscurité s'ajoute à la fatigue déjà accumulée depuis le matin. Pour peu que l'on lise allongé, dans une position mal adaptée à la lecture, des tensions musculaires cervicales surviennent et n'arrangent rien à l'affaire.

Ensuite, au niveau oculaire, la faible luminosité implique un effort d'accommodation important et de nombreux mouvements sollicitant les muscles oculomoteurs, ce qui peut provoquer des sensations d'inconfort ou de douleur. La vision peut même se dédoubler quand les muscles travaillent moins bien, et les lignes de textes commencent à se chevaucher. Il ne s'agit bien sûr pas d'une détérioration permanente de la vision, mais d'un simple signal de fatigue. Il est temps d'arrêter sa lecture pour aller faire les yeux doux à Morphée : tout rentre dans l'ordre avec le sommeil

En revanche, lorsque ce type de fatigue survient au bureau, il paraît difficile de faire un petit somme sur son clavier d'ordinateur ! Les médecins du travail insistent d'ailleurs sur l'importance du confort visuel dans l'environnement professionnel. Des normes d'éclairage ont d'ailleurs été définies pour limiter les phénomènes de fatigue oculaire. Au bureau ou à la maison, on conseille notamment de multiplier les sources lumineuses : une en provenance du plafond, une autre située à légèrement à gauche du bureau (pour un droitier) afin d'éviter les zones d'ombre. Là encore, il s'agit simplement d'améliorer le confort, pas de prévenir d'hypothétiques troubles oculaires à plus long terme.

Le soleil tape dans l'œil

Si l'obscurité ne risque pas d'abîmer les yeux, il en va tout autrement de l'excès de luminosité ! En effet, les rayons ultraviolets émis par le soleil – ou les lampes à bronzer – provoquent un vieillissement accéléré du cristallin et une détérioration de la rétine. Trop d'exposition à la lumière du soleil favorise la cataracte et la dégénérescence maculaire, qui est la première cause de cécité des personnes âgées. Il est donc indispensable de se protéger les yeux à l'aide de verres solaires efficaces. Attention aux lunettes « gadget » pour enfants, achetées au rayon jouet : leurs verres foncés obligent les pupilles à se dilater au maximum, mais elles ne filtrent pas les ultraviolets. Au final, ces derniers traversent encore plus facilement la rétine que si l'enfant ne portait pas de lunettes du tout ! L'achat de vraies lunettes de soleil (catégorie 3, norme NF), de préférence chez un opticien, s'impose donc.

Pour terminer, soyons claires : lire dans l'obscurité n'abîme pas les yeux. La vision est bien sûr moins efficace dans la pénombre, surtout si l'on souffre de troubles oculaires, et peut s'avérer inconfortable à la longue. Il est donc possible que votre enfant ait plus de mal à faire ses devoirs sans un bon éclairage, mais il ne s'esquintera pas les yeux !

LES YEUX CLAIRS SONT PLUS FRAGILES

Pas si vrai. T'as d'bons yeux tu sais !

Le pouvoir des yeux bleus en matière de séduction n'est plus à démontrer. Qu'il soit azur, outremer, ciel ou saphir, un beau regard bleuté fait généralement craquer. Non contents d'étaler ce pouvoir séducteur dans les magazines de mode, les heureux élus revendiquent parfois des attentions particulières au nom de la fragilité de leur organe visuel. Pour justifier celle-ci, ils expliquent tout de go qu'étant plus clairs, leurs yeux sont plus fragiles, comme les peaux très claires sont plus sensibles. Mais qu'en est-il réellement : logique implacable ou poudre aux yeux ?

Un regard qui manque de pigment !

Plutôt que de se jeter des fleurs, les possesseurs d'yeux bleus feraient mieux de se pencher sur leur iris. Ce dernier constitue en effet la partie colorée de l'œil et forme un disque troué dont la pupille forme le centre. L'iris se compose de tissu formé de cellules musculaires et pigmentaires. Les premières font varier le diamètre de la pupille par contraction ou relâchement : de cette façon, l'iris joue son rôle de diaphragme régulant la quantité de lumière qui atteindra la rétine. Les secondes, appelées mélanocytes, fabriquent la mélanine qui détermine la couleur de l'iris. Cette substance est également responsable de la couleur de la peau et des cheveux.

Contrairement à ce que l'on pourrait croire, les mélanocytes sont toujours de la même couleur : brun. En revanche, leur quantité varie : plus ils sont nombreux, plus l'iris apparaît foncé et inversement. Lorsqu'ils sont totalement absents, un jeu de transparences et de reflets confère à l'iris une teinte bleutée. La présence de mélanocytes dépend de critères génétiques relativement complexes, ce qui explique que la transmission de la couleur des yeux n'est pas toujours flagrante de parents à enfants. Quoi qu'il en soit, des yeux bleus sont synonymes d'iris dénués de mélanocytes. La question se pose donc : cette absence pourrait-elle les rendre plus fragiles ?

Davantage de maladies ? Mon œil !

Certains prétendent que les yeux clairs sont plus exposés à certaines maladies oculaires, à commencer par la conjonctivite. Cette inflammation relativement courante touche une membrane transparente, appelée conjonctive, qui tapisse l'intérieur des paupières et la partie blanche du globe oculaire. Elle peut découler d'une infection, d'une allergie, d'une irritation d'origine chimique ou physique, etc. Dans sa forme sévère, la conjonctivite peut atteindre la cornée, qui est la paroi transparente tapissant la partie antérieure de l'œil. On parle alors de kératite. Quoi qu'il arrive, conjonctive et cornée sont anatomiquement bien distinctes de l'iris, situé, lui, à l'intérieur du globe oculaire. Il n'y a donc aucun rapport entre la couleur de l'œil et l'apparition de conjonctivites. Les yeux bleus n'y sont pas plus exposés que les autres. Ils peuvent en revanche s'avérer plus sensibles dans certains contextes, en cas de forte luminosité notamment.

Le soleil et l'azur : un couple à risque ?

Le soleil peut avoir un effet très néfaste sur les yeux, quelle que soit leur couleur. L'exposition aux ultraviolets est impliquée dans plusieurs maladies de l'œil, en particulier l'ophtalmie des neiges, la cataracte et la dégénérescence maculaire liée à l'âge (DMLA).

Il y a la neige...

L'ophtalmie des neiges est une atteinte aiguë et très douloureuse de la conjonctive et de la cornée. Elle survient après une exposition à de fortes quantités de rayons infrarouges et ultraviolets, telles qu'on peut en subir en montagne. Le port de lunettes de soleil adaptées est indispensable, notamment sur les glaciers où des verres de catégorie 4 s'imposent, sous peine de risque de lésion très élevé. Celui-ci ne dépend pas de la couleur des yeux, puisque l'iris n'intervient pas dans la protection des couches externes de l'œil.

Le soleil...

La cataracte désigne l'opacification du cristallin situé derrière l'iris. Elle constitue un signe de vieillissement normal, qui touche la quasi-totalité de la population après 75 ans. Mais l'accumulation de rayonnement solaire peut entraîner une survenue précoce. En effet, le cristallin absorbe les UVA et les infrarouges afin d'en protéger la rétine. Il se comporte comme un filtre solaire lui-même sensible aux rayons ultraviolets. Il est probable que son opacification liée à l'âge ait pour effet de mieux protéger la rétine, mais cela n'est pas certain.

Les yeux foncés peuvent en théorie atténuer légèrement cette exposition, puisque les pigments de l'iris absorbent une partie des UVA. Cependant, leur influence reste très insuffisante. De fait, la pupille laisse passer les rayons directement vers le cristallin, que l'on ait les yeux sombres ou non. La cataracte n'est donc pas sectaire envers les regards d'azur. En revanche, elle touche davantage les diabétiques et les personnes atteintes de forte myopie, toujours sans distinction de pigmentation oculaire.

Et la mer...

Quant à la DMLA, c'est une maladie de la rétine, touchant la « macula », la zone de l'œil permettant la vision centrale. La vision périphérique peut être conservée, mais on ne peut plus conduire ni regarder la télévision par exemple. Cette pathologie constitue la cause la plus fréquente de malvoyance chez les personnes de plus de 50 ans. Elle est étroitement liée à la quantité d'ultraviolets accumulés par la rétine et peut survenir bien avant la cinquantaine. La cataracte est d'ailleurs citée comme un facteur de risques, sans doute parce qu'elle découle également d'une trop forte irradiation solaire. Les autres facteurs sont l'âge, la prédisposition génétique, le tabagisme – qui augmente le risque et abaisse l'âge de survenue – ainsi que les yeux clairs, parfois identifiés comme un élément favorisant la DMLA.

Outre ces maladies nécessitant un traitement, il faut aussi évoquer la sensibilité aux fortes luminosités. Plus subjective, elle nous pousse à cligner des yeux, à froncer les sourcils, ou encore à mettre nos lunettes de soleil et s'avère, selon nombre d'ophtalmologistes, plus importante chez les personnes ayant les yeux clairs. Les lunettes de soleil ne sont pas faites que pour la plage ou les croisières dans les Caraïbes !

En bref, les yeux clairs semblent effectivement un peu plus exposés à certaines pathologies, comme la dégénérescence maculaire liée à l'âge, s'avèrent parfois plus sensibles à la lumière, mais ne sont pas réellement plus exposés aux cataractes et encore moins aux conjonctivites. Effeuillons donc la marguerite de risques avant de s'alarmer pour un iris !

Il convient malgré tout de rester raisonnable et prudent : le soleil est dangereux pour les yeux, comme pour la peau. Protégeons-nous efficacement avec de bonnes lunettes de soleil, et tant pis si elles masquent nos beaux yeux !

Sources : Médecine Digest, *XXVI, n° 4, mai 2000 ;* British Medical Journal, *vol. 327, p. 1458-1459.*

Septième partie

PETITS MICROBES ET GROS SOUCIS

« Une infection peut en cacher une autre »

UNE PIERRE DE CAMPHRE DANS LA POCHE SOIGNE LE RHUME

Non prouvé ! Remède ayant pourtant une certaine carrière

Pour trouver une pierre de camphre, il vaut mieux sc munir d'un ouvrage de botanique que d'une pioche et d'un tamis ! En effet, le camphre n'a rien de minéral : il s'agit d'une substance végétale extraite du tronc et des racines d'un arbre cultivé dans les régions tropicales et subtropicales, le camphrier du Japon. On obtient une huile blanche et cristalline à partir de laquelle on peut constituer de petits blocs solides ressemblent à des pierres. Dès le XIIIe siècle, les Chinois utilisaient le camphre comme remède. De fait, il possède des vertus antiseptiques qui lui ont notamment valu la réputation de soigner les infections respiratoires. De quoi faire tousser les spécialistes...

Désinfectant respiratoire ?

Autrefois, on recommandait de conserver une pierre de camphre dans la poche en cas de rhume afin de l'avoir à portée de la main pour la respirer. On pensait en effet que la simple inhalation de cette substance permettait de profiter de ses propriétés désinfectantes, susceptibles de venir à bout des microbes à l'origine de l'infection.

Rien ne vous empêche de le croire, mais le seul problème, c'est que plupart des maladies ORL, dont les rhumes, guérissent spontanément tôt ou tard. Il est donc difficile de savoir si la guérison est due au camphre ou à la simple réaction immunitaire de l'organisme. Aucune étude ne semble être parvenue à démontrer son efficacité sur les pathologies ORL.

Quatre vraies pestes !

Nos ancêtres, en tout cas, ne doutaient pas de son pouvoir. Ils lui prêtaient nombres de vertus, au point de l'intégrer dans la composition du « remède des quatre voleurs ». Ce cocktail médicamenteux avait été ainsi baptisé pendant les grandes épidémies de peste. La légende raconte qu'un petit groupe de voleurs n'hésitait pas à braver les risques de contagion et dévalisait les pestiférés, sans jamais contracter la maladie. Lorsque les quatre malfrats furent enfin mis sous les verrous, on promit de les épargner en échange de leur recette miraculeuse, qui donna ensuite naissance au fameux remède.

En revanche, le camphre est toujours utilisé de nos jours dans de rares applications. Les homéopathes emploient encore parfois la camphora, de l'huile de camphre hautement diluée, pour stopper un début de rhume ou de syndrome grippal, caractérisé par une sensation soudaine de froid intense. On en retrouve également dans certains shampooings antipoux (notamment Ysol 206 des laboratoires Richelet). Enfin, il entre dans la composition de crèmes ou baumes destinés à soulager les infections respiratoires. Mais attention, le camphre a des effets allergisants qui peuvent provoquer un eczéma aigu sur la zone d'application !

En bref, le camphre semble avoir quelques effets positifs, mais ils n'ont jamais été véritablement prouvés scientifiquement et restent limités. Il vaut donc mieux réfléchir avant d'investir dans la pierre...

IL NE FAUT PAS BOIRE QUAND ON A LA DIARRHÉE

Faux. Idée à fuir « en courant »

Le sujet peut en faire sourire certains et a généré son lot de blagues de potaches, et pourtant, la diarrhée est un problème médical qui peut avoir des conséquences graves, surtout si l'on s'en tient à l'idée reçue stupide et dangereuse qu'il ne faut pas boire lorsqu'on en est victime. Au plan médical, on parle de diarrhée au-delà de trois selles molles ou liquides par jour. Certains semblent croire à une analogie entre le fait de boire et la consistance des selles, ils ont tort ! Ce n'est pas ce que l'on boit mais l'infection intestinale qui provoque la diarrhée.

Tous à l'eau

Lorsqu'on souffre de diarrhée, notre organisme se déshydrate rapidement. Il faut donc absolument lui apporter de l'eau ou des solutés de réhydratation, comme Oralyte pour les adultes, Adiaril, Gallialite ou GES 45 pour les enfants. Ces derniers sont particulièrement vulnérables, notamment les tout-petits dont le corps est composé de 70 % d'eau et dispose de très peu de réserves. Les symptômes de la déshydratation sont nombreux et pas toujours simples à déceler chez les plus jeunes, parce qu'ils peuvent être confondus avec ceux d'autres pathologies. Citons une sensation de soif intense, une fièvre, un pouls accéléré, des maux de tête, des vertiges, des nausées et des vomissements. Dans les cas les plus graves, des convulsions et des troubles de la conscience peuvent survenir. Il faut alors appeler sans tarder les secours d'urgence en composant le 15 d'un téléphone fixe ou le 112 d'un portable.

Le plus simple est d'encore d'éviter ce type de scénario catastrophe en prenant toutes ses précautions pour échapper à l'infection, notamment lors d'un déplacement à l'étranger.

Souvenir de vacances

La turista est sans doute pas la dernière chose que les vacanciers souhaitent rapporter de leurs pérégrinations autour du monde. Ce qui ne l'empêche pas d'être assez courante, suffisamment en tout cas pour s'être vu attribuer mille petits noms aux connotations colorées, comme la « diarrhée du voyageur », la « kaboulite », la « Trotski », la « Delhi belli », la « Djerbienne », etc. Quel que soit le sobriquet qu'on lui attribue, elle est toujours d'origine infectieuse, le plus souvent bactérienne. Il lui suffit de quelques jours pour se déclencher et autant pour guérir, assez en tout cas pour gâcher le séjour de ceux qui ne partent qu'une semaine !

C'est le temps dont ont besoin les bactéries qui en sont la cause pour faire leur effet : *Escherichia coli*, shigelles, salmonelles et autres colibacilles entérotoxiques, qui profilèrent généralement à cause d'un manque d'hygiène. Selon une enquête internationale portant sur plus de 700 000 vacanciers, elles s'inviteraient chez 60 % des visiteurs à destination des pays en voie de développement, le Kenya et l'Inde battant tous les records. En France, où l'eau potable ne manque pas, environ 30 vacanciers sur 100 000 en feraient tout de même les frais au cours du seul mois d'août. De quoi se montrer vigilant en toutes circonstances.

Méfiance maximale

Pour limiter les risques de contamination, une première règle s'impose : boire uniquement de l'eau en bouteille décapsulée sous ses yeux. Lorsque c'est impossible, au beau milieu de la jungle par exemple, l'eau doit être longuement bouillie et pourra être consommée sous forme de thé ou de café. En outre, dans les pays tropicaux et subtropicaux, les glaçons, les glaces et les laits reconstitués à partir de poudre sont à proscrire, parce qu'il est impossible de savoir quelle eau a été utilisée. Autre règle à retenir : « le faire bouillir, le cuire, l'éplucher ou l'oublier ». Les laitages et les beurres crus non pasteurisés, ainsi que les viandes hachées, les sauces comme la mayonnaise (à base d'œuf non cuit), les crustacés, les fruits de mer et les poissons crus sont également proscrits.

Si l'on a envie de fruits, mieux vaut jeter son dévolu sur ceux qui sont vendus à l'unité uniquement : en effet, certains vendeurs indélicats injectent de l'eau dans ceux qu'ils vendent au poids afin de les rendre plus lourds ! Là encore, faute de connaître la provenance de cette eau, il paraît préférable de passer son chemin sous peine de le voir se terminer aux toilettes plus tôt que prévu. Les fruits doivent ensuite être soigneusement pelés par vos soins, après lavage des mains.

Enfin, que l'on fréquente les grands restaurants ou dans les modestes bars typiques, les spécialistes des maladies tropicales conseillent d'éviter les plats froids, a fortiori s'ils sont servis sur de la glace pilée. Les crudités sont également à bannir au profit des plats brûlants. De retour dans sa chambre, il importe de purifier l'eau du robinet avant de se laver les dents. Des produits spécifiques – Hydrochlonazone, Micropur, Katadyn, etc. – sont vendus à cet effet dans les pharmacies et certains magasins de sport. Terminons par un dernier conseil simple : évitez d'avaler de l'eau sous la douche. On n'y pense pas toujours, mais on le regrette souvent !

Traitement de choc

Si toutes ces précautions ne suffisent pas à empêcher la turista de sévir, il existe des médicaments antidiarrhéiques efficaces, qui ne bloquent pas brutalement le transit afin de permettre l'évacuation d'un maximum de bactéries indésirables dans les selles. Un pansement digestif peut également suffire en cas de diarrhées peu importantes. Les inhibiteurs du transit intestinal plus puissants, comme le lopéramide, restent néanmoins bien pratiques quand l'accès aux toilettes est un peu compliqué, coincé entre deux hyènes en pleine brousse ou plus banalement entre deux passagers d'un avion bondé.

Quoi qu'il en soit, il ne faut surtout pas se priver de boire en espérant améliorer la situation : on risque au contraire une déshydratation sévère dont les conséquences peuvent s'avérer bien plus grave qu'une semaine de vacances gâchée. On le voit, les dangers de certaines idées reçues sont parfois clairs comme de l'eau de roche !

ON S'ENRHUME PAR LES PIEDS

Faux. Idée à ranger à la cave
(dans une boîte à chaussures si ça vous fait plaisir)

Vous n'avez certainement jamais prétendu de but en blanc qu'on s'enrhume par les pieds. Mais nous sommes prêtes à parier que vous avez déjà interpellé vos enfants d'un « mets tes chaussons, le sol est froid » et autre « ne marche pas pieds nus, tu sors à peine d'un rhume ». La preuve que les croyances populaires peuvent très bien se passer de dicton pour perdurer, même lorsqu'elles sont fausses au point d'en devenir... casse-pied !

Le froid sur le pied de guerre

Nous avons déjà évoqué les mécanisme de thermorégulation qui permettent au corps de se protéger du froid. En cas de nécessité, le flux sanguin périphérique diminue pour conserver un maximum de chaleur aux organes vitaux. Les pieds et les mains sont les premières victimes de ce choix opéré par l'organisme. Dès qu'il fait froid, nous risquons donc d'avoir les pieds glacés, d'autant que d'autres contraintes peuvent contribuer à leur refroidissement. Le port de chaussures un peu serrées risque par exemple d'entraver la circulation. En outre, n'oublions pas que nos pieds doivent nous supporter : ce poids exerce lui aussi une pression qui s'ajoute à celle des chaussures et freine l'irrigation de nos petons.

Froid aux pieds, mouchoir au nez ?

Les pieds ont beau être sensibles au froid, ils ne constituent pas pour autant une porte d'entrée pour les virus. Et surtout pas pour ceux qui provoquent des rhumes. En effet, ils sont transmis aux voies respiratoires par les sécrétions émises lors de la toux, d'éternuements ou par l'intermédiaire de nos propres mains, suite à un contact avec une personne ou un objet contaminé. Autant dire qu'une contagion par les pieds paraît irréaliste, à moins d'imaginer des acrobaties humaines ou virales plutôt originales !

En outre, il est faux de penser qu'on peut se refroidir par les pieds, contrairement à ce que croient nombre de parents. Leur surface n'est pas assez étendue pour refroidir l'ensemble du corps ou le fragiliser. Cela dit, ce n'est pas une raison pour laisser nos pieds se transformer en glaçons ! De nombreux moyens existent pour lutter contre : nous avons même trouvé des chaussons électriques à accumulation de chaleur. Sans aller jusque-là, nombre de matériaux textiles actuels permettent de façonner des chaussettes bien chaudes et douillettes.

Bonnet d'âne pour pieds nus

Au-delà du simple confort, le froid n'est pas anodin pour les pieds : il y a par exemple un risque d'engelures dans certaines conditions associant froid et humidité. Ces lésions très douloureuses sont comparables à une brûlure. N'en déplaise aux éventuels amateurs, courir petons à l'air dans la rosée hivernale n'est donc pas la meilleure idée qui soit.

Signalons enfin que plusieurs sources – non médicales – suggèrent de se couvrir la tête si on a froid aux pieds. L'argument qui soutient cette idée... tient debout : en protégeant le cerveau, on limite le besoin de thermorégulation qui diminue la circulation périphérique. Ce conseil semble très répandu chez les sportifs et les scouts, mais nous n'avons pas trouvé de preuve scientifique étayant cette théorie. En attendant, rien n'empêche d'associer un bonnet aux chaussettes !

Finalement, faut-il cesser de casser les pieds de nos enfants avec des histoires de chaussons ? Pour ce qui est du risque de rhume, certainement ! Quant aux échardes des parquets et aux chocs douloureux des pieds contre les meubles, c'est une autre histoire !

IL FAUT FAIRE BAISSER LA FIÈVRE CHEZ LES ENFANTS

Parfois vrai. Mais l'idée est revue à la baisse

Le scénario est malheureusement bien connu : à seize heures, panique à bord, la baby-sitter téléphone, le petit est brûlant de fièvre et le médecin ne pourra passer que dans la soirée. Le plan rouge est aussitôt déclenché par la nounou : déshabillage, aspirine, gant froid et bain tiède. Un bouclage de dossier express plus tard, retour à la maison : le médecin est passé, il s'agit d'une simple rhino. Il n'y a donc rien de spécial à faire à part des lavages de nez, et des contrôles de température réguliers.

C'est là que les véritables ennuis commencent : les coups de fil se succèdent, et avec eux toutes sortes d'avis contradictoires. La grand-mère affirme qu'il faut faire transpirer le petit bout de chou parce que ça tue les microbes. La mère est certaine qu'il faut des antibiotiques, c'est automatique avec autant de fièvre. Certaines copines ont entendu que la fièvre aidait à guérir, d'autres prédisent des convulsions imminentes. Les cousines : « Donne-lui un bain froid. » Les tantes : « Couvre-le mais fais-le boire », « Donne-lui de l'aspirine », « Non du paracétamol », « Non de l'ibuprofène », etc. Et la nounou : « Faites comme vous voulez, moi je vous laisse... » Pas de panique, nous sommes là pour vous aider à y voir plus clair.

Une question de mesure

La première question à se poser est de savoir à partir de quand l'on peut véritablement parler de fièvre. En médecine, on définit la fièvre comme une élévation de la température centrale de l'organisme au-delà de 38 °C au repos. Elle est déterminée par le centre de régulation thermique située dans le cerveau. Il s'agit d'une réaction fréquente et normale, déclenchée par l'organisme face à une agression infectieuse, comme une maladie virale ou bactérienne. En ce sens, elle diffère du « coup de chaleur » dû, comme son nom l'indique, à l'accumulation de chaleur venant de l'extérieur, même si tous deux se traduisent par une élévation de la température corporelle.

Le meilleur moyen de mesurer la température est le thermomètre à infrarouge à lecture auriculaire. L'affichage du résultat est très rapide, mais attention, la manipulation un peu délicate peut être source d'erreur. Pour une mesure plus précise, la méthode de référence recommandée par les pédiatres reste la prise de température rectale, effectuée de préférence avec un thermomètre électronique. Les bandeaux à cristaux liquides, eux, sont d'utilisation très simple, mais pas toujours fiables.

Tendance baissière

Après avoir mesuré précisément la température de votre enfant et constaté qu'elle excédait 38 °C, une autre question se pose : faut-il chercher à la faire baisser ?

Oui, selon les partisans du traitement systématique de la fièvre, qui redoutent surtout la survenue de convulsions dites « hyperthermiques » (liées à l'élévation de température). Mais qu'en est-il réellement ? Jusque très récemment, beaucoup partageaient leur opinion, mais l'avis des pédiatres est désormais plus nuancé. On sait en effet que les enfants ne sont pas égaux devant le risque de convulsions : il existe souvent une propension familiale. Seuls 2 à 5 % des enfants sont prédisposés, principalement dans la tranche d'âge des 18-24 mois.

En outre, aucun des traitements de la fièvre n'a montré d'effet préventif sur les convulsions. En fait, il semble qu'elles soient provoquées par la montée rapide de la température, plus que par son niveau lui-même. Certains pédiatres pensent donc que la reprise de la fièvre lorsque le médicament ne fait plus effet constitue également un danger, puisqu'un retour trop brutal de l'hyperthermie peut potentiellement provoquer des convulsions.

Dès lors, le traitement systématique de la fièvre n'est plus une règle absolue : tout dépend de la tolérance de chaque enfant et de ses symptômes précis. Pour reprendre la formule de certains pédiatres, on ne traite pas un thermomètre mais un enfant ! Tous s'accordent en tout cas sur un point : les petits qui supportent mal une température même modérément élevée doivent être traités. Les signes annonciateurs sont généralement bien connus des parents : le bout de chou est très abattu, transpire beaucoup, ne s'alimente pas. Cela étant, même lorsqu'elle reste acceptable, la fièvre constitue un symptôme inconfortable, pouvant s'accompagner de maux de tête, de fatigue, d'une diminution de l'appétit, de troubles de la vigilance et de l'humeur, autant de maux qui justifient à eux seuls un traitement.

Pour autant, il faut conserver à l'esprit que l'élévation de la température s'avère être un symptôme utile, qui peut en outre avoir un effet bénéfique sur certaines infections graves. Les pathologies infectieuses sévères sans fièvre ont d'ailleurs un pronostic bien plus mauvais que les autres. On a également remarqué que les antipyrétiques, médicaments destinés à diminuer la fièvre, pouvaient retarder la guérison de différentes maladies virales. Voilà qui contredit à nouveau l'idée que la fièvre doit être combattue systématiquement. Toutefois, il n'existe actuellement aucune preuve formelle démontrant la nécessité de laisser la fièvre évoluer à sa guise.

Chaque cas demande donc une réponse adaptée. En revanche, la recherche de la cause de la fièvre demeure indispensable. Qu'elle doive être traitée ou non, la fièvre est un symptôme à ne pas négliger : elle justifie un examen par un médecin dans la journée ou dès que possible rapidement si l'état général de l'enfant s'avère inquiétant.

Opération « fever »

Maintenant que la fièvre et ses causes sont identifiées, il est temps de passer à l'action. L'Agence française de sécurité sanitaire des produits de santé (Afssaps) vient de publier des recommandations à ce sujet, dont nous avons extrait les principaux conseils à retenir.

Selon l'AFFSAPS, il n'y a pas lieu de donner de traitement en dessous de 38,5 °C. Afin d'établir la cause de la fièvre, il faut contacter un médecin – d'urgence en cas de signes graves : troubles de conscience, lèvres bleutées, taches rouges sur le corps, gêne respiratoire, violents maux de têtes avec vomissements, etc.

Lorsqu'un traitement est nécessaire, l'objectif n'est pas de ramener la température à 37 °C, mais de diminuer les symptômes d'inconfort dus à la fièvre par des moyens physiques et/ou médicamenteux, de façon à soulager l'enfant. Les premiers consistent à découvrir l'enfant, lui faire boire régulièrement fréquemment des boissons fraîches, aérer sa chambre et lui donner un bain, uniquement s'il en a envie. Au rayon médicaments, paracétamol, ibuprofène ou aspirine sont adaptés, à condition de bien respecter le dosage lié à l'âge du petit fiévreux. De plus, attention aux associations de médicaments, elles peuvent vite tourner à l'association de malfaiteurs ! En effet, elles n'apportent rien et compliquent les recherches en cas de réaction allergique. Le paracétamol et le gant froid sur le front restent pour la plupart des pédiatres le traitement de première intention. L'aspirine, en raison de rares mais graves complications observées dans le cadre de certaines maladies virales, ne doit pas être administrée en cas de varicelle ou de syndrome grippal sans l'avis préalable d'un médecin.

Et si, malgré ce plan d'action, la fièvre persiste plus de 24 heures ou que les symptômes s'aggravent, pas d'hésitation : il faut contacter à nouveau le médecin.

En conclusion, les conseils « antifièvre » de mamie, tante Jacqueline ou votre meilleure copine ont tous de bonnes raisons d'exister. Il convient simplement d'agir avec modération et bon sens : la fièvre n'est pas une maladie en soit mais un symptôme, souvent utile, auquel il faut trouver une cause et qu'il faut soulager s'il est mal toléré. La dictature du thermomètre est donc abolie, mais la prudence reste de mise pour les enfants plus vulnérables.

Source : Dossier FMC, prise en charge de la fièvre symptomatique chez l'enfant, Le Généraliste, *28 janvier 2005.*

LE BOUTON DE FIÈVRE EST DÛ A LA FIÈVRE

Faux. Idée qui laisse froid !

Non content d'être douloureux et souvent disgracieux, ce célèbre bouton a en plus le mauvais goût d'être récidiviste : toute occasion est bonne pour qu'il réapparaisse, de préférence à la veille d'un rendez-vous important. Surnommé « feu sauvage » par les Québécois pour la sensation de picotement désagréable qu'il provoque, l'herpès labial est chez nous appelé bouton de fièvre. On l'associe en effet à une hausse de la température, tout en lui attribuant de nombreuses origines, qu'elles soient psychologiques, allergiques, infectieuses, hormonales, etc. Or, s'il y a plus de rapport entre bouton de fièvre et fièvre qu'entre œil de perdrix et perdrix, ce n'est pas une excuse pour passer du coq à l'âne sans raison !

Une histoire de baiser

En vérité, le bouton de fièvre est une infection virale, l'herpès, due à l'*Herpes simplex virus* – HSV pour les intimes – dont il existe deux types. Le premier, prosaïquement baptisé HSV1, est responsable de l'herpès labial, le plus fréquent. Le second – nommé HSV2, vous l'aviez deviné – est à l'origine de l'herpès génital. Les deux pathologies sont donc de proches cousines, bien que l'une soit beaucoup plus taboue dans les conversations.

Comme nombre de virus, le HSV se transmet par contagion directe : un simple baiser dans le cas de l'herpès labial. Son homologue génital se propage le plus souvent par la transmission sexuelle et justifie de prendre les mêmes précautions que pour les autres maladies sexuellement transmissibles, à savoir le port du préservatif.

L'une des particularités du HSV réside dans sa capacité à rester contagieux en dehors des poussées visibles appelées récurrences. On peut ainsi le retrouver dans la salive sept semaines après la guérison, ce qui augmente le risque de transmission. En outre, certaines personnes sont porteuses du virus sans présenter de symptômes et peuvent donc le transmettre en toute ignorance.

Un lever de rideau souvent explosif !

La première entrée en scène du HSV survient le plus souvent pendant l'enfance. On parle de primo-infection, qui s'avère en général très violente, douloureuse et peut s'accompagner de fièvre. Mais cette dernière n'est qu'un symptôme associé, non la cause de l'éruption elle-même. Celle-ci est caractéristique : elle se manifeste par de petites vésicules, semblables à celles de la varicelle, qui finissent par se rompre, puis par sécher avant de disparaître au bout de quelques jours.

Cette primo-infection est très fréquente, la majorité de la population est concernée. Elle est loin d'être dramatique, mais le HSV présente une autre particularité dont on se passerait volontiers. En effet, après son premier coup d'éclat, et malgré la réaction normale des défenses immunitaires, le virus va définitivement s'installer dans l'organisme et se reposer tranquillement, niché dans les ganglions du système nerveux jusqu'à la prochaine représentation. De temps à autre, il se « réveille », se multiplie, et de nouveaux virus cheminent le long du nerf sensitif prolongeant ces ganglions afin d'infecter la zone de peau ou de muqueuse correspondant à ce nerf, provoquant une nouvelle récurrence. C'est en quelque sorte un virus intermittent, dont le spectacle a vite fait de lasser. Seule consolation, les poussées sont en général moins violentes que la primo-infection et diminuent avec l'âge.

Ces récurrences sont orchestrées par différents facteurs déclenchants qui sonnent les trois coups, parfois sans prévenir. Il s'agit des infections virales, des règles, de l'exposition aux rayons ultraviolets du soleil ou encore du stress. Peut-être ces circonstances provoquent-elles une faiblesse momentanée du système immunitaire ou une fragilité locale ? Toujours est-il que certaines d'entre elles sont très classiques et peuvent parfois être anticipées, ce qui permet de prendre un traitement préventif.

Accents tragiques

La plupart du temps, le bouton de fièvre ne présente aucune gravité, en dehors de l'inconfort qu'il engendre. Chez l'adulte, les complications sont rares, mais elles peuvent survenir en cas de maladie associée ou de traitement fragilisant le système immunitaire. L'atteinte oculaire peut notamment s'avérer dangereuse et nécessite une prise en charge rapide. Autre situation plus grave, l'herpès génital chez la femme enceinte en fin de grossesse. Il risque de contaminer le bébé, ce qui nécessite un traitement et l'avis rapide d'un médecin obstétricien.

Pas d'inquiétude cependant, l'herpès labial se contente le plus souvent de nous infliger sa mauvaise pièce pendant quelques jours avant de baisser le rideau. Il existe tout de même des traitements antiviraux par voie orale destinés à atténuer les poussées. Lorsque celles-ci sont très fréquentes (au moins six crises par an), un traitement continu est envisageable. Mais attention, le traitement ne détruit pas le virus, il l'empêche simplement de se répliquer en contenant les poussées sans éliminer l'infection virale elle-même. Enfin, les traitements locaux ont une efficacité plus discutée mais restent très utilisés.

En bref, le bouton de fièvre n'est pas dû à la fièvre, c'est une infection virale qui s'installe à vie et se manifeste de temps en temps. La fièvre en est un des symptômes lors de la première poussée, et peut ensuite constituer un des facteurs déclenchant les crises, sans en être la cause. Embrassez qui vous voudrez – sauf en cas de poussée –, mais n'oubliez pas que la prévention de l'herpès génital, comme celle de toutes les maladies sexuellement transmissibles, n'est assurée que par les préservatifs ! En mettre ou ne pas en mettre n'est donc pas une question...

Source : Conférence de consensus sur la prise en charge de l'herpès cutanéo-muqueux, Anaes, 7 novembre 2001.

LES ENFANTS ATTRAPENT DES MICROBES QUAND ILS NE SONT PAS ASSEZ COUVERTS

Plutôt faux. Mais ne le répétez pas à mon fils !

Certains enfants possèdent la faculté incroyable de sortir en tee-shirt en plein hiver sans ressentir la moindre impression de froid. Plus étrange encore est leur capacité à rester totalement insensibles aux hurlements de leur mère et de leur grand-mère, toutes deux persuadées qu'ils sont en danger imminent de maladie infectieuse gravissime ! Les complaintes maternelles varient selon les générations ou les régions, allant du simple « Tu vas attraper froid » au « Tu vas prendre un coup de froid », en passant par le menaçant « Mais tu vas attraper la mort ! » Quant au spectre de la « fluxion de poitrine », il n'effraye plus guère nos bambins, rarement impressionnés par le verbe d'antan. Quoi qu'il en soit, ces expressions traduisent toutes une réelle inquiétude des parents, convaincus que ne pas être assez couvert expose aux microbes. C'est une crainte légitime, mais pas véritablement justifiée scientifiquement parlant.

Ce n'est pas l'homme qui attrape la grippe, c'est la grippe qui attrape l'homme

« Attraper froid » ne signifie pas grand-chose d'un point de vue médical, mais nous savons tous ce que cela sous-entend, à savoir contracter une infection hivernale, le plus souvent respiratoire. La notion « d'attraper » ou de « prendre » froid n'est pas dénuée de bon sens, le mot grippe ayant d'ailleurs la même origine que *grippen* en allemand, qui signifie saisir, comme *to grip* en anglais. Mais le choix de ce terme traduit plutôt l'idée que le virus vous attrape brutalement, et non l'inverse.

Pour être atteint d'une pathologie hivernale, il faut inhaler un germe – le plus souvent un virus – qui va se multiplier dans nos cellules pendant quelques jours. Durant la période d'incubation (de un à quelques jours), l'organisme se défend en élevant sa température interne, laquelle provoque une impression de froid, par la différence avec la température de la peau. « Prendre froid » renvoie à ce moment précis, qui précède de peu l'apparition des symptômes de l'infection elle-même.

Le froid n'est donc pas à l'origine de la maladie. D'ailleurs, d'une façon plus générale, le climat n'a pas autant d'incidence sur la santé qu'on le pensait autrefois. Certaines maladies étaient par exemple attribuées aux modifications climatiques ou à un changement de qualité de l'air. Au XIVe siècle, les Espagnols avaient par exemple surnommé la grippe « *influenza de fredo* ». Idem pour le paludisme, également appelé malaria, ce qui signifie mauvais air. Il aura fallu attendre la découverte des microbes pour que l'influence de la météo soit démentie. Un médecin hongrois, Philip Semmelweis, évoqua l'hypothèse de l'origine microbienne du décès des femmes après l'accouchement dès 1846. Il mourut en 1865 sans avoir pu convaincre ses confrères du corps médical, qui changèrent d'avis peu de temps après. Quoi qu'il en soit, il s'agit d'une découverte relativement récente dans l'histoire de la médecine, ce qui explique peut-être qu'on continue aujourd'hui à penser que le froid est source de maladie. En vérité, microbes et autres bactéries sont bien plus dangereux. Ce qui n'est pas une raison pour se promener en tenue légère en plein mois de janvier...

Antivirus nasal de rigueur ?

Bien se couvrir quand il fait froid nous aide à maintenir notre température interne constante. Ainsi, notre organisme a moins besoin de solliciter nos systèmes internes de thermorégulation, de la même façon qu'une bonne isolation permet de faire des économies de chauffage.

Pour autant, les vêtements ne nous protègent pas du contact avec les virus ambiants : nous les respirons sans protection et pouvons les contracter par l'intermédiaire de nos mains après avoir touché un objet contaminé. Adopter gants chirurgicaux et masque stérile serait sans doute excessif, mais le port d'un « cache-nez » peut présenter quelques avantages. Il permet d'abord de réchauffer l'air inspiré, qui devient moins agressif pour les muqueuses respiratoires : les personnes ayant une sensibilité particulière de la muqueuse nasale ou bronchique apprécieront.

Bien évidemment, cet accessoire ne peut filtrer tous les virus, mais reste utile contre certains modes de contagions. En effet, lors d'une toux ou d'un éternuement, nos interlocuteurs ou nous-mêmes émettons des gouttelettes de salive ou de sécrétions nasales, susceptibles d'être porteuses de germes. Un cache-nez peut leur barrer la route, dans un sens comme dans l'autre. Cela peut s'avérer utile dans les transports en commun où la grande concentration d'individus dans un espace confiné multiplie les risques de contagion.

Pour augmenter l'efficacité de cette mesure, certains médecins – mais pas tous – conseillent de déposer trois gouttes d'huile essentielle d'eucalyptus et autant d'huile de pin sur le cache-nez. Ces huiles ont des certes vertus antiseptiques prouvées, mais les vertus de cette façon de procéder ne sont pas, elles, prouvées. Vous pouvez toujours essayer si ça vous tente. Les mêmes praticiens conseillent aussi, lorsqu'il y a un malade à la maison, d'utiliser ces huiles assainissantes avec un diffuseur électrique. Cependant, la mesure la plus simple et la plus efficace pour éviter la contagion reste encore d'aérer au moins une demi-heure par jour la chambre du petit ou du grand enrhumé !

Quoi qu'il en soit, sans constituer une protection absolue, se couvrir le visage peut donc rendre quelques services, à commencer par apporter un meilleur confort aux plus frileux !

Le froid reste insaisissable

La question de l'influence du froid sur les défenses immunitaires reste en tout cas ouverte. Certaines études publiées dans la revue *Anesthegiology* ont montré que l'hypothermie pouvait avoir un retentissement négatif sur le système immunitaire. Toutefois, il s'agit de situations ou le refroidissement du corps est beaucoup plus important qu'après une simple sortie au square sans manteau ! Une autre enquête a d'ailleurs conclu que l'exposition au froid pouvait au contraire stimuler l'immunité, nous en reparlerons au chapitre suivant.

En attendant de savoir à quels chercheurs se vouer, résumons-nous : on ne s'enrhume sans doute pas plus en sortant peu couvert, mais le réchauffement de l'air inspiré, grâce à une écharpe en cache-nez par exemple, peut éviter l'agression des voies respiratoires par le froid et limiter le nombre de germes inspirés.

Pour le reste, la sensibilité au froid est une question individuelle et nous ne ressentons pas tous le même besoin de nous couvrir. Écouter simplement nos sensations (et la météo) semble une attitude plus raisonnable que d'imposer systématiquement cinq épaisseurs de vêtements à nos bambins. Un dicton clairvoyant définit d'ailleurs un pull comme étant « ce qu'une mère met à son enfant quand *elle* a froid »...

Sources : Beilin B., et coll., Anesthesiology, *novembre 1998.*

RIEN DE VAUT UN BON FROID SEC POUR TUER LES MICROBES !

Plutôt faux. Pas si simple !

La tribu des idées reçues n'est pas à une contradiction près, nous l'avons déjà vérifié plusieurs fois. Le froid n'y fait pas exception : certains l'accusent de provoquer rhumes et autres grippes tout en lui prêtant la capacité de tuer les microbes ! Les mêmes affirment d'ailleurs que de toute façon, il n'y a plus de saisons, de « vrais étés » ou d'« hivers rigoureux comme autrefois ». Reste que nous persistons chaque année à tousser, renifler, nous moucher et pester contre les infections hivernales, preuve que les croyances toutes faites sont souvent trop simplistes.

Poisons d'hiver (et variés)

La plupart des infections hivernales sont dues à des virus, des organismes microscopiques totalement dépendants d'un hôte – nos voies respiratoires par exemple – et dont la seule préoccupation consiste à parasiter nos cellules pour pouvoir se reproduire. Les bactéries, elles, sont des micro-organismes beaucoup plus gros et développés, constitués d'une cellule complète, capable d'une certaine autonomie, mais qui aiment se multiplier dans des milieux propices – encore nos voies respiratoires par exemple. Certaines d'entre elles sont dangereuses, d'autres parfaitement inoffensives, beaucoup s'avèrent même utiles. Précisons au passage que seules les bactéries sont sensibles aux traitements antibiotiques, alors que les virus s'en moquent. Autrement dit, les antibiotiques n'ont pas réponse à tout, mais vous l'avez certainement déjà entendu quelque part...

Revenons donc aux virus qui gâchent nos hivers. Les principaux sont les rhinovirus, responsables des rhumes classiques, dits « de cerveau », bien qu'ils n'aient rien à voir avec lui. Il en existe de multiples variétés : le virus respiratoire syncytial cause les épidémies de bronchiolites des nourrissons, qui sévissent surtout en décembre et en janvier ; le *myxovirus influenzae* est responsable de la grippe ; les virus *parainfluenzae* provoquent de leur côté de petites épidémies tous les 2 ou 3 ans, etc.

La saison froide n'a toutefois pas l'exclusivité sur ce type de virus. Les coronavirus et certains rhinovirus peuvent provoquer des rhumes « d'intersaisons », à l'automne et au printemps. Plusieurs *parainfluenzae* ne se manifestent qu'au printemps. Bien d'autres encore sévissent en dehors de l'hiver, avec des localisations de prédilection telles que la peau ou les voies digestives.

Un « bon froid sec » plutôt mauvais pour nous...

Malgré tout, l'hiver reste incontestablement la saison la plus propice aux infections virales respiratoires. Le mécanisme de cette recrudescence reste assez complexe et n'est pas expliqué de façon certaine. Plusieurs hypothèses pourraient expliquer son caractère saisonnier.

D'abord, le froid constitue un « stress physiologique » qui affaiblit les défenses immunitaires en général. Nous sommes donc globalement plus fragiles en hiver. Ensuite, l'air froid provoque une fragilisation des muqueuses respiratoires, surtout s'il est sec, notamment en cas d'asthme ou de bronchite chronique. Les voies respiratoires se comportent un peu comme la peau, plus sensible et desséchée en hiver.

Enfin, l'hiver joue sur notre mode de vie : nous vivons plus enfermés, dans des locaux chauffés, moins aérés. Nous nous regroupons dans ces lieux confinés, propices aux échanges de bons procédés... et de virus. C'est la raison pour laquelle les épidémies touchent en général d'abord les milieux scolaires, où la collectivité et les jeux favorisent la propagation des maladies contagieuses.

D'un autre côté, certains travaux de recherche tendent à prouver que le froid stimule le système immunitaire. Une étude parue en 1999 dans une revue de physiologie montre qu'une exposition à une température de 5 °C pendant deux heures en position assise favorise la fabrication des globules blancs et d'autres cellules impliquées dans les défenses immunitaires. Ces résultats, certes intéressants, ne permettent pas tout de même de recommander un tel traitement en prévention des infections hivernales ! Ils incitent à penser que les courageux baigneurs du 1er janvier, réputés si solides, stimulent ainsi leurs défenses. Mais ne plongez pas tête baissée avec eux avant d'être sûr de votre santé cardiaque !

... mais bon pour les virus !

Quoi qu'en pensent les nageurs de la Saint-Sylvestre, le froid hivernal reste bien un facteur d'infections respiratoires. Ets les choses se compliquent encore un peu, car selon l'OMS, un temps sec et froid favorise la survie du virus de la grippe à l'extérieur de l'organisme. Cela expliquerait que les épidémies saisonnières surviennent en hiver dans les climats tempérés : le virus bénéficie de plus de temps pour s'inviter chez d'autres victimes.

Les rhinovirus survivent eux aussi plusieurs jours à l'extérieur par temps froid, mais ils préfèrent l'humidité. Celle-ci fournit en effet un moyen de transport au virus, qui l'utilise comme une sorte d'aérosol pour passer d'un individu à l'autre. L'institut Pasteur a d'ailleurs rappelé en novembre 2004, suite à des interrogations sur des menaces d'agressions terroristes bactériologiques, que ce mode de contamination par aérosol convenait uniquement aux virus respiratoires (grippe ou virus syncytial par exemple). La plupart des autres germes ont besoin d'autres moyens de transport pour se propager.

En résumé, contrairement aux idées reçues, le froid sec ne tue pas les virus : il a plutôt tendance à les entretenir, tandis que l'humidité aide à les disséminer. Les infections respiratoires prolifèrent donc plus facilement en hiver, c'est ainsi. En attendant des jours meilleurs, la seule protection efficace reste la vaccination contre la grippe – qui, rappelons-le, peut faire des ravages surtout chez les personnes âgées ou fragilisées –, de fréquents lavages des mains et quelques gestes simples de protection, lorsqu'on éternue par exemple. L'hiver est donc la saison idéale pour faire la fête... aux virus !

Sources : Brenner I.K. et coll., J Appl Physiol*, août 1999 ; Alexis de Rougemont, Géraldine Durand, « Influence des saisons sur l'organisation d'un laboratoire de virologie 1 », Séminaires DES de Bactériologie/Virologie, 6 décembre 2002.*

ON ATTRAPE DES MICROBES DANS LES TOILETTES PUBLIQUES

Faux. La cuvette est plus nette que la souris !

Nombre de personnes rechignent à utiliser des toilettes par crainte des risques infectieux. En revanche, elles ne voient pas d'inconvénient à téléphoner d'une cabine publique ou à « chatter » sur Internet dans les cybercafés. Si elles connaissaient les résultats d'une enquête menée par un biologiste américain pour le compte d'une firme de lingettes désinfectantes, elles changeraient sans aucun doute d'attitude. En effet, les microbes ne se situent pas toujours là où on le croit.

Le téléphone pleure

Ce chercheur a effectué quelque 7 000 analyses dans différents lieux de travail répartis sur quatre grandes villes américaines. Les résultats sont pour le moins édifiants. En effet, il a découvert qu'il y avait en moyenne 400 fois plus de bactéries sur les bureaux que sur les cuvettes des toilettes ! À titre d'exemple, il a comptabilisé une moyenne de 3 895 bactéries au centimètre carré sur les téléphones, 3 249 sur les tables de travail, 511 sur les claviers d'ordinateurs, 260 sur la souris, contre seulement 8 germes au centimètre carré sur la cuvette des toilettes ! En fait, tout ce qui est en contact régulier avec les mains s'est avéré particulièrement colonisé par des bactéries. Sans virer à la paranoïa – la très grande majorité des germes comptabilisés sont probablement inoffensifs – c'est bien la preuve que les lavages de mains ne sont pas assez fréquents !

Toilettes innocentes

La crainte des toilettes publiques est d'autant plus erronée que beaucoup de microbes, dont le virus du sida ou de l'herpès, ont une durée de vie très limitée à l'air libre. Pour qu'une contagion survienne, il faudrait que les gouttelettes de liquide (sang, sperme, etc.) renfermant les germes soient directement en contact avec la muqueuse de celui ou celle qui utilise les toilettes et qu'en plus, cette muqueuse soit blessée ! Or lorsqu'on s'assoit correctement sur le siège, les muqueuses génitales et anales sont normalement dans le vide, un tel contact est donc très peu probable. En médecine, le risque zéro n'existe pas, mais les chances d'être contaminé de cette façon sont très faibles.

Le risque n'est pas tant de toucher des toilettes publiques avec ses cuisses – la peau servant de barrière aux microbes – que de poser les mains sur les nids à microbes que sont les portes, robinets, distributeurs de savon, serviettes, etc. Après avoir été aux toilettes, on devrait toujours se laver les mains au savon et les laisser sécher naturellement ou sous un séchoir électrique automatique, sans toucher l'appareil ! Les mains constituent en effet un support propice à la transmission de nombreuses infections.

Rétention dangereuse

Certaines personnes abhorrent tellement les toilettes publiques qu'elles préfèrent se retenir des heures que d'en franchir le seuil. Erreur ! La rétention constitue en effet une cause fréquente de cystite (infection urinaire). La raison en est simple : plus les urines stagnent dans la vessie, plus les microbes présents ont le temps de s'y multiplier. Or les urines sont un bon milieu de culture pour les germes, qui ont donc là tout loisir de se développer. Les femmes sujettes aux cystites à répétition doivent boire tout au long de la journée, au moins 1,5 litre d'eau par jour et se rendre régulièrement aux toilettes – privées ou publiques, peu importe – pour favoriser l'évacuation des microbes avec les urines.

Autres précautions à prendre pour éviter la cystite : uriner après chaque rapport sexuel – ces derniers favorisant la remontée des germes présents dans le vagin vers le méat urinaire –, et ne pas attendre avant de traiter une éventuelle infection vaginale. De plus, l'urètre, conduit urinaire permettant de vider la vessie, ne mesure pas plus de quatre centimètres chez la femme, contre une vingtaine chez l'homme. Pour éviter de ramener des germes intestinaux vers le canal urinaire, il faut s'essuyer de l'avant vers l'arrière – et non l'inverse, comme les enfants ont naturellement tendance à le faire – et utiliser autant de papier propre que l'on répète ce geste. Enfin, une bonne hygiène est indispensable, d'autant qu'il existe des gels de toilette intime. En revanche, il est déconseillé de laver l'intérieur du vagin, sous peine de perturber la flore vaginale, ouvrant ainsi la porte à des germes agressifs. Comme souvent en médecine, il faut en faire assez, mais pas trop !

Quoi qu'il en soit, les idées reçues sur les toilettes publiques sont exagérées : il vaut largement mieux les utiliser que se retenir un après-midi entier. Le plus important reste l'hygiène manuelle, dont trop de gens se lavent encore les mains !

IL FAUT PRENDRE DES VITAMINES POUR ÉVITER LES RHUMES

Vrai et faux. Cocktail bonne mine contre nez rouge

Autant le dire tout de suite : la synthèse d'une trentaine d'études sur la prise quotidienne de vitamine C a permis de conclure qu'elle n'avait aucun effet préventif sur le rhume. En revanche, ces mêmes recherches ont établi que la consommation de vitamine C diminuait leur durée et leur sévérité, comme pour de multiples infections virales hivernales, bien que certaines enquêtes aient conclu à l'absence d'effet. Les enfants seraient particulièrement sensibles à cette cure de vitamines, leur système immunitaire n'étant pas encore complètement opérationnel. C'est plutôt une bonne nouvelle lorsqu'on sait qu'il existe près de deux cents virus susceptibles de provoquer un rhume, et que nos bambins en contractent jusqu'à six par an avant d'atteindre l'âge de 6 ou 7 ans.

Salade de fruits, jolie, jolie, jolie...

Cette action bénéfique de la vitamine C n'a rien d'étonnant, en théorie. Encore appelée acide ascorbique ou E300 dans l'industrie agroalimentaire, elle favorise l'absorption du fer. Or toute carence en ce sel minéral se traduit par une moindre résistance aux infections. De plus, elle est présente à l'intérieur des globules blancs et participe directement à la lutte contre les infections virales et bactériennes. En revanche, contrairement à une idée reçue unanimement répandue, elle n'a pas d'action antifatigue, ni le pouvoir d'empêcher quiconque de s'endormir le soir.

Pour une efficacité maximale, il est préférable de consommer la vitamine C en mangeant des fruits et des crudités plutôt qu'en croquant des comprimés. De plus, certains aliments en contiennent beaucoup, ainsi le kiwi (200 mg pour 100 grammes), l'orange ou le citron (50 mg dans 100 grammes) C'est déjà bien lorsqu'on sait que l'apport quotidien recommandé est de 110 mg pour les femmes et 125 mg pour les hommes. Attention toutefois, les besoins des fumeurs sont plus élevés et doivent être majorés de 35 mg. Pour autant, inutile de se jeter sur des carottes râpées ou des feuilles de salade en sachet, achetées au supermarché : la vitamine C présente dans les crudités disparaît presque entièrement quelques heures après leur préparation.

En résumé, la vitamine C ne préserve pas des rhumes, mais peut contribuer à s'en débarrasser plus rapidement. Même s'il est bouché, ayez donc le nez creux et mangez des kiwis, vous guérirez « au poil ».

LE GROG EST LA MEILLEURE ARME CONTRE LES VIRUS

Faux ! Conseil de capitaine ad hoc pour bien dormir, mais tintin pour les microbes !

On doit l'invention du grog à un amiral nommé Vernon. Il portait invariablement un habit côtelé de gros grain (« grogram » en anglais), ce qui lui valu son surnom de « grog ». Pour enrayer les maladies dont ses marins étaient trop souvent victime, il instaura une mesure d'hygiène à l'origine de sa célébrité : couper l'eau avec du rhum, pour en tuer les microbes. Le grog était né ! Depuis, d'innombrables recettes ont fait leur apparition : rhum brun, sucre, et jus de citron pour les uns, vin chaud, clous de girofle et cannelle pour les autres, etc. Quelle que soit la façon dont on le prépare, le constat est le même, n'en déplaise à l'amiral Vernon : le grog est peut-être bon pour le moral des troupes, mais il s'avère inefficace contre les microbes.

Point trop n'en faut !

Afin de justifier ou d'infirmer la réputation du grog, des chercheurs ont essayé de savoir comment il pouvait éventuellement agir. Ils ont effectivement décelé quelques effets positifs. Tout d'abord, il semble pouvoir activer les défenses immunitaires en augmentant temporairement le flux sanguin. Ensuite, le jus de citron apporte de la vitamine C, indispensable au bon fonctionnement des globules blancs. Et si, par bonheur, des écorces de cannelle ont macéré dans le rhum durant plusieurs mois, il y a de bonnes chances pour qu'il contienne de l'aldéhyde cinnamique, réputé stimulant.

Le problème, c'est que le grog a aussi des effets négatifs, du fait de sa teneur en alcool. Outre ces effets nocifs sur la vigilance, l'alcool entraîne la dilatation des vaisseaux : sur le moment, on a chaud, mais la déperdition de chaleur augmente. Au final, le corps se refroidit plus vite. Qui plus est, le grog a un effet sédatif qui peut « alourdir » le sommeil. Cela peut permettre de passer une nuit plus « tranquille » malgré le nez bouché, mais elle ne sera pas forcément réparatrice.

Le grog n'a donc rien de miraculeux et sa teneur en alcool doit inciter à ne pas en abuser. D'autant qu'il existe d'autres recettes de grand-mère plus fondées – même si elles sont moins engageantes –pour combattre le rhume. On peut par exemple respirer plusieurs fois par jour des gousses d'ail coupées en morceau. L'allicine, qui donne à l'ail son odeur caractéristique, présente en effet des propriétés antibactériennes et antivirales scientifiquement prouvées. Mais à n'en pas douter, ses qualités sont plus difficile à faire avaler à des matelots que celles d'un bon verre de rhum !

Huitième partie

BOBOS ET ACCIDENTS

« Tant qu'il y a de la vie, il y a de l'espoir »

IL FAUT METTRE DU DENTIFRICE OU DU BEURRE SUR LES BRÛLURES

Faux. Et dangereux !

En fouillant dans vos souvenirs, il est possible que vous retrouviez trace d'une expérience plutôt malheureuse qui pourrait s'intituler « Quelques minutes dans la peau d'un toast ». Une minitragédie en trois actes : d'abord la brûlure accidentelle – la douloureuse cuisson –, puis l'arrivée de votre mère, cherchant fébrilement la plaquette de beurre dans le réfrigérateur – l'angoissante attente – et, enfin, l'étalement d'une couche épaisse et fondante – le coup de grâce pour le toast, mais une minime sensation de soulagement pour votre peau. Le beurre est un classique, même si la pomme de terre ou le dentifrice lui volent parfois la vedette. Tout revendiquent une efficacité attestée, mais ils ne font que jouer la comédie : une brûlure peut s'avérer très grave, voire dramatique, et doit être soignée avec des moyens sérieux et véritablement adaptés.

Brûler n'est pas jouer (mais peut tuer)

Les brûlures ne doivent pas être traitées à la légère, bien au contraire, puisqu'elles constituent une des premières causes d'accidents graves en France : environ 400 000 brûlures sont recensées chaque année, dont 20 000 nécessitent une hospitalisation et plus de 1 000 s'avèrent mortelles. Une victime sur deux est un enfants et, dans 60 % des cas, les brûlures surviennent dans le cadre domestique. Ces chiffres justifient à eux seuls de prendre ces incidents au sérieux et de s'y intéresser de plus près. Chez l'adulte, les brûlures sont le plus souvent provoquées par des flammes, tandis que l'ébouillantement représente la première cause chez les enfants. Toutes n'ont pas la même nature, qu'elles soient thermiques, électriques, chimiques, ni la même gravité.

La sévérité d'une brûlure dépend de son étendue et de sa profondeur. La première peut être évaluée selon la règle du pourcentage de surface corporelle touchée. Pour simplifier, toute brûlure dont l'étendue est supérieure à la moitié de la paume de la main de la victime, toute lésion d'aspect noirâtre ou chamois, située au visage, aux mains ou près d'un orifice naturel, doit être considérée comme très sérieuse. Mais attention, cela ne veut pas qu'un peu de beurre suffit dans les autres cas !

La seconde détermine les différents degrés de la lésion. Le premier degré correspond à une atteinte des couches superficielles de l'épiderme et se traduit par une simple rougeur et une sensation de cuisson : elle guérit en quelques jours et ne présente pas de réelle gravité. La brûlure au deuxième degré atteint une couche plus profonde de la peau : le derme. Selon son intensité, elle peut provoquer des cloques très douloureuses, mais qui guérissent en deux semaines environ, ou une perte totale de la couche superficielle : la peau est alors « à vif », la douleur également. Les brûlures du troisième degré, très profondes, ont un aspect brun ou carbonisé : ce sont bien sûr les plus sérieuses et leurs conséquences peuvent être dramatiques.

Un troisième critère détermine également la gravité d'une brûlure : sa localisation. Les articulations sont particulièrement sensibles, ainsi que certaines zones du visage. En outre, les enfants et les personnes âgées sont une fois encore les plus vulnérables. Quand la brûlure est très sévère ou qu'elle survient dans le cadre d'un accident grave, le pronostic dépend bien sûr des autres atteintes, en particulier de l'état respiratoire. Dans ce cas, une hospitalisation s'impose de toute façon. Les brûlures plus modérées, qu'on est tenté de soigner avec les moyens du bord, exposent quant à elles au risque d'infection, surtout si la peau s'avère abîmée.

Laissons le beurre au frais !

Face à une brûlure, l'attitude à adopter doit suivre deux objectifs : supprimer la cause de la brûlure et faire en sorte que les dégâts ne se propagent pas. Il faut donc avant tout supprimer la source de chaleur, en étouffant les flammes, coupant le courant, etc., selon les circonstances. Il s'agit ensuite de limiter la gravité des lésions et de soulager la douleur, en rafraîchissant la zone touchée avec de l'eau froide. Les vêtements et bijoux peuvent être enlevés uniquement s'ils n'adhèrent pas à la plaie. Dans le cas contraire, il est indispensable de les laisser en place et de continuer à les arroser en attendant les secours, qui sauront effectuer les bons gestes sans provoquer de nouvelles lésions. Lorsque la brûlure est due à un produit chimique, arroser d'eau fraîche reste également le réflexe le plus utile.

Mais attention, dans tous les cas, si la brûlure est supérieure à un premier degré – en cas de cloques, de déchirure de la peau, ou de chair « à vif » par exemple –, la règle préconisée par tous les spécialistes est de ne jamais rien appliquer, et de proscrire en particulier les crèmes et autres corps gras. Beurre, patates ou dentifrice sont donc strictement déconseillés, de même que les glaçons. Seul un avis médical permettra de déterminer quels traitements appliquer si nécessaire.

Lorsque la blessure s'avère superficielle, il faut commencer par refroidir la brûlure sous l'eau froide pendant 5 minutes, à 15 cm du robinet. Elle peut ensuite soulagée par un corps gras, mais pas n'importe lequel ! Il existe des produits spécialisés vendus en pharmacie à cet usage. Le beurre n'est pas du tout adapté, répétons-le. Quant au dentifrice, il contient des substances abrasives et parfois caustiques, certes utiles au nettoyage de l'émail dentaire, mais qui risquent plutôt d'aggraver la réaction inflammatoire d'une peau déjà endommagée !

Pour en finir avec ce sujet cuisant, si un seul mot d'ordre doit subsister, c'est celui-ci : laissez frigidaire, sac à patates et tube de dentifrice fermés et ouvrez plutôt le robinet d'eau froide !

Centres de brûlés français

Paris
Hôpital Cochin, tél. : 01 58 41 26 49 / 01 58 41 26 47
Hôpital Rothschild, tél. : 01 40 19 30 00
Hôpital Saint-Antoine, tél. : 01 49 28 26 09
Hôpital Trousseau, tél. : 01 44 73 62 05

Bordeaux
Hôpital Pellegrin-Tripode, tél. : 05 56 79 54 62

Clamart
Hôpital Percy, tél. : 01 41 46 60 00

Freyming-Merlebach
Hôpital de Freyming, tél. : 03 87 81 82 28

Lille
Hôpital Claude Huriez, tél. : 03 20 44 59 62

Lyon
Hôpital Édouard-Herriot, tél. : 04 72 11 75 98
Hôpital Saint-Luc, tél. : 04 78 61 81 81

Marseille
Hôpital Nord, tél. : 04 91 96 80 00
Centre régional des grands brûlés, tél. : 04 91 38 39 38

Metz
Centre hospitalier régional, tél. : 03 87 55 31 31

Montpellier
Hôpital Lapeyronie, tél. : 04 67 33 67 33

Nantes
Hôpital Hôtel-Dieu, tél. : 02 40 08 33 33

Poitiers
Centre hospitalier universitaire Jean-Bernard, tél. : 05 49 44 44 44

Suresnes
Hôpital Foch, tél. : 01 46 25 20 00

Toulon
Hôpital des Armées, tél. : 04 94 09 92 46

Toulouse
Hôpital de Rangueil, tél. : 05 61 32 27 93
Hôpital Purpan, tél. : 05 61 77 22 33

Tours
Hôpital Trousseau, tél. : 02 47 47 47 47
Centre de pédiatrie Gatien-de-Clocheville, tél. : 02 47 47 47 66

Sources : D. Wassermann, Médecine et Armées, 2000 ; Site Internet de l'Assistance Publique – Hôpitaux de Paris, www.aphp.fr.

UNE BRÛLURE QUI NE FAIT PAS MAL N'EST PAS GRAVE

Absolument et totalement faux !

Continuons notre panorama des croyances populaires bonnes à mettre au feu. Nous l'avons dit, les brûlures sont un sujet sérieux, mais cela n'empêche pas certaines idées dangereuses de continuer à circuler, comme celle qui prétend qu'une brûlure non douloureuse est sans gravité. En dehors des microbrûlures qui ne font mal que quelques instants, cette affirmation est rigoureusement fausse !

Halte au feu !

Au risque d'insister, voici encore quelques chiffres plutôt édifiants destinés à vous convaincre de la dangerosité des brûlures. Il se déclenche dans notre pays un incendie domestique toutes les deux minutes. Le temps que vous lisiez ces lignes, plusieurs maisons auront déjà commencé à partir en fumée. Les victimes risquent fort d'être des enfants : avec 800 morts et 10 000 brûlés par an, le feu est d'ailleurs la deuxième cause de mortalité des moins de 5 ans. Heureusement, tous les incendies ne causent pas de décès, mais ils engendrent en revanche des séquelles physiques et psychologiques pour tous.

Pourtant, des solutions de prévention simples et efficaces existent, à commencer par les détecteurs avertisseurs de fumée. Ils représentent un investissement raisonnable : on en trouve à partir de 50 € dans les centres de bricolage. Mais avec moins de 1 % de foyers équipés, la France fait vraiment figure de mauvais élève, loin derrière les Norvégiens, dotés de cet appareil à 98 %, et les Britanniques, qui sont 82 % à se montrer prévoyants. Disposer d'un extincteur facilement accessible dans la cuisine s'avère également utile dans bien des cas.

Sortie de secours

Profitons de ce chapitre pour rappeler quelques consignes de sécurité en cas d'incendie. La première chose à faire est d'alerter les pompiers en composant le 18 sur un téléphone fixe ou le 112 sur un portable – deux numéros à apprendre aux enfants dès que possible. Il faut ensuite sortir au plus vite, sauf si le feu s'est déclaré à un niveau inférieur. Dans ce cas, une pièce encore épargnée par les flammes constitue un bon refuge, à condition de la calfeutrer convenablement, en fermant bien la porte pour limiter le passage des fumées. Ces dernières ayant tendance à monter, il est conseillé de s'allonger sur le sol et de se couvrir le nez et la bouche avec un linge humide afin d'éviter une possible intoxication. Attention à ne pas toucher à l'électricité, qui risque de provoquer une explosion, ni aux ascenseurs qui peuvent tomber en panne au plus mauvais moment.

Même pas mal ?

Qu'elles surviennent lors d'incendies ou d'accidents, les brûlures touchent chaque année trois à cinq Français pour mille habitants. Comme nous l'avons vu aux pages précédentes, il est nécessaire d'intervenir sans délai, après une brûlure, en arrosant la plaie d'eau froide durant plusieurs minutes, même lorsque la lésion n'est pas douloureuse. C'est d'ailleurs un signe plutôt inquiétant, car cela signifie que les terminaisons nerveuses ont peut-être été détruites. Si tel est le cas, il s'agit d'une brûlure du troisième degré, très profonde et très grave. Rappelons qu'on les reconnaît à leur couleur blanche, crème ou noire, à la différence de celles du premier degré, qui provoquent des rougeurs, et de leurs homologues du second degré, caractérisées par la présence de cloques.

En résumé, les brûlures les plus sévères sont paradoxalement les moins douloureuses : il ne faut donc pas considérer l'intensité de la douleur comme un indice, mais tenir plutôt compte de leur aspect. Au moindre doute, il est indispensable de consulter, car des blessures non soignées peuvent entraîner nombre de conséquences, notamment au niveau des mains. Il existe d'ailleurs depuis peu un numéro d'urgence dédié aux brûlures localisées à la main, le 0825 00 22 21, qui permet de contacter rapidement le centre SOS mains le plus proche de chez soi. Il n'est peut-être pas inutile de le connaître sur le bout des doigts...

APPLIQUER UNE ESCALOPE ÉVITE L'ŒIL AU BEURRE NOIR

Plutôt faux. Idée à laisser au frais

Les croyances populaires sont décidément friandes d'associations pour le moins incongrues : après la bière pour les mamans qui allaitent, le céleri qui rend viril ou le beurre apaisant les brûlures, voici maintenant l'escalope anticocard ! Le cinéma est d'ailleurs amateur d'escalopes : après une bagarre ou une rencontre violente avec une porte, les héros de film se retrouvent souvent affublés d'une belle pièce de viande sur les yeux, ce qui ne les empêche pas d'apparaître avec un œil au beurre noir dans la scène suivante. Dans ce cas, la réalité rejoint la fiction : les escalopes ne peuvent pas grand-chose contre l'apparition d'hématomes.

Arc-en-ciel douloureux

Le fameux œil au beurre noir est tout simplement un hématome localisé autour de l'orbite oculaire. Suite à un choc, les vaisseaux sanguins peuvent se rompre : si la peau est déchirée, la plaie ouverte saigne, mais, dans le cas contraire, le saignement se produit à l'intérieur, formant un hématome. La trace bleutée bien visible, appelée ecchymose, passe progressivement d'un joli violet à un jaune verdâtre du meilleur effet. Ces diverses couleurs sont dues aux produits de la dégradation de l'hématome, qui se résorbe peu à peu, avant de disparaître après deux à trois semaines en général.

Qui dit hématome dit aussi, le plus souvent, gonflement ou œdème dû à l'accumulation du sang sous la peau, mais aussi à une réaction locale inflammatoire. Celle-ci vise à augmenter la circulation sanguine afin d'apporter les éléments nécessaires à la réparation des tissus. La douleur résulte de la compression locale due à l'œdème et de la stimulation des terminaisons nerveuses lors de cette inflammation.

Couleur, gonflement et douleur sont donc les trois caractéristiques principales d'un hématome, et ce n'est pas du cinéma ! La plupart du temps, ce type de blessure s'avère sans danger. Mais si l'intensité du choc a été importante, une lésion du globe oculaire ou une fracture osseuse sont possibles. En cas d'hématome important, de douleur intense de l'œil, de troubles visuels – vision double ou floue, perception d'images anormales ou déformées –, il faut donc se faire examiner d'urgence par un ophtalmologiste. De même, des troubles de conscience ou du comportement, des signes généraux (vomissements par exemple), une douleur très violente de la face ou des maux de tête constituent autant de signes qui imposent de se rendre aux urgences pour des examens complémentaires. Inutile de vous faire accompagner par votre boucher, on peut tout à fait soulager un cocard sans escalope !

Pour une fois, mieux vaut avoir froid aux yeux

La douleur peut être atténuée de différentes façons. En cas de plaie, il faut désinfecter et éventuellement appliquer des petites sutures adhésives, à moins que l'importance de la lésion ne justifie une suture par un médecin. En l'absence de saignement, il faut essayer de refroidir rapidement la zone touchée. On peut notamment appliquer rapidement de la glace, en prenant bien soin de ne pas la mettre en contact direct avec l'œil ou la peau. Pour cela, elle doit être pilée et enfermée dans un sac en plastique, lui-même isolé par un linge. Des petits pois congelés placés dans un tissu feront également l'affaire. Il existe même des poches destinées à soulager les hématomes : elles contiennent un gel réfrigérant et doivent être conservées au froid. Certains modèles, dits « auto-réfrigérants », peuvent être laissés à température ambiante. Il suffit de les tordre pour libérer une substance qui les refroidit en quelques secondes, ce qui peut s'avérer très pratique, en vacances par exemple. Ces poches peuvent ensuite être réutilisées, mais il faut alors les garder au froid.

Quelle que soit la source de froid utilisée, elle doit être maintenue, sans appuyer sur l'œil, pendant 10 à 20 minutes. La fraîcheur va ainsi diminuer la dilatation des vaisseaux sanguins de façon à limiter le saignement interne et la réaction inflammatoire, tout en produisant un effet antalgique. Au final, l'œdème sera moins volumineux et moins douloureux.

L'escalope et le beurre noir : bonne ou mauvaise recette ?

Faute d'une meilleure source de froid, une escalope peut être utile pour soulager un hématome, à condition que sa température soit suffisamment basse. Elle peut alors refroidir un peu la blessure, mais l'effet est de courte durée : dès qu'elle revient à température ambiante, elle n'a plus aucun intérêt, sauf si vous avez encore envie de la consommer ! À ce sujet, sachez que le beurre noir se marie plutôt avec l'aile de raie, mais ceci est une autre histoire !

Quoi qu'il en soit, une escalope n'a pas de propriété antidouleur spécifique et ne se montre pas plus efficace que tout autre source de froid. Le mieux est encore d'éviter de se retrouver dans une bagarre, un cocard est si vite arrivée... Si cela se produit malgré tout, inutile de chercher un boucher de garde. Regardez plutôt dans votre congélateur, laissez la viande de côté et appliquez de la glace pilée protégée par du tissu ou une poche réfrigérante adaptée. Enfin, si vous voyez deux escalopes au lieu d'une, dépêchez-vous de consultez !

ON DOIT ATTENDRE DEUX HEURES APRÈS UN REPAS AVANT DE SE BAIGNER SOUS PEINE DE NOYADE

Faux. Idée à jeter à l'eau !

Il n'y a pas si longtemps, les dangers de l'exposition solaire restaient peu connus. Les vacanciers n'hésitaient donc pas à rester des heures en pleine chaleur sans aucune protection solaire. Mais pour rien au monde, même par des températures suffocantes, ils n'auraient cédé à la tentation d'une baignade rafraîchissante moins de deux heures après le repas ! Aujourd'hui, l'utilité des crèmes anti-UV et autres pommades « écran total » est connue de tous, mais le doute subsiste face au délai d'interdiction de baignade, qui reste même enseigné dans certaines formations de sauvetage. Alors, manger ou nager, faut-il choisir ?

Un accident qui laisse froid

L'idée qu'il faut patienter au moins deux heures après un repas pour pouvoir plonger tête baissée cherche à prévenir le risque d'hydrocution. Ce terme est apparu en 1956 et définit une « perte de connaissance d'origine cutanée par non-adaptation à l'agression thermique de l'eau ». Il s'agit d'un accident redouté à juste titre. En effet, le taux approximatif de mortalité par noyade sur la planète est évalué à 3,5 pour 100 000 personnes. Or, aux États-Unis par exemple, 60 % des accidents surviennent à seulement 3 mètres du bord et touchent des personnes dont les deux tiers sont considérés comme de « bons nageurs » par leur proches. En d'autres termes, l'hydrocution est certainement impliquée dans un grand nombre de cas, d'où la nécessité de la considérer comme un risque sérieux et de mener des actions de prévention. Encore faut-il pour cela savoir précisément de quoi on parle.

Ainsi, l'hydrocution diffère de la noyade, provoquée par l'inhalation d'eau dans les poumons. C'est une syncope provoquée par la forte différence de température entre le corps et l'eau. Le refroidissement trop soudain de la peau entraîne des modifications réflexes de la respiration, du calibre des vaisseaux sanguins, du débit cardiaque et de la pression artérielle, pouvant conduire à une défaillance cardiaque brutale, parfois liée au déclenchement d'un trouble du rythme grave.

Par ailleurs, certaines personnes présentent une grave allergie au froid pouvant provoquer des troubles violents lors de l'immersion en eau froide, avec un authentique choc allergique. Cette sensibilité au froid se manifeste sous la forme de plaques d'urticaire apparaissant sur les zones cutanées découvertes par temps très froid ou au contact d'eau glacée. On la diagnostique d'ailleurs en appliquant un glaçon sur la peau, qui provoque une plaque d'urticaire à son contact. Une telle intolérance au froid peut se révéler dangereuse en cas d'exposition d'une grande surface corporelle, comme lors d'une baignade, ou par l'ingestion d'aliments et autres boissons glacées, tout à fait déconseillés dans ce cas.

Une idée reçue difficile à digérer

Prévenir les risques d'hydrocution est certes une intention louable, mais le problème est qu'ils n'ont pas vraiment de rapport avec la digestion. Celle-ci peut certes faire grimper légèrement la température du corps humain (de 1 °C maximum) et mobilise une partie du flux sanguin, influençant les paramètres vasculaires. Mais tout cela n'est pas suffisant pour provoquer une hydrocution, dans le cas d'un repas raisonnable et peu alcoolisé s'entend. En outre, le temps de la digestion est très variable, puisqu'il peut atteindre six heures après des agapes particulièrement copieuses ! Le délai de deux heures n'a donc pas beaucoup de sens.

L'absorption d'alcool constitue en revanche un facteur répertorié de risque d'hydrocution, tout comme certaines maladies (pathologies cardiovasculaires, diabète), mais l'horaire du repas n'est jamais cité. Précisons d'ailleurs qu'en cas de problème cardiaque connu ou de diabète, il est impératif d'interroger son médecin pour savoir si les baignades sont autorisées ou non.

Il est en tout cas inutile de garder les yeux rivés sur sa montre pour prévenir ce type d'accident. Attendre la fin de la digestion est inutile, mais le bon sens impose de ne pas se jeter dans l'eau après un repas gastronomique, surtout s'il a été très arrosé. La prudence recommande aussi d'éviter les heures les plus chaudes pour les baignades – comme pour l'exposition au soleil – afin de réduire l'écart de température entre le corps et l'eau. Il est également conseillé d'entrer progressivement dans l'eau en s'aspergeant d'eau froide : oubliez les « bombes » dans une eau non chauffée après trois heures en plein soleil ! Qui plus est, si l'on ressent des signes de malaises ou une gêne respiratoire au contact de l eau, il ne pas insister et regagner sa serviette. Dans tous les cas, il est plus prudent de ne pas se baigner seul.

Alerte à Malibu ?

En appliquant ces conseils de prévention, vous avez de bonnes chances de ne jamais être victime d'hydrocution. Mais cela ne vous empêchera pas d'en être témoin. Si vous assistez à ce genre d'incident ou à une noyade, inutile d'enfiler un maillot de bain orange et de courir au ralenti le long de la plage. Laissez cela aux stars du petit écran et appliquez les règles suivantes. Une fois le noyé ramené sur la berge, vérifiez si son thorax se soulève et si de l'air entre et sort par sa bouche. S'il est en plus conscient – il répond à vos questions –, rassurez-le mais appelez quand même le centre 15 pour un avis médical, car des troubles peuvent apparaître dans les heures ou dans les jours qui suivent. Au cas où il respire mais a perdu connaissance, allongez-le sur le côté, couvrez-le et restez à ses côtés jusqu'à l'arrivée des secours.

En revanche, s'il ne respire pas, des mesures d'urgence s'imposent. Basculez d'abord sa tête en arrière avec prudence et retirez de sa bouche les éventuels résidus indésirables, algues, sable, etc. S'il ne respire toujours pas, considérez, lorsqu'il s'agit d'un adulte, qu'il est en arrêt cardiaque. Si vous savez le faire, pratiquez le bouche-à-bouche : pour cela, maintenez sa tête en arrière, pincez-lui le nez, plaquez votre bouche ouverte sur la sienne et insufflez progressivement de l'air. Relevez la tête, reprenez votre souffle en vous assurant que le noyé relâche l'air insufflé, puis recommencez, jusqu'à l'arrivée des secours spécialisés.

En les attendant, débutez également un massage cardiaque en posant une main, paume en avant, sur la partie basse de son sternum, l'autre main reposant sur la première. Coudes tendus, effectuez des pressions verticales au rythme de 15 pour 2 insufflations. Si faire un bouche-à-bouche et un massage cardiaque vous semble trop compliqué, les nouvelles directives préconisent de privilégier le massage cardiaque. N'espérez pas ainsi faire « redémarrer » le cœur de la victime, mais maintenir une circulation minimale : c'est déjà beaucoup et peut suffire à lui sauver la vie.

En conclusion, mieux vaut avoir l'estomac bien accroché pour effectuer ce type de gestes de premiers secours, mais rien n'impose d'avoir le ventre creux pour pouvoir se baigner. Il faut simplement éviter les excès de nourriture, d'alcool et de forte chaleur, sous peine d'imposer à son organisme un écart de température trop violent. Vous voilà prévenus : pour une baignade réussie, mieux vaut éviter de souffler le chaud et le froid !

Sources : Panorama du Médecin, *21 juin 2004, n° 658/659 ; « Enquête sur 1 000 noyades en France »,* Urgence pratique, *1995.*

LES MOUSTIQUES AIMENT LE SANG SUCRÉ

Faux. Argument confiserie !

Leur vrombissement aigu nous agresse l'oreille, leur trompe anesthésiante nous attaque par surprise et leurs boutons nous démangent parfois atrocement : soyons claires, les moustiques ne sont pas franchement les meilleurs amis de l'homme ! Certains, cherchant peut-être à trouver des excuses à ces petits monstres, ont affirmé qu'ils adoraient le sang sucré et ne pouvaient pas y résister. Les scientifiques se sont piqués d'en savoir plus sur les moustiques et ont trouvé beaucoup à dire, mais ils se sont cassés les dents sur cette hypothèse trop sucrée pour être honnête.

Tout les attire !

À l'évidence, tous les hommes ne sont pas égaux face aux moustiques. Il n'est nul besoin d'entreprendre des études complexes pour constater que certains d'entre nous constituent des cibles privilégiées pour les piqueurs invétérés. De nombreux chercheurs ont essayé de comprendre les raisons de cette injustice et sont arrivés à la conclusion que les moustiques étaient avant tout appâtés par l'acide lactique, la sueur, la chaleur et les couleurs sombres.

Cependant, même les femmes à la peau laiteuse et qui se plaignent toujours d'avoir froid peuvent devenir des proies affriolantes, preuve que ces critères ne sont pas exclusifs. Les chercheurs du Service de recherche agricole de Gainesville, aux États-Unis, estiment d'ailleurs que notre peau émet pas moins de deux cent soixante-dix substances capables d'aguicher les moustiques ! Il est vrai que ceux-ci possèdent de multiples systèmes de détection capable de faire pâlir d'envie les services de renseignement militaire : perception des infrarouges, repérage du dioxyde de carbone, traque de l'acide lactique émis par leur futures victimes, etc.

Et le sucre dans tout ça ? Il peut rester de glace si ça le chante ! En effet, le taux de sucre dans notre sang est à son niveau le plus élevé quand on mange. Si les moustiques savaient le repérer, ils nous attaqueraient donc matin, midi et soir, après chaque repas. Or, à l'exception des moustiques de la dengue qui sévissent le jour, les autres attaquent plutôt à la tombée de la nuit, parfois plusieurs heures après notre dîner, lorsque la glycémie est déjà redescendue. Par ailleurs, il n'existe pas d'étude prouvant que les diabétiques sont plus piqués que les autres. Sucré ou pas, les moustiques s'intéressent à notre sang et ne sont pas près de signer la trêve, fût-elle des confiseurs !

Les envahisseurs sont là

Malheureusement pour nous, les moustiques comptent plus de deux mille cinq cents espèces réparties presque partout sur la planète. Elles partagent presque toutes un point commun : les femelles – qui sont les seules à nous piquer – ont besoin de notre sang pour pondre leurs œufs. Grâce à nous, chaque femelle peut pondre entre cent et quatre cents œufs, qui deviendront des moustiques adultes en une dizaine de jours. Ils pondront à leur tour de nouveaux œufs, et ainsi de suite. Conséquence : chacune de nos piqûres se traduit concrètement par la naissance de plusieurs millions de moustiques dans le mois qui suit, lesquels viendront à leur tour rejoindre la cohorte des insectes piqueurs !

En outre, contrairement à une autre idée reçue, la femelle ne meurt pas après nous avoir pompé du sang. Elle dispose d'une durée de vie moyenne de trois semaines en été, ce qui lui laisse le temps de multiplier les repas pour pondre davantage. Il y a toutefois une consolation : ces mini-vampires et leurs progénitures serviront tôt ou tard de nourriture à de nombreux oiseaux, poissons, grenouilles, libellules et autres chauve-souris. Indirectement, nous participons donc à la survie de ces espèces, nous qui avons plutôt tendance à provoquer des extinctions en masse. De quoi accepter avec philosophie la survenue d'un petit bouton rouge qui démange à n'en plus finir...

Baiser de Judas

Les piqûres de moustiques provoquent des boutons, ce n'est pas nouveau. Mais vous êtes-vous déjà demandé pourquoi ces boutons grattaient ? Cela tient à la présence d'agents anticoagulants et vasodilatateurs qui provoquent les démangeaisons. Une sorte de cadeau souvenir laissé par les femelles moustiques dont on se passerait bien. Il existe justement différents moyens d'atténuer les effets des piqûres. Ainsi, une pompe à venin type Aspivenin peut diminuer le prurit même plusieurs heures après la piqûre, du moins selon ses inventeurs. De leur côté, les homéopathes prescrivent *Apis mellifica* et *Ledum Palustre*, tandis que les généralistes préconisent parfois des crèmes à base d'antihistaminiques, lorsque ça vous grattouille. Malheureusement, ces dernières peuvent provoquer des allergies.

Si le bouton est rouge et inflammatoire, l'association d'une crème corticoïde et d'un médicament antihistaminique pendant quelques jours se montre généralement plus efficace. Chez les personnes à la peau particulièrement réactive, certains enfants notamment, des réactions locales parfois impressionnantes surviennent suite à une piqûre. Pas d'inquiétude excessive, il s'agit rarement d'une réaction allergique dangereuse. Malgré tout, l'œdème peut être localement important, surtout au niveau de la paupière ou de l'oreille car sur ces zones, la peau est particulièrement lâche et se distend très facilement. Dans ce cas, la prise d'un antihistaminique et l'application, après désinfection avec antiseptique non agressif, d'une crème cortisonée légère pendant deux jours, s'avèrent là encore efficaces. Le principal risque réside dans une possible surinfection due au grattage, d'où l'importance de calmer efficacement les démangeaisons. Sans oublier de prendre toutes les mesures préventives possibles.

Protection rapprochée

À moins d'apprécier particulièrement les boutons de moustiques, le B.A BA de la prévention consiste à porter en été des vêtements couvrants et clairs, resserrés aux poignets et aux chevilles, notamment quand le soleil se couche. La nuit, en revanche, comme la sueur attire les moustiques, il vaut mieux ne pas trop se couvrir sous peine de transpirer et de constituer une cible de choix. Dans les zones à risque comme la Camargue, il paraît sage d'investir dans des moustiquaires aux fenêtres et aux sorties d'air de ventilation, en remplaçant régulièrement celles qui se déchirent.

Certains préconisent aussi de placer des géraniums aux fenêtres ou de vaporiser de la citronnelle, mais leur efficacité reste limitée. Autrefois, les grand-mères conseillaient de mettre quelques gouttes de vinaigre dans la cuisine et des oranges ou des citrons piqués de clous de girofle dans les autres pièces. Les huiles essentielles de citron, de girofle, de lavande et d'eucalyptus auraient également le bon goût de déplaire aux moustiques : on peut donc en mettre quelques gouttes dans un diffuseur électrique ou dans un pot-pourri. La London School of Hygiene and Tropical Medicine a d'ailleurs testé en Afrique noire et en Amérique du Sud un répulsif cutané à base d'un extrait naturel d'eucalyptus, avec des résultats satisfaisants, puisque ce produit assurerait une protection correcte de quatre heures sans présenter d'effets toxiques.

Il existe bien sûr nombre d'insecticides, des bombes aérosols aux tortillons fumigènes en passant par les diffuseurs électriques avec tablette ou flacon liquide intégré. En revanche, les lampes à UV, censées griller vos ennemis, n'attirent pas les moustiques mais d'inoffensifs papillons et coléoptères. Quant aux appareils à ultrasons, ils n'ont jamais apporté la preuve de leur efficacité à l'encontre des moustiques, ni d'aucun insecte d'ailleurs !

Tout baigne pour les moustiques

Une prévention efficace passe également par une bonne connaissance des conditions nécessaires au développement des moustiques, afin de ne pas le favoriser. Aussi variées que soient les familles de moustiques, toutes ont besoin d'eau pour assurer le développement de leurs larves. En ville, ils se contentent de petits points d'eau pour proliférer. Si on veut éviter de leur offrir le gîte et le couvert, il faut donc chasser la moindre flaque susceptible de les abriter, à commencer par les barils servant au recueil des eaux de pluie, qui peuvent être recouvertes d'une moustiquaire, les baignoires d'oiseaux et les pots de fleurs trop arrosés.

Pour ceux qui ont choisi de vivre à proximité d'un ruisseau, d'une mare, d'un étang, voire d'un barrage, cela se complique. Une solution existe, mais nous n'avons pas pu évaluer son efficacité. Certaines jardineries proposent un appareil qui attire les moustiques en simulant la respiration humaine par émission de gaz carbonique. Les moustiques sont happés, alors que papillons et coccinelles ne s'approchent pas. L'investissement n'est pas anodin puisque l'appareil coûte de 449 à 1669 €, sans compter le renouvellement des bouteilles de gaz et des cartouches (environ 30 € par mois). L'intérêt est qu'il peut couvrir des surfaces importantes – jusqu'à 5000 m^2 – difficiles à traiter autrement.

Si ces solutions ne se montrent pas assez efficaces, on peut encore tâcher de ne pas attirer les piqueurs comme des mouches : une fenêtre grande ouverte avec une lumière allumée à la nuit tombante est une pure incitation à la débauche pour un moustique ! Et si malgré ces précautions, un ou deux d'entre eux venaient à franchir le seuil de la maison, pourquoi ne pas commencer pas leur assener un grand coup de tape-mouche avant de pulvériser toutes sortes d'insecticides nocifs pour notre santé ? C'est largement aussi efficace et beaucoup plus écologique !

Complètement dengue ?

Sous nos contrées, les différentes protections antimoustiques visent surtout à éviter les désagréments liés aux piqûres, mais dans certaines régions du globe, la prévention est une véritable question de santé publique. Les moustiques femelles peuvent en effet transmettre des parasites susceptibles de provoquer le paludisme, la dengue ou la fièvre jaune. Ces trois maladies se traduisent par un fort épisode de fièvre, avec de multiples accès pour le premier, ainsi que des douleurs importantes pour les deux dernières. Toutes peuvent s'avérer mortelles, il est donc indispensable de se vacciner contre la fièvre jaune et de prendre un traitement préventif contre le paludisme en cas de voyage dans une zone à risque.

Il existe aussi des produits répulsifs spécifiques, les plus efficaces étant ceux à base de diéthyl-métatoluamide (ouf !) ou DEET. Ce composé chimique est en effet doté de la plus longue durée d'action, son efficacité pouvant atteindre 12 heures à des concentrations de 50 %. Cependant, quelques cas de malaises et d'encéphalopathies ont été rapportés chez l'enfant après une utilisation prolongée. On évite donc son usage chez les petits de moins de 5 ans et la femme enceinte ou allaitante. En outre, son utilisation est plutôt réservée aux zones où le risque de paludisme est élevé.

Chez l'enfant de plus de 2 ans, on préfère des produits à base d'ircaridine, recommandé par l'OMS contre le moustique vecteur du paludisme. En complément des répulsifs cutanés, il existe des produits destinés aux vêtements, comme la perméthrine qui s'utilise en pulvérisation ou par trempage du linge. Elle est efficace deux mois, même après des lessives à 40 °C. En revanche, l'histoire ne dit pas si elle lave plus blanc.

En conclusion, les moustiques ne manquent certes pas de piquant, mais n'ont pas de préférence particulière pour le sang sucré. En France, ils restent plus gênants que dangereux, à la différence d'autres pays où ils propagent des maladies graves. Espérons que les progrès de la médecine permettront d'endiguer la progression de ces épidémies, car les moustiques ne sont visiblement pas prêts de déposer les armes !

L'EAU DE MER CICATRISE LES PLAIES

Faux ! Idée pourtant défendue contre vents et marées

L'eau est semble-t-il à l'origine de la vie sur notre planète. Il n'y a donc rien d'étonnant à ce que nous lui prêtions d'innombrables vertus, qu'une encyclopédie ne suffirait pas à détailler. L'eau de mer ne fait pas exception à la règle : elle est utilisée par les hommes depuis longtemps. Platon déclara par exemple que la mer lavait tous les maux de l'homme, sans préciser si elle pouvait aussi servir à faire la vaisselle après un banquet. De son côté, Hippocrate recommandait les bains d'eau de mer chaude pour traiter les affections articulaires, bientôt imité par les Romains. Si le mot thalasso vous dit quelque chose, vous savez que l'eau de mer sert aujourd'hui encore à de nombreux traitements. Mais si vous pensez qu'elle aide également à cicatriser les plaies, détrompez-vous. C'est même plutôt le contraire.

Une eau peut en cacher une autre

Si, de nos jours, l'eau de mer bénéficie toujours d'une image bienfaisante, c'est sans doute par confusion avec les propriétés de certaines eaux thermales sur la peau. Dans les mois qui suivent leur cicatrisation, des cures spécialisées dans les stations thermales sont, par exemple, prescrites aux grands brûlés. Les différents soins qui leur sont prodigués permettent d'obtenir des résultats positifs.

L'eau de mer ne fait qu'usurper cette bonne réputation : elle est en effet très riche en sel, ce qui a surtout pour effet de freiner la cicatrisation ! Non seulement les petites plaies guérissent plus difficilement, mais, en plus, elles risquent de se surinfecter : l'absence de cicatrisation laisse la voie libre aux microbes. Or ni la mer, ni le sable ne sont stériles, les microbes y sont au contraire omniprésents. Prendre un bon bain de mer en espérant faire du bien à une plaie est donc une mauvaise idée. Si l'on souhaite vraiment nager dans les vagues, un pansement spécial s'impose, ainsi qu'un rinçage de la plaie à l'eau douce après la baignade, suivi de l'application d'une pommade cicatrisante et antiseptique.

Au final, le seul domaine où l'eau de mer donne de bons résultats est le rhume. Stérilisée et utilisé en lavage, elle n'a pas son pareil pour déloger les microbes installés dans les fosses nasales. Elle serait même plus efficace que beaucoup de médicaments censés diminuer la durée du rhume ! La réputation positive de cette eau est donc justifiée, à condition d'avoir assez de nez pour savoir comment l'utiliser au mieux !

DES RHUMATISMES QUI SE RÉVEILLENT ANNONCENT DU MAUVAIS TEMPS

Vrai et faux. Prévision météo à faible indice de confiance.

Depuis quelques années, une nouvelle discipline scientifique s'est développée : la bio-météorologie. Il ne s'agit pas de déterminer les répercussions des météorites sur les aliments estampillés bio, mais plutôt d'étudier les interactions entre les phénomènes atmosphériques et les êtres vivants. Grâce à cette discipline, on sait par exemple que le soleil influence de façon positive notre moral, et qu'un temps chaud et venteux favorise les allergies en augmentant la dissémination des pollens. Les spécialistes de cette science récente se sont bien entendus penchés sur la relation entre la météo et les douleurs articulaires, sans parvenir à en percer les mystères pour l'instant.

Après la pluie, le beau temps

À en croire des générations de rhumatisants, l'humidité serait l'ennemi numéro un de notre squelette. Un genou douloureux ou une hanche qui tiraille annoncent selon eux une dégradation certaine du temps. Les scientifiques ne pouvaient laisser passer pareille affirmation sans s'y intéresser de plus près. Dès le XIXe siècle, ils ont tenté d'établir une relation entre douleur et mauvais temps. Mais voilà, il y a autant d'études qui établissent cette corrélation que d'enquêtes qui la réfutent.

Des chercheurs américains ont notamment suivi pendant 4 ans des patients souffrant d'arthrose, âgés de 49 à 90 ans. Il leur était demandé de d'évaluer et de noter régulièrement la douleur ressentie au niveau des mains, des pieds, des épaules, du cou et des genoux. Les résultats obtenus ont été rapportés aux données météorologiques, sans mettre en évidence un quelconque lien entre la survenue des douleurs et la température ou le degré d'humidité ambiant.

Récepteurs lunatiques

Sur le plan anatomique, l'hypothèse d'un lien entre humidité et rhumatismes n'a pourtant rien de farfelu : en effet, les tendons et les articulations sont dotés de récepteurs sensibles aux changements de température. Là où tout se complique, c'est que certains de ces récepteurs sont soulagés par le froid, alors que d'autres le sont par le chaud ! En outre, les uns craignent l'humidité quand les autres y sont insensibles. Le nombre de récepteurs variant d'une personne à l'autre, il est normal que les enquêtes menées ait aboutit à des conclusions parfois contradictoires.

En attendant que les scientifiques se mettent d'accord, le mieux à faire est donc d'être à l'écoute de son propre corps. Après tout, le plus important n'est pas tellement de savoir dans quelles conditions les douleurs rhumatismales se déclenchent, mais plutôt de déterminer la meilleure façon de les soigner !

Antalgiques par tous les temps

Qu'il pleuve ou qu'il neige, les douleurs articulaires sont souvent pénibles et difficile à supporter. Les cinq cent mille Français victimes d'une maladie inflammatoire des os ou des articulations en savent quelque chose. Heureusement, il existe de nombreux médicaments pour les soulager, à commencer par les antalgiques périphériques, à base de paracétamol par exemple, vendus sans ordonnance. Ils agissent sur la douleur elle-même, mais n'ont aucun effet sur le cerveau ou la moelle épinière. Ils sont utiles pour soulager ponctuellement des douleurs de faible intensité, à condition de bien adapter la posologie à l'âge du patient.

De leur côté, les anti-inflammatoires partagent la capacité de bloquer l'action de certaines substances comme les prostaglandines, des médiateurs chimiques directement impliqués dans le développement des inflammations. On les utilise en cas de crise plus sévère, lorsque le paracétamol s'avère insuffisant. Les douleurs sont alors maximales au réveil et tendent à diminuer dans la journée, à l'opposé des douleurs mécaniques, atténuées par le repos. Certains de ces médicaments sont proposés en vente libre en pharmacie : ils appartiennent à la famille des anti-inflammatoires dits non stéroïdiens, par opposition aux dérivés de la cortisone, disponibles uniquement sur prescription.

Sale temps pour l'automédication

Bien qu'ils soient disponibles sans ordonnance, les anti-inflammatoires non stéroïdiens ne sont pas anodins. Ils se révèlent contre-indiqués en cas de grossesse et d'allaitement, de maladie ulcéreuse, d'allergie à l'aspirine, d'insuffisance hépatique ou rénale grave. Une étude anglaise récente, parue dans le *British Medical Journal*, vient d'ailleurs de révéler que tous les anti-inflammatoires – pas seulement les non stéroïdiens – augmentaient faiblement le risque d'infarctus. Étant donné leur utilité, il serait dommage de s'en passer, mais il paraît nécessaire de demander l'avis d'un médecin en cas de risque cardiovasculaire élevé. Les antalgiques périphériques restent mieux tolérés, mais sont malgré tout contre-indiqués en fin de grossesse ou en cas d'antécédent allergique. Enfin, les anti-inflammatoires oraux ne doivent pas être associés entre eux, ni avec des anticoagulants (risque hémorragique) ou du lithium (risque de surdosage). S'ils ne soulagent pas suffisamment, des antalgiques plus puissants sont sans doute nécessaires, mais seul un médecin peut les délivrer s'il le juge indiqué. En tout état de cause, mieux vaut éviter de jouer les apprentis sorciers devant l'armoire à pharmacie, sous peine de concocter des potions qui n'auront rien de magique !

En bref, il n'a jamais été prouvé que les rhumatismes font la pluie et le beau temps ou réciproquement. L'essentiel est donc de traiter les douleurs qu'ils provoquent. Pour cela, il est préférable de s'en remettre à son médecin plutôt qu'à l'automédication. Celle-ci a peu de chance d'aboutir à des remèdes d'une efficacité foudroyantes, mais leurs effets secondaires risquent de s'avérer plutôt orageux...

Source : Quotidien du Médecin*, 3 avril 2002 ;* Rheumatology*, 2003.*

SE FRICTIONNER AVEC DES ORTIES SOULAGE LES RHUMATISMES

Vrai et faux ! Conseil qui ne manque pas de piquant

Une plante aussi vivace que l'ortie ne pouvait pas échapper à l'attention de nos ancêtres. Dès l'Antiquité, on lui a attribué de nombreuses vertus médicinales, tant contre les rhumatismes que pour combattre la fièvre typhoïde, les attaques cérébrales et l'absence de règles chez les femmes ! Seul souci : pour bénéficier de ses bienfaits, il fallait passer par une petite séance de flagellation. Pour motiver les récalcitrants, on prêtait également à l'ortie des propriétés aphrodisiaques, la consigne étant alors de « se fouetter au-dessous du nombril, sur les reins et sur les fesses » ! La flagellation fait moins recette aujourd'hui, en médecine en tout cas. Mais l'ortie reste plébiscitée, notamment pour sa capacité à soulager les rhumatismes. Frottons-nous donc à cette croyance, au risque de nous y piquer.

Coup de fouet sur l'organisme ?

Au fil des siècles, les herboristes n'ont pas démenti les vertus de l'ortie, lui attribuant des bienfaits contre la goutte, les calculs urinaires, l'énurésie, le choléra, les saignements de nez, le rhume, l'infection des voies respiratoires, l'acné, les boutons de fièvre et mille autres petits maux ! Pour lutter contre les rhumatismes, l'une des recettes en vogue – plus facile à suivre que la flagellation ! – consistait à hacher deux poignées de feuilles et de fleurs de chélidoine, deux belles feuilles de choux et trois poignées des inévitables feuilles d'orties, puis de les faire macérer pendant quarante-huit heures dans deux litres d'eau de pluie, et d'appliquer localement la potion obtenue après filtrage. Une lotion de suc frais d'orties pouvait aussi faire l'affaire.

On manque malheureusement d'études sérieuses pour confirmer les bienfaits de ce type de traitements. De fait, les chercheurs rencontreraient sans doute des difficultés éthiques et pratiques à recruter des candidats à la flagellation ou à la friction avec des lotions moyenâgeuses ! Ils se sont donc plutôt intéressés aux vertus des orties par voie orale. Certains laboratoires proposent ainsi des compléments alimentaires à base d'ortie et de curcuma, un cousin du gingembre, qui auraient selon eux une action bénéfique sur les mécanismes de l'inflammation et sur la déminéralisation. Autant le dire clairement : la plupart des rhumatologues se montrent relativement sceptiques et restent fidèles aux anti-inflammatoires dont l'efficacité est prouvée.

En conclusion, l'ortie possède sans doute quelques propriétés intéressantes mais n'a pas démontré une réelle efficacité sur les rhumatismes. Ellc entre encore dans la composition de certains remèdes, mais nombres de spécialistes ne sont pas loin de jeter ce type de traitements... aux orties !

EN CAS DE SAIGNEMENT DE NEZ, IL FAUT PENCHER LA TÊTE EN ARRIÈRE

Faux ! Réserver la position au shampooing chez le coiffeur

N'en déplaise aux amateurs de suspense et d'enquêtes à rebondissement, cette idée reçue de recèle aucune part de mystère. Elle est tout simplement fausse et ne perdure que grâce à des apparences trompeuses. En effet, incliner la tête en arrière lorsqu'on saigne du nez favorise l'écoulement de sang dans l'arrière-gorge. Le saignement nasal semble donc arrêté, mais le problème n'est pas résolu pour autant !

Petit coup de pression

Face à un saignement de nez, baptisé épistaxis dans le langage médical, il faut avant tout rester calme et rassurer les plus stressés qui peuvent paniquer à la vue du sang. Ensuite, il faut asseoir le malade et lui demander de se moucher – plutôt dans un mouchoir jetable que dans le beau linge brodé de votre grand-mère – afin d'évacuer d'éventuels caillots. Lui faire pencher légèrement la tête en avant permettra au sang de s'évacuer par la narine et non dans la gorge, ce qui est essentiel pour repérer un éventuel saignement persistant.

L'étape suivante consiste à appuyer fortement avec deux doigts sur la narine qui saigne, pendant deux à trois minutes au minimum. Le plus souvent, cela suffit à stopper l'épistaxis. Dans le cas contraire, il faut continuer à comprimer le nez pendant dix minutes, puis, si le saignement persiste, utiliser une mèche de type « Coalgan ouate stérile » ou « Algostéril mèche » – disponibles en pharmacie sans ordonnance –, mais pas de coton ordinaire. À défaut, on peut aussi placer des glaçons dans un sachet plastifié et appliquer le tout sur la narine : le froid contracte les petits vaisseaux, ce qui ralentit le flux sanguin.

Ces saignements sont généralement dus à une fragilité des petits vaisseaux de la muqueuse nasale et peuvent survenir dans de multiples situations : chaleur, émotion, inflammation nasale suite à un rhume des foins par exemple, air trop sec irritant pour la muqueuse, etc. Utilisées de façon prolongée, certaines gouttes nasales peuvent aussi en être la cause. Quoi qu'il en soit, si les épistaxis sont fréquentes, l'avis d'un ORL s'impose.

Allô, Samu ? Bobo !

Si les saignements de nez sont la plupart du temps bénins, il reste malgré tout nécessaire d'appeler les secours dans certains situations. C'est lc cas des saignements intarissables ou accompagnés de signes de gravité, comme lorsque le malade est en sueur et prêt à défaillir, ou encore très pâle, avec le cœur battant la chamade. De même, une épistaxis n'est pas anodine chez un malade hémophile ou suivant un traitement anticoagulant. Une crise faisant suite à un violent coup sur la tête doit également inciter à consulter.

En bref, regarder le plafond ou les étoiles n'arrête pas les saignements de nez. Mieux vaut suivre les quelques conseils qui précèdent et ne pas les oublier, sous peine de rester tête en l'air...

METTRE UNE CLÉ MÉTALLIQUE SUR LA NUQUE PEUT ARRÊTER UN SAIGNEMENT DE NEZ

Faux ! Idée à laisser sous les verrous

Continuons notre petit tour dans les épistaxis, qui génèrent leur lot de remèdes de grand-mère. Après la tête en arrière, en voici un qui se prétend la clé du problème des saignements de nez. En vérité, il constitue plutôt une porte ouverte aux faux espoirs.

Anatomiquement impossible

L'idée de la clé en métal sur la nuque rencontrait autrefois un certain succès. On pensait en effet que le froid pouvait entraîner la vasoconstriction des vaisseaux du nez et ainsi stopper l'hémorragie. Outre la fameuse clé, on pouvait utiliser une compresse froide, un glaçon, de l'eau froide, ou encore s'allonger sur du carrelage ! On recommandait même aux personnes sujettes aux épistaxis fréquentes de porter en permanence une clé au bout d'un collier, en sautoir !

Si l'idée n'est pas si idiote sur le plan intellectuel, elle se révèle plus problématique anatomiquement parlant. En effet, l'artère carotide qui passe dans le cou a de multiples ramifications : elle aboutit certes au nez, mais irrigue également le cerveau ! Or ce dernier contient différents récepteurs qui l'alertent lorsqu'il ne reçoit plus suffisamment de sang, afin de pouvoir rétablir un flux sanguin suffisant quand c'est nécessaire. En outre, les récepteurs sensibles au froid, disséminés sur le corps, peuvent provoquer une vasoconstriction des vaisseaux pour limiter les pertes de chaleur, mais ne sauraient agir de façon exclusive sur ceux du nez.

En d'autres termes, il faudrait vraiment une clé magique pour parvenir à arrêter un saignement de nez. Plutôt que de tenter des tours de passe-passe, mieux vaut compresser la narine concernée durant plusieurs minutes. Voilà un véritable conseil-clé !

IL FAUT ASPIRER LE VENIN AVEC SA BOUCHE EN CAS DE MORSURE DE SERPENT

Faux. Idée de mauvais goût à recracher immédiatement !

Certains d'entre nous en ont la phobie, d'autres les adorent au point d'en élever dans leur salon, mais nous partageons tous un point commun face aux serpents : nul n'est à l'abri d'être un jour victime ou témoin d'une morsure. Selon une idée reçue un peu trop héroïque, la meilleure chose à faire face à ce type d'accident est d'aspirer goulûment le venin afin d'éviter qu'il ne se propage. L'idée n'est pas dénuée de bon sens, mais elle risque fort de nous rester en travers de la gorge !

Retirer oui, vampiriser non

Après une morsure de serpent, il n'est pas idiot de chercher à extraire un maximum de venin avant qu'il ne passe dans la circulation sanguine de la victime. En revanche, l'aspirer soi-même par la bouche n'est pas la meilleure chose à faire. En effet, il suffit que le secouriste présente une plaie dans la bouche – même minime –, ce qui est relativement fréquent, pour que le venin passe dans sa circulation et provoque un malaise. Or un secouriste immobilisé n'est pas un bon secouriste ! Inutile donc de se prendre pour Dracula : le seul moyen de procéder sans risque est d'utiliser une pompe de type Aspivenin, sans doute moins épique mais bien plus sûre !

Sang froid contre vipères

Aspirer le venin par les moyens appropriés est une bonne chose, mais d'autres mesures de précautions doivent être prises.

Avant tout, il faut calmer la victime et lui demander de s'allonger, en inclinant le membre touché vers le sol afin de retarder la diffusion du poison. Bien qu'une morsure puisse être psychologiquement traumatisante sur le moment, il n'y a pas lieu de s'affoler. En effet, le venin met généralement plusieurs heures pour se diffuser. De fait, sa toxicité dépend de la quantité de venin injectée, or la glande qui le secrète est rarement pleine au moment de la morsure. Il n'y a donc pas d'extrême urgence : on peut prendre le temps de désinfecter la plaie. En revanche, inciser, injecter un sérum ou poser un garrot soi-même peut faire plus de mal que de bien. Il ne faut pas non plus donner d'aspirine ou d'anti-inflammatoires, qui présentent dans ce cas un risque hémorragique. Seuls les secours d'urgence – toujours joignables au 15 ou au 112 – sont habilités à effectuer les soins nécessaires, selon le type de morsure. L'heure de celle-ci doit par ailleurs être soigneusement notée. En cas d'impossibilité de joindre les secours, il est conseillé de transporter la victime le plus calmement possible et de préférence en position allongée. C'est bon à savoir si jamais votre portable vous lâche au plus mauvais moment.

Quoi qu'il en soit, rassurez-vous, les morsures de serpents sont rares en France (environ mille par an) et sont le plus souvent sans gravité. Seules les vipères, reconnaissables à leur tête triangulaire et leurs pupilles à fente verticale, s'avèrent dangereuses dans l'hexagone. Lorsqu'elles mordent, leurs crochets laissent sur la peau deux petits trous rapprochés, ainsi qu'une ecchymose et un œdème. L'injection de venin n'a lieu qu'une fois sur deux en moyenne, mais elle peut entraîner des nausées, des vomissements, voire un malaise cardiaque. Des cas de chocs allergiques au venin de vipère peuvent également survenir et provoquer des réactions encore plus sévères que le venin lui-même. Ces cas restent heureusement très rares dans nos contrées [1].

Brousse venimeuse

En revanche, dans les pays tropicaux, on a nettement plus de risques de se heurter à un serpent venimeux, surtout lors d'excursions dans la brousse. Il est donc important de se renseigner sur les risques potentiels avant de partir à l'aventure et de ne pas

1. Un cas a d'ailleurs été décrit dans la *Revue française d'allergologie et d'immunologie clinique* d'avril 2005.

oublier sa pompe à venin. Il existe également des sérums antidotes, mais il n'est pas toujours évident de les emmener avec soi, d'autant qu'un produit donné n'agit que pour un type de venin. Qui plus est, ces sérums doivent souvent rester au froid pour conserver leur efficacité. Reste que certaines coutumes locales permettent d'éviter bien des déboires : en Côte d'Ivoire par exemple, pour éviter de recevoir du venin de naja cracheur dans les yeux, les voyageurs avertis portent un miroir en guise de collier : comme le naja vise ce qui brille, son venin atteint la glace et non les yeux ! Enfin, dans tous les cas, pour éviter une rencontre peu sympathique avec un animal au sang froid, mieux vaut partir en randonnée bien chaussé, en tapant du pied et en écartant les feuillages devant soi avec un bâton pour effrayer les indésirables. En effet, la majorité des serpents ont aussi peur de nous, sinon plus, que nous n'avons peur d'eux.

Pour terminer, les petites rasades de venin sont donc déconseillées, même lorsqu'il s'agit de secourir un proche : elles risquent de faire deux victimes au lieu d'une seule, et d'autres précautions peuvent être prises pour ralentir les effets du venin. N'en déplaise aux langues de vipères, voici donc une idée reçue de plus qui ne risque plus de nous empoisonner !

ON PEUT NEUTRALISER LE VENIN D'UN INSECTE EN APPROCHANT UNE CIGARETTE ALLUMÉE

Vrai. Le venin cendré a du bon !

Comment ? Nous, pourfendeuses du tabagisme depuis le début de cet ouvrage, serions prêtes à accorder au moins une vertu aux cigarettes ! Avouons-le, c'est effectivement le cas. Encore que...

Coup de chaud sur le venin

Le venin de certains insectes, notamment les hyménoptères (guêpes, abeilles, frelons), ainsi que celui des vives ou des rascasses, sont dit thermolabiles. En d'autres termes, ils sont sensibles à la chaleur qui peut annuler leurs effets. Une cigarette allumée peut donc s'avérer utile, encore faut-il ne pas l'approcher trop près... ou gare à la brûlure ! Toutefois, il n'est pas utile de se mettre à fumer pour cette seule raison : on peut aussi bien utiliser un sèche-cheveux ou plonger la partie du corps piquée dans une bassine d'eau chaude. En revanche, la chaleur se montre inefficace sur d'autres venins, celui de la vipère aspic par exemple, que l'on rencontre communément en France. Ne nous faites donc pas dire ce que nous n'avons pas dit : la cigarette ne constitue pas l'arme absolue contre les piqûres et morsures en tout genre !

Été piquant, mais rarement meurtrier

Les hyménoptères sont responsables de nombreuses piqûres, surtout en été, mais elles restent le plus souvent bénignes. Le venin contient différentes substances protéiques responsables de la douleur et de la réaction inflammatoire entraînant gonflement et rougeur. Les conséquences s'avèrent plus ou moins sérieuses selon la localisation de la piqûre : plus la peau est fine et élastique, sur la paupière par exemple, plus l'œdème est important. Il peut devenir dangereux s'il est localisé dans une zone critique comme la gorge, parce qu'il peut alors gêner la respiration. Pour cette raison, il convient d'être prudent quand on mange à l'extérieur et de vérifier ce que l'on porte à sa bouche. Ceci est particulièrement vrai pour les enfants, moins attentifs et grands consommateurs de sucreries qui attirent guêpes, abeilles et autres frelons.

Les piqûres multiples sont également dangereuses dans la mesure où une forte quantité de venin peut provoquer une réaction générale parfois mortelle. Inutile d'enfumer la victime dans ce cas : il faut au contraire appeler d'urgence les secours au moindre symptôme inquiétant. Pour éviter d'en arriver là, on évitera les parties de cache-cache à proximité des ruches du grand-père...

Enfin, un faible pourcentage de la population est allergique au venin d'hyménoptère, ce qui provoque tout de même une vingtaine de morts en France chaque année. Dans ce cas, une piqûre peut suffire à déclencher le choc allergique, mais l'accident se produit toujours chez une personne ayant déjà été piquée. En général, les piqûres précédentes ont déjà provoqué des réactions importantes, lesquelles doivent attirer l'attention. Il peut s'agir d'une réaction anormalement étendue, qui se propage sur tout un membre ou même à distance, sur une autre partie du corps. Une sensation de malaise doit également mettre la puce à l'oreille. Si de tels symptômes surviennent, il convient impérativement d'effectuer un bilan allergologique pour déterminer précisément les éventuelles réactions aux différents venins. Ceci fait, il faut conserver à portée de main une trousse d'urgence comportant les seuls médicaments utiles en cas d'allergie grave. Enfin, une désensibilisation spécifique peut être envisagée. Là encore, une cigarette ne sera d'aucun recours !

Pour conclure, une cigarette ou tout autre source de chaleur peut effectivement atténuer la douleur provoquée par une piqûre d'hyménoptère, de vive ou de rascasse. La prudence est de rigueur pour éviter tout risque de brûlure, de même qu'il ne faut pas négliger l'apparition d'éventuelles complications. Ce remède de grand-mère n'a donc rien de fumeux, mais que les diffuseurs du tabac n'en fassent pas trop leur miel !

Neuvième partie

MÉDICAMENTS ET THÉRAPEUTIQUES

« C'est la dose qui fait le poison ! »

LES ANTIBIOTIQUES FATIGUENT

Faux en général. Rumeur erronée mais infatigable !

Les antibiotiques ne sont pas automatiques, on le sait. En revanche, ils sont presque systématiquement accusés de provoquer de la fatigue, surtout après un examen raté ou une contre-performance sportive. Ils ont donc bon dos, mais heureusement pour eux, la science permet de les innocenter en grande partie.

Le coupable n'est pas celui qu'on croit

En vérité, les antibiotiques vont souvent de pair avec une certaine fatigue, mais ils ne la provoquent pas : ils sont utilisés pour combattre une infection bactérienne, et c'est cette infection qui fatigue. De plus, ces médicaments mettent vingt-quatre à quarante-huit heures avant de produire des effets perceptibles. Durant ce laps de temps – et parfois même davantage –, on peut donc se sentir fatigué et en rendre responsable les antibiotiques, alors qu'il n'en est rien.

Cependant, l'action des antibiotiques n'est pas strictement limitée aux germes qu'ils sont supposés combattre. Ainsi, ils peuvent perturber la flore intestinale et la flore vaginale, toutes deux garantes d'un équilibre biologique et d'une bonne santé. Dès lors, d'autres germes indésirables, qui étaient jusqu'ici en sous-effectif, peuvent se retrouver favorisés et provoquer des troubles supplémentaires, tels que des diarrhées ou une mycose vaginale. Là encore, il ne s'agit pas de fatigue à proprement parler, mais d'une possible fragilisation de l'organisme qui peut se trouver plus exposé à certaines pathologies.

Contradictions fatigantes

Soyons claires, tous les effets des antibiotiques ne sont pas encore connus, et de nombreuses recherches sont en cours pour les cerner plus précisément. Un certain flou subsiste, du fait de résultats contradictoires qui n'ont pu être expliqués pour l'instant. Ainsi, les antibiotiques semblent favoriser un processus infectieux dans certains cas, notamment chez l'animal : la minocycline a par exemple été accusée de faire le lit des pneumopathies, mais les différentes enquêtes dans ce domaine se contredisent. Il semble également que les personnes atteintes du sida – dont les défenses immunitaires sont donc très fragiles – soient plus vulnérables aux effets néfastes des antibiotiques. À l'opposé, chez les patients atteints d'inflammations chroniques provoquant un surrégime du système immunitaire, les antibiotiques paraissent produire des effets positifs. De quoi y perdre son latin en attendant le *consensus omnium* !

Selon l'évolution des travaux de recherche en cours, on pourra effectivement peut-être conclure que les antibiotiques fatiguent certaines personnes dans un contexte précis. Mais dans l'état actuel des connaissances, rien ne permet de le confirmer. On peut faire confiance aux chercheurs pour ne pas s'endormir sur leurs lauriers, même sous antibiotiques. *Labor omnia vincit improbus* [1], comme disait Virgile...

1. « Un travail opiniâtre vient à bout de tout », Virgile, *Géorgiques*, I, 145-146.

IL NE FAUT PAS BOIRE D'ALCOOL LORSQU'ON EST SOUS ANTIBIOTIQUES

Parfois vrai. Sage et sobre conseil.

N'en déplaise aux inconditionnels du grog, l'alcool est connu pour interagir avec plus de cent cinquante médicaments, dont différents antibiotiques. Lorsqu'on suit un traitement médicamenteux, la prudence s'impose donc avant de déboucher une bonne bouteille, sous peine de se concocter sans le vouloir un cocktail plutôt explosif !

Liaisons sulfureuses

La littérature médicale est claire sur le sujet : certains principes moléculaires actifs, comme le métronidazole – prescrit notamment en prophylaxie des complications postopératoires à germes anaérobies –, le kétoconazole, l'isoniazide et la rifampicine, entraînent un effet antabuse par accumulation d'acétaldéhyde en cas de prise simultanée avec des composés alcoolisés ou leurs dérivés. Vous n'avez rien compris ? Essayons donc de décrypter ce « jargon » scientifique.

Concrètement, la consommation d'alcool peut provoquer des réactions avec certains médicaments, appelées « effet antabuse ». Derrière cette appellation se cachent malaises, bouffées de chaleur, rougeurs au visage, perte d'appétit, nausées ou encore maux de tête. Le responsable de tout cela est une substance toxique : l'acétaldéhyde, produite par le métabolisme de l'alcool, qui s'accumule dans l'organisme en cas d'association à ces médicaments. Cet effet est d'ailleurs utilisé dans certains traitements de l'alcoolisme, en raison de son effet dissuasif.

Quoi qu'il en soit, les conséquences qu'elle entraîne justifient l'abstinence totale d'alcool pendant les traitements. Certains imaginent parfois qu'il leur suffit d'oublier malencontreusement de prendre une dose d'antibiotique pour pouvoir s'autoriser un petit verre. Malheureusement, les médicaments ne sont éliminés de l'organisme qu'après plusieurs jours : un comprimé en moins ne met donc pas à l'abri des mauvaises surprises. Au contraire, ne pas prendre son antibiotique à l'heure dite permet aux bactéries de se multiplier à nouveau, voire d'acquérir des résistances qui les rendront plus difficiles à éradiquer par la suite. Autrement dit, prendre de l'alcool à la place d'un antibiotique est le meilleur moyen de se sentir encore plus mal, soit par effet antabuse, soit par complication infectieuse !

Toutefois, de nombreux antibiotiques ne sont pas concernés par ce risque. Il serait inutile d'en donner une liste exhaustive, votre médecin ou votre pharmacien sauront parfaitement vous renseigner le cas échéant. Précisons malgré tout que la plupart des antibiotiques prescrits pour les infections respiratoires communes ne présentent pas de risques particuliers. Mais attention, la consommation d'alcool doit rester modérée, surtout quand on est malade.

Lorsqu'on prend des médicaments, antibiotiques ou pas, mieux vaut les noyer dans un verre d'eau.

LES REMÈDES HOMÉOPATHIQUES NE CONTIENNENT PAS GRAND-CHOSE, MAIS NE FONT PAS DE MAL

Du vrai et du faux...

L'homéopathie ne laisse personne indifférent : les uns adulent ses granules, les autres se demandent s'il n'y a pas une boulette quelque part, d'autres encore lui nient toute efficacité en bloc. Chercheurs, médecins et pharmaciens se renvoient une balle insaisissable : cette médecine reste pour l'instant l'objet de nombreuses polémiques. Avant de céder à telle ou telle idée reçue, tentons d'y voir un peu plus clair.

Beaucoup de questions en suspens

L'homéopathie repose sur le principe – non prouvé scientifiquement – qu'une substance active, capable de déclencher des symptômes chez une personne saine, va pouvoir soigner une personne malade présentant les mêmes symptômes. Ce raisonnement est appelé principe de la similitude. Toutefois, l'objectif est de soigner sans provoquer d'effets indésirables : la toxicité des substances utilisées, qui peuvent être d'origine végétale, minérale ou animale, est donc réduite autant que possible grâce à des dilutions successives.

Prenons un exemple simple pour ne pas se noyer au fil de ces dilutions : la transformation d'une plante en granulé homéopathique. Après la cueillette, la partie intéressante du végétal est mélangée avec de l'eau et de l'alcool, puis agitée pendant plusieurs jours avant d'être débarrassée de tout élément solide. On obtient ainsi un liquide appelé teinture mère, laquelle va être diluée au centième à plusieurs reprises. Concrètement, une dilution au centième, que l'on note 1 CH, s'effectue en mêlant une part de teinture mère végétale à 99 parts d'alcool à 30 ° (lequel est remplacé par du lactose pour les substances animales ou minérales). Le produit ainsi obtenu est à nouveau dilué au centième : on en mélange une part avec 99 parts d'alcool ou de lactose, ce qui permet l'obtention d'une dilution à 2 CH. En multipliant ce procédé, on obtient un mélange à 9 CH qui est ensuite incorporé à du cristal de lactose pur enrobé de saccharose et de lactose, donnant ainsi naissance aux fameuses granules. Ces dernières contiennent donc une quantité infime de la teinture mère initiale, ce qui permet de limiter les risques d'effet secondaire.

Le problème, pour les détracteurs de l'homéopathie, est qu'au-delà d'une dilution à 9 CH, on ne trouve plus la moindre molécule de principe actif ! Selon eux, elle ne peut donc pas s'avérer efficace. Les partisans de cette médecine répondent que le principe actif est bien présent lors des premières étapes de la fabrication du médicament. Selon eux, tout se passe au moment où le principe actif entre en contact avec son solvant : il y dépose une sorte « d'empreinte », laquelle produirait ensuite un effet sur l'organisme. Mais cette théorie n'a jusqu'à présent pas été démontrée. Il est donc important de poursuivre la recherche fondamentale dans ce domaine, afin de comprendre comment l'homéopathie pourrait agir.

Trouver la bonne clé et ne pas s'obstiner

De fait, les homéopathes ne prétendent pas que leurs granules ont réponse à tout. Ils comparent volontiers le traitement homéopathique à la clé d'une serrure : si la clé correspond, la serrure s'ouvre. Sinon, elle reste fermée mais n'est pas endommagée pour autant, à moins de persister à vouloir actionner le verrou. Un traitement homéopathique pris au long cours peut ainsi finir par aggraver les symptômes qu'il est censé corriger.

De plus, il peut se révéler dangereux dans certains cas, comme lorsqu'une infection se loge dans une cavité fermée et doit impérativement être évacuée : l'homéopathie ne sera alors d'aucune utilité. Dans le cadre de l'automédication, les pharmaciens déconseillent toujours de poursuivre ce genre de traitement au-delà de 24 heures en l'absence d'amélioration. Cela signifie en effet que l'affection doit être traitée d'une manière différente : un autre traitement est donc impératif et urgent.

En dehors de ces circonstances spécifiques, l'homéopathie est effectivement dénuée d'effets secondaires dans un court laps de temps. De plus, elle n'interagit pas avec les traitements classiques, d'où l'idée qu'elle ne fait pas de mal, à défaut de systématiquement faire du bien.

Belle place pour l'effet placebo ?

On associe souvent homéopathie et effet placebo sans forcément savoir de quoi on parle exactement. Rappelons donc que l'effet placebo se définit comme un bénéfice réel et non négligeable sur l'état d'un malade, mais qu'il ne s'explique pas par la présence d'un principe actif. Ce phénomène bien connu des médecins fait partie intégrante de l'homéopathie, mais elle n'en a pas le « monopole » pour autant. En allopathie par exemple, nombre de médicaments dont les principes actifs n'ont pas prouvé leur efficacité continuent à être prescrits et utilisés.

Il paraît certain que la façon de prescrire compte souvent autant que ce que l'on prescrit. Inversement, on peut induire sans le vouloir un résultat négatif en évoquant les possibles effets secondaires d'une substance pourtant dénuée de principes actifs ! En d'autres termes, l'effet placebo est à double sens.

Quoi qu'il en soit, beaucoup considèrent l'homéopathie comme un simple placebo, par définition inoffensif. Il est vrai que cette médecine, malgré ses efforts, n'a pas encore apporté la preuve de son efficacité. En outre, elle n'a pas encore dévoilé le mystère de son mode d'action, ce qui pousse les esprits cartésiens à rester sceptiques. Elle a pourtant fait l'objet de multiples études, notamment sur l'impact de la forte dilution des substances utilisées. Des revues médicales de référence comme *The Lancet*, *The British Medical Journal* ou *Nature* ont accordé une place importante à cette question. Il y a quelques années, *The Lancet* concluait par exemple, après une analyse de 89 études cliniques sélectionnées parmi 186, que « l'efficacité de l'homéopathie ne saurait être assimilée à un placebo ».

Ces enquêtes ont malgré tout leurs détracteurs, qui soulignent l'existence de résultats contradictoires et insistent sur le fait qu'un grand nombre d'études sont effectuées *in vitro*, non sur de véritables patients, et que les concentrations utilisées sont supérieures à celles des remèdes qui, eux, ne contiennent plus de substance active. Des études plus récentes publiées dans le *Lancet* aboutissent à des conclusions très réservées. En bref, les spécialistes sont en désaccord, et l'ampleur de celui-ci n'a rien d'homéopathique !

Des granules à la ferme

Les polémiques semblent moins nombreuses chez certains de nos confrères vétérinaires, qui emploient également l'homéopathie. Certains agriculteurs sont même convaincus de son efficacité. Des éleveurs ont ainsi remarqué que cette médication peu coûteuse diminuait le nombre de bêtes malades dans leurs élevages. Seraient-ils en train de devenir chèvres ? Pas si sûr : une récente étude, portant sur plusieurs dizaines de milliers de dindes d'élevage industriel, aurait montré qu'un traitement homéopathique antistress, ajouté à l'eau des volailles, réduisait significativement leur mortalité !

En conclusion, il reste difficile de se forger une opinion définitive sur l'homéopathie, parce qu'il n'est pas aisé d'extrapoler les réactions observées dans un tube à essai ou dans un élevage de dindes à la médecine humaine. Pour autant, on ne peut pas occulter l'enthousiasme de millions de personnes et de certains scientifiques à l'égard de cette médecine. Pour notre part, plutôt que rentrer dans l'éternel débat stérile « pour ou contre », nous attendons impatiemment que de nouvelles études, fiables et sans parti pris, viennent nous apporter davantage d'éclaircissements. En d'autres termes, même sur des questions de dilution, il convient de rester concentré...

LES MÉDICAMENTS SOIGNENT UN ORGANE MAIS DÉTRAQUENT LES AUTRES

Pas faux. Les voies du médicament sont impénétrables !

Nettement moins polémique que l'homéopathie, la question des effets secondaires génère pourtant son lot de croyances populaires plus ou moins justifiées. Les antimédicaments brandissent ces effets néfastes comme un étendard, les accrocs de la gélule les ignorent. En vérité, un juste milieu existe : nombre de médicaments présentent effectivement des effets secondaires, mais cela n'a rien de systématique. En outre, ils sont généralement bien connus, ce qui permet d'évaluer l'intérêt du bénéfice apporté au regard du risque encouru. Il n'en reste pas moins que les médicaments ne sont pas anodins, surtout lorsqu'ils sont administrés à des personnes fragilisées comme les seniors.

Dangereux cumul

Avec l'âge, les fonctions rénales et hépatiques sont ralenties, la masse musculaire diminue et le risque de déshydratation augmente, la sensation de soif est moins perçue. Toutes les conditions sont ainsi réunies pour favoriser une plus forte concentration des médicaments dans le sang, d'autant que les personnes âgées en prennent toujours davantage en vieillissant. La moyenne quotidienne est de 3,3 médicaments différents par jour pour les 65-74 ans, 4 pour les 75-84 ans et 4,6 pour les plus de 85 ans. Cœur, vaisseaux, douleur, digestion, sommeil, humeur... tout est prétexte à des prescriptions. Sans compter que cette liste déjà longue est complétée par les médicaments achetés sans ordonnance : une personne âgée sur douze y a recours chaque mois. Les conséquences ne se font pas attendre : 10 %

des hospitalisations des plus de 65 ans, et 20 % des plus de 80 ans relèvent directement d'une intoxication médicamenteuse. Au total, on estime que 128 000 personnes sont hospitalisées chaque année à cause des effets secondaires de leur traitement, ou plus fréquemment parce que l'association de différents médicaments entre eux a provoqué des troubles. Pour autant, doit-on considérer que les gélules, comprimés et autres poudres miraculeuses font plus de mal que de bien ?

Médicaments en roue libre

Soyons claires, les médicaments n'ont pas de tête chercheuse : une fois absorbés, ils sont distribués dans le corps par voie sanguine, y compris dans des organes autres que celui pour lequel ils ont été prescrits. Des anti-inflammatoires administrés pour des problèmes articulaires peuvent ainsi avoir un effet néfaste sur la paroi de l'estomac. De même, un médicament antidouleur est susceptible de provoquer une somnolence en agissant sur le cerveau, tandis que certains traitements anticancéreux agissent sur le système digestif ou la peau.

Dès lors, tout est une question d'équilibre : les effets secondaires doivent donc être mis dans la balance avec le bénéfice apporté par le traitement. Il est bien évident qu'on tolérera davantage les conséquences négatives d'un traitement vital, que celle d'un simple traitement « de confort ». Dans ce cas, remplacer un problème par un autre peut être très discutable !

En conclusion, il est vrai que les médicaments peuvent engendrer de multiples troubles, y compris dans des organes qui n'ont rien à voir avec la pathologie pour laquelle on les a prescrits. Mais attention à ne pas devenir « antimédicament » pour autant ! Ils ont permis d'allonger considérablement l'espérance de vie : elle est aujourd'hui de 83,8 ans pour les femmes et de 76,7 ans pour les hommes. Une petite fille qui naît en 2005 a 50 % de chances de fêter ses 94 ans et une chance sur six d'être centenaire ! De quoi faire pâlir d'envie bien des remèdes de grand-mère...

ON PEUT RESTER PARALYSÉE APRÈS UNE PÉRIDURALE

Faux. En tout cas, aussi peu probable que de recevoir une météorite sur la tête !

Même dans notre société très médicalisée, une grossesse reste une véritable aventure... et un sujet de conversation inépuisable. Toute future mère, surtout s'il s'agit de sa première grossesse, se retrouve immanquablement entourée de copines « anciennes combattantes » se délectant du récit de leur épopée. Le plus souvent, l'une d'elles ne peut s'empêcher d'établir un catalogue des pires catastrophes obstétricales connues, qu'elle n'a d'ailleurs pas vécues personnellement, mais dont elle connaît l'existence, grâce à une tierce copine elle-même experte sur le sujet.

Passer en revue l'ensemble dudit catalogue nécessiterait plusieurs volumes, nous nous sommes donc contentées pour cette fois de faire le point sur l'anesthésie péridurale – qui génère encore trop de rumeur infondées – afin d'éviter à la copine de Mme Catalogue d'accoucher dans la douleur de peur de rester paralysée.

La moelle, substantifique et « presque intouchable »

À la base des rumeurs qui circulent sur la péridurale se trouve souvent un manque d'information. Précisons donc bien les choses : la péridurale consiste à injecter un produit anesthésiant destiné à bloquer la transmission de l'influx nerveux des nerfs sensitifs reliant l'utérus à la moelle épinière. Mais contrairement à ce qu'on entend parfois, pour que ce blocage s'opère, il n'est pas nécessaire d'agir directement sur la moelle.

Pour éteindre une lampe, vous ne coupez pas le disjoncteur de votre maison, n'est-ce pas ? Le principe est le même dans le cas de la péridurale. L'injection ne s'effectue pas dans la moelle épinière elle-même, mais dans l'espace péridural, qui se situe autour de la dure-mère. Cette dernière enveloppe la moelle épinière et se prolonge en dessous d'elle, un peu comme un sac allongé dont le fond serait vide. Or c'est justement dans cette partie basse que le produit est injecté, une ou deux vertèbre plus bas que la deuxième lombaire où la moelle épinière se termine. En outre, l'aiguille n'est pas censée traverser la dure-mère. En d'autres termes, il est théoriquement quasi impossible de toucher la moelle épinière pendant la piqûre puisqu'elle s'effectue à la fois plus bas et à l'extérieur de la moelle.

Dans l'immense majorité des cas, tout se passe pour le mieux. On injecte le produit autour des racines nerveuses véhiculant la sensibilité du bas du corps : c'est à ce niveau que l'influx nerveux est bloqué. En outre, un cathéter est posé afin de pouvoir réinjecter du produit si la durée de l'accouchement le nécessite. Cela permet aussi de contrôler la puissance de l'anesthésie, afin de conserver les sensations de la maman, sans les douleurs qui vont avec.

Comme une lettre à la poste ?

En médecine, le risque zéro n'existe pas, on ne le répétera jamais assez. Une péridurale peut donc entraîner un certain nombre d'effets secondaires généraux. Certains sont dus à l'anesthésique lui-même, d'autres à la morphine qu'on lui associe parfois pour une meilleure efficacité. Les troubles peuvent aller d'une baisse de la tension artérielle à des nausées, des maux de tête ou des vertiges. Il n'est d'ailleurs pas interdit de cumuler dans ce domaine. Heureusement, ces manifestations sont en général bénignes et passagères, et l'anesthésiste veille au grain pour prendre en charge ces effets désagréables.

Il arrive également que des accidents plus graves surviennent : trouble circulatoire, déchirure de la dure-mère. Ils restent toutefois exceptionnels compte tenu du grand nombre d'anesthésies pratiquées (environ 500 000 par an). Les atteintes locales des membres inférieures sont très rares, mais peuvent se produire lorsque l'aiguille ou le cathéter touchent une racine nerveuse. Cet incident provoque une sensation de décharge électrique très brève, et parfois une paralysie transitoire qui ne laisse quasiment jamais de séquelles. Les incidents plus sévères sont rarissimes dans le cas d'une péridurale et découlent généralement d'une infection ou d'un hématome comprimant la moelle. De telles complications s'avèrent exceptionnelles, tandis que les problèmes moins graves sont rares, avec un risque de 1 pour 1 000 environ.

L'anesthésie péridurale reste un acte médical important qui nécessite, comme pour toute anesthésie, une consultation préalable et des conditions très rigoureuses de sécurité. Ces règles sont respectées dans tous les établissements sérieux, ce qui limite au maximum le risque d'accident ou d'erreur humaine. Les médecins anesthésistes sont de mieux en mieux formés à ces techniques et disposent de produits et de matériel dotés d'une excellente fiabilité. En outre, ils utilisent tous les moyens possibles pour informer les patients. Documents écrits, et sites internet (www.alrf.asso.fr/patients) sont à votre disposition pour vous informer.

En bref, l'idée reçue qui associe la péridurale au risque de paralyse est une montagne de pessimisme qui accouche d'une souris lorsqu'on l'étudie de près. Un tel risque existe effectivement, mais sa probabilité est infime, à peine plus élevée que de croiser une poule avec des dents. Inutile donc de les serrer pour accoucher : renseignez-vous bien, vous serez sûrement convaincue !

Sources : Annales françaises d'anesthésie-réanimation, 1998 ; Auroy Y., Bargues L., Benhamou D., Bouaziz H., Ecoffey C., Mercier F., Samii K., Gestion pratique des complications d'anesthésie locorégionale, Groupe SOS AL ; Diemunsch P., Gros H., Schaeffer R., Complications de l'anesthésie péridurale en obstétrique, département d'anesthésie-réanimation, hôpitaux universitaires de Strasbourg, Conférences d'actualisation, 1997, Elsevier, Paris, et SFAR, p. 73-104.

LES PIQÛRES SONT PLUS EFFICACES QUE LES COMPRIMÉS

Faux. Ça ne fait pas forcément plus de bien quand ça fait mal !

« Docteur, s'il vous plaît, faites-moi une piqûre, que je guérisse vite. » Que le premier confère qui n'a jamais entendu ce type de phrase en consultation nous jette la première seringue ! Que l'on soit phobique, indifférent ou un peu masochiste sur les bords, les piqûres suscitent différentes réactions mais restent généralement perçues comme plus puissantes qu'un simple comprimé. De quoi piquer au vif notre curiosité !

Histoire hirsute

L'invention des seringues ne date visiblement pas d'hier, puisqu'elles étaient déjà utilisées dans l'Antiquité : on en a notamment trouvé des traces à Pompéi, où elles étaient utilisées pour des injections dans les oreilles. Plus tard, les barbiers chirurgiens les ont utilisé pour irriguer les plaies, les fistules et les voies urinaires. Les premiers modèles, métalliques, ressemblaient peu à ceux que nous connaissons. Les seringues modernes sont apparues en 1853, dotées des attributs que nous connaissons bien : réservoir en verre et canule appelée « aiguille creuse ». Des perfectionnements ont ensuite été apportés, comme la graduation ou l'apparition des aiguilles métalliques biseautées permettant des injections précises. Enfin, l'utilisation de matériel à usage unique s'est peu à peu généralisée après la Seconde Guerre mondiale, et les modèles actuels se montre de plus en plus sophistiqués, pour une sécurité et une efficacité optimales. De quoi laisser un Pompéien bouche bée !

Des médicaments parfois durs à avaler !

Pour être efficace, un médicament doit parvenir jusqu'à l'organe malade. Pour cela, une application locale est parfois possible, lorsque les crèmes, collyres et autres gouttes nasales peuvent atteindre leur cible. Mais dès qu'il s'agit de pénétrer dans le corps, les choses se compliquent. Un médicament avalé commence par transiter dans le tube digestif, où il subit l'action des sucs. Il chemine ensuite dans l'intestin, où il est absorbé comme n'importe quel aliment, il passe dans la circulation sanguine pour être ensuite distribué dans les différents organes, y compris ceux qui n'en ont pas besoin. Entre-temps, le médicament a pu être transformé, notamment par le foie. Au final, seule une fraction de ce qui a été avalé parvient dans l'organe cible, mais les dosages et les posologies en tiennent compte. Quoi qu'il en soit, un médicament administré par voie orale doit répondre à certains impératifs, comme résister à l'action des sucs digestifs et s'avérer capable de traverser la paroi intestinale par exemple.

Or, tous ne sont pas aptes à effectuer de telles prouesses. D'où un premier intérêt de l'injection, qui permet d'éviter l'épreuve de la digestion. Administré en intraveineuse, le produit arrive directement dans la circulation pour être distribué aux organes. En outre, la quantité est parfaitement maîtrisée. Par voie intramusculaire en revanche, le produit se diffuse plus progressivement dans la circulation. Néanmoins, un médicament doit disposer de propriétés très précises pour être injectable : il faut notamment qu'il soit totalement stérile, qu'il présente des caractéristiques chimiques compatibles avec le tissu qui va le recevoir, ainsi que des caractères physiques adaptés. Il est par exemple impossible d'injecter un produit huileux par voie intraveineuse. Le résultat serait pour le moins redoutable ! Quoi qu'il en soit, le choix du mode d'administration d'un médicament dépend beaucoup plus de ses caractéristiques chimiques que de la gravité de la maladie.

Le lièvre et la tortue

On pourrait penser que l'injection d'un médicament permet une mise en action plus rapide de son principe actif, puisque l'étape de la digestion est sautée. Mais en vérité, les choses sont un peu plus compliquées. Tout dépend d'abord du type d'injection : en intraveineuse, le produit passe directement dans la circulation et arrive donc à destination plus vite que s'il devait cheminer dans le tube digestif. Mais rien ne sert de courir si c'est pour se tourner les pouces à l'arrivée ! En effet, même administré en piqûre, un antibiotique peut mettre plusieurs jours avant de se montrer efficace. La rapidité concerne uniquement l'atteinte de la cible, le travail reste ensuite à faire. Imaginez par exemple que votre plombier arrive chez vous en quelques minutes – on peut rêver ! –, mais qu'il mette huit jours à réparer une fuite : vous préférerez peut-être appeler un de ses collègues disponible seulement le lendemain, mais susceptible de stopper l'inondation en une heure...

Dans certains cas, les injections intramusculaires sont même privilégiées parce qu'elles permettent d'administrer des médicaments sous des formes dites « retard », qui vont se libérer très progressivement dans le corps. Ce n'est alors pas la rapidité qui est recherchée, mais la durée. La voie injectable reste pourtant employée dans les situations d'urgence nécessitant une action très rapide. Dans certains cas, la voie sublinguale – on laisse fondre le médicament sous la langue – peut être tout aussi véloce, face à une douleur d'angine de poitrine par exemple. Mais les piqûres conservent tout de même la palme de la rapidité d'accès à l'organe cible. C'est ensuite le délai d'action et l'efficacité du principe actif qui font la différence : elles ne sont donc pas nécessairement plus efficaces. De même, beaucoup de patients considèrent à tort que les médicaments administrés en piqûres sont plus « puissants » que leurs homologues en comprimés, alors qu'il n'en est rien. Un grand nombre de médicaments existent d'ailleurs par voie orale et injectable, avec une efficacité identique dans les deux cas.

Des piqûres difficiles à digérer !

Autre idée reçue sur les injections : beaucoup pensent qu'elles se révèlent moins toxiques pour l'organisme et présentent moins d'effets secondaires que les prises par voie orale. Les anti-inflammatoires, dont l'aspirine, sont par exemple réputés irritants pour l'estomac, à juste titre. Mais la toxicité ne provient pas du contact direct du médicament avec la muqueuse de l'estomac : ce n'est pas le fait de digérer un comprimé qui va « attaquer » celle-ci. Le coupable est bel et bien le principe actif, qui affaiblit l'estomac en atténuant sa capacité à se protéger contre les sucs acides qu'il secrète. En conséquence, cet effet secondaire indésirable existe quel que soit le mode d'administration : les anti-inflammatoires sont donc aussi irritants pour l'estomac par voie injectable que par voie orale. L'utilisation de la voie injectable ne préserve donc pas l'estomac, pas plus que les autres organes, puisque le médicament les atteint également par voie sanguine.

Si les piqûres ne sont ni plus efficaces, ni moins toxiques, on peut se demander pourquoi les médecins continuent à faire souffrir leurs patients à coups d'aiguilles acérées. Soyons claires, le sadisme n'y est pour rien ! Les injections s'imposent dans certaines situations bien précises, à commencer par la nécessité d'administrer une molécule qui ne résisterait pas au tube digestif et serait détruite avant d'arriver dans le sang. Gélules et dragées permettent en général de contourner ce problème, mais pas toujours. Ensuite, il arrive qu'on ait besoin d'administrer une quantité extrêmement précise de médicament. Dans ce cas, une injection intraveineuse permet de mieux maîtriser les dosages. Enfin, le malade n'est parfois pas en état d'avaler ou souffre de vomissements qui empêchent la prise orale : la voie injectable est alors la seule solution qui garantisse la prise du traitement.

En résumé, les piqûres ne sont ni meilleures ni moins bonnes que les comprimés : elles s'avèrent tout simplement plus adaptées à certaines situations. Le mythe de la seringue miraculeuse n'a donc pas lieu d'être. D'ailleurs, comparée à d'autres légendes, celle-ci manque un peu de cachet, non ?

LES MÉDICAMENTS À BASE DE PLANTES SONT MOINS DANGEREUX

Bucolique, mais faux !

Certes, il n'y aucune contre-indication à boire une tisane à la mélisse en écoutant John Lennon chanter *Imagine*, vêtu de son plus beau tee-shirt « *flower power* ». En revanche, on aurait tort de croire que la médecine par les plantes, appelée phytothérapie, est nécessairement douce et respectueuse de l'organisme. En effet, les plantes ont inspiré plus de la moitié de nos médicaments, y compris dans la plupart des traitements contre le cancer, dont on connaît pourtant les effets secondaires. Cette proportion déjà élevée a de bonnes chances de grimper encore, car notre planète comporte quelque 500 000 plantes, dont 10 000 sont dotées de vertus médicinales connues. Nous ne sommes donc pas prêts d'arrêter de cultiver notre jardin !

Une tradition bien enracinée

L'utilisation des plantes à des fins thérapeutiques est très ancienne et remonte peut-être aux premiers hommes. Quoi qu'il en soit, certains végétaux sont connus depuis si longtemps pour leurs vertus, qu'on peut lire sur la notice des médicaments qui les emploient la mention « traditionnellement utilisé pour ». De multiples remèdes modernes sont donc directement issus de traditions anciennes, mais la science ne s'est pas contentée de les appliquer sans se poser de questions. Ainsi, de nombreuses plantes ont fait l'objet d'études scientifiques approfondies, comme c'est le cas du millepertuis.

Quelque soixante-cinq publications lui ont été consacrées, dont un article récent de la revue du *British Medical Journal.*

Celui-ci a comparé les effets des extraits de millepertuis avec ceux d'un antidépresseur tricyclique, classe médicamenteuse de référence dans les dépressions légères. L'étude a conclu à des performances comparable, mais elle a été critiquée, parce qu'elle met en parallèle le millepertuis, administré à des doses supérieures à celles habituellement conseillées, et un antidépresseur majeur qui n'est désormais plus prescrit dans ces dépressions légères à cause de ses effets secondaires trop importants. En d'autres termes, le combat n'était pas tout à fait égal.

Cela étant, les résultats obtenus attestent de l'efficacité du millepertuis. Néanmoins, il ne faudrait pas croire qu'il est dénué d'effets secondaires. Ceux-ci sont au contraire nombreux, à commencer par une possible interaction avec d'autres médicaments, susceptible notamment de diminuer l'efficacité des anticoagulants. Le millepertuis peut aussi interférer avec d'autres traitements, comme ceux dc l'insuffisance cardiaque, certains antirétroviraux utilisés dans l'infection VIH (le virus du sida) ou différentes pilules contraceptives.

Contrairement aux idées reçues, les médicaments à base de plantes ne sont donc pas anodins, particulièrement quand on les associe avec d'autres remèdes. D'où la règle numéro un : toujours avertir son médecin lorsqu'on a recours aux plantes en dehors de ses prescriptions.

Des boutiques virtuelles aux dangers bien réels

Autre règle capitale à suivre : toujours acheter ses médicaments à base de plantes à la pharmacie et non sur Internet. C'est d'abord une question légale, puisque, en vertu de l'article L512 du code de la santé publique, les pharmaciens détiennent le monopole de la vente des plantes médicinales inscrites à la pharmacopée. Le décret du 15 juin 1979 a néanmoins « libéré » certaines plantes comme le lierre, la camomille ou les queues de cerise qui peuvent être vendues partout. Mais en dehors de ces cas particuliers, s'adresser à un pharmacien est un double gage de sécurité : il peut non seulement donner des conseils personnalisés, mais aussi vérifier l'absence d'interaction avec d'éventuels traitements en cours.

De plus, les pharmaciens participent au système de « phytovigilance », qui vise à détecter les éventuels effets indésirables encore inconnus. Lorsqu'on leur en fait part, ils répercutent l'information aux médecins qui répertorient le trouble en question.

C'est essentiel car ce réseau sanitaire a déjà permis de retirer quelques rares plantes potentiellement dangereuses, dont des spécialités à base de germandrée petit-chêne, à l'origine de graves lésions du foie parfois mortelles.

Enfin, le pharmacien garantit la qualité et l'origine de ses produits de phytothérapie, à la différence de ceux que l'on peut acheter sur Internet. Selon les entreprises du médicament et l'OMS, en l'absence de contrôles fiables, il existe un risque non négligeable de se retrouver avec une contrefaçon ou un extrait de la mauvaise plante. Ce manque de transparence a d'ailleurs déjà provoqué des accidents graves. Une vingtaine de patients originaires de Turquie, de Suisse et d'Allemagne ont par exemple dû être hospitalisés d'urgence quelques heures après avoir absorbé du miel de Turquie, réputé contre les douleurs de l'estomac. Loin de les soulager, ce miel a au contraire provoqué chez eux une chute de la tension artérielle et du pouls. Le miel contenait en effet une toxine naturelle, absorbée par les abeilles ayant butiné le nectar d'un végétal local, le *Rhododendron ponticum*.

Parfois encore, c'est le dosage de la plante médicinale qui est inadapté. La *Ma Huang*, aussi appelée *Ephedra*, est traditionnellement utilisée en Chine en cas d'infection des voies respiratoires. Aux États-Unis, elle a provoqué une douzaine de décès et d'accidents cardiovasculaires, parce qu'elle était vendue à un dosage trop élevé ! En Belgique, plus de soixante-dix personnes ont perdu un ou deux reins, ce qui les a obligés à subir une transplantation, après avoir pris un complément alimentaire amaigrissant. La plante chinoise utilisée avait tout simplement été confondue avec une autre plante ressemblante, mais toxique ! Répétons-le, seuls les pharmaciens disposent de l'expertise suffisante pour vendre des médicaments de phytothérapie sans danger.

Recettes aux fines herbes

Alors qu'autrefois il fallait préparer ses propres préparations à base de plantes ou s'adresser à l'herboriste, la plupart des médicaments d'origine végétale se présentent aujourd'hui sous forme de gélules, capsules, ampoules et autres solutions buvables préparées industriellement. C'est un gage de qualité, puisque les gélules, par exemple, sont obtenues à partir de plantes séchées, pulvérisées et tamisées pour éliminer les impuretés. On trouve aussi des poudres de plantes cryobroyées, c'est-à-dire gelées rapidement avant d'être écrasées. Ce mode de conditionnement est idéal pour les principes actifs les plus fragiles parce qu'il évite le recours à la chaleur parfois destructrice. D'autres plantes sont traitées à très basse température puis mélangées à de l'alcool afin d'assurer leur stabilité à température ambiante. On parle alors de suspensions intégrales de plantes fraîches. Les extraits dits « titrés » s'avèrent particulièrement intéressants, parce que, dans leur cas, le laboratoire garantit la teneur en principe actif de la gélule. Mais quelle que soit la recette employée, il faut garder à l'esprit que les plantes, en dépit de leur image « naturelle » positive, contiennent des principes actifs qui ne sont pas anodins.

En conclusion, la phytothérapie n'est pas aussi douce qu'il y paraît. Elle ne doit pas être prise à la légère et se révèle d'autant plus efficace lorsqu'elle est encadrée par un médecin ou un pharmacien. Mieux vaut se méfier des vendeurs de gélules miracles en tout genre, car un cocktail de plantes inadaptées peut s'avérer particulièrement dangereux. Tomber malade à cause des plantes censées nous soigner, ce serait le bouquet !

IL NE FAUT PAS PRENDRE D'ASPIRINE QUAND ON PORTE UN STÉRILET

Faux. Mais idée fertile !

Le stérilet est la méthode contraceptive féminine la plus employée en France après la pilule. Dans le monde, pas moins de cent cinquante millions de femmes l'utilisent. Compte tenu de ces chiffres, on pourrait penser que les femmes sont bien informées sur son usage et ses conséquences. En vérité, certains faits pourtant bien établis constituent encore des sujets polémiques dans notre pays. Ainsi, il n'est pas rare d'entendre que le stérilet est contre-indiqué si on n'a jamais eu d'enfants, qu'il provoque des grossesses extra-utérines, qu'il gêne les rapports sexuels, que le partenaire peut se blesser avec le fil (le vantard !), etc. Sans oublier l'interdiction formelle de prendre de l'aspirine si l'on en porte un. C'est à croire que les femmes sont condamnées à supporter d'innombrables idées reçues en échange d'une contraception efficace !

Un quadragénaire mystérieux

Le stérilet est utilisé depuis les années 1960, mais son mode d'action n'est toujours pas connu avec exactitude. Il en existe trois types différents : le stérilet inerte, qui n'est presque plus utilisé, le stérilet au cuivre et le stérilet au levonorgestrel, un progestatif. Son efficacité s'explique par différents effets, à commencer par une action nocive sur les spermatozoïdes, renforcée par la présence de cuivre. Les modèles au levonorgestrel provoquent une modification de la glaire qui gêne aussi la progression des spermatozoïdes. De plus, on suppose qu'il existe une action sur les ovules, mais celle-ci n'est pas établie avec certitude. Enfin – et c'est le mécanisme le plus communément connu – la présence du stérilet provoque une modification de la muqueuse utérine qui empêche le développement d'une grossesse. C'est d'ailleurs pourquoi il est aussi parfois utilisé comme contraception du lendemain, même si cet emploi reste rare.

Quoi qu'il en soit, le stérilet constitue une méthode contraceptive très efficace, puisque le taux de grossesse est inférieur à 1 %. Ces résultats sont certes inférieurs à ceux de la pilule lorsqu'elle est prise régulièrement. Mais les oublis sont fréquents, on le sait. Le gros avantage du stérilet est justement d'éviter les risques d'omission malencontreuse et de stress grandissant à mesure que la date prévue des règles approche...

Personne n'est parfait

Le stérilet permet de s'affranchir de la prise quotidienne de la pilule, mais n'est pas dénué d'inconvénients pour autant. Les infections dues à la pose du stérilet sont rares, puisqu'on dénombre moins de 1 cas sur 1000 quand il est posé dans des conditions correctes. En revanche, la présence de ce corps étranger impose une grande vigilance vis-à-vis des infections éventuelles, en particulier envers les maladies sexuellement transmissibles qui doivent faire l'objet d'une prévention rigoureuse. Clamons-le haut et fort : comme la pilule, le stérilet n'offre absolument aucune protections contre ses maladies. Le seul moyen de prévention efficace tient en quatre syllabes : pré-ser-va-tif ! Nous insistons, car trop de croyances dangereuses circulent encore à ce sujet.

Autre inconvénient souvent mentionné par les femmes porteuses d'un stérilet au cuivre : des règles plus abondantes et plus longues, parfois un peu douloureuses. Avec les modèles au levonorgestrel, les règles sont au contraire moins importantes et indolores, parfois presque inexistantes. Certaines femmes n'ont d'ailleurs plus de règles du tout, mais il peut en revanche y avoir des petits saignements pendant le cycle, surtout les premiers mois.

On accuse enfin les stérilets de favoriser les grossesses extra-utérines. Ce reproche est injustifié, au sens où le stérilet ne facilite aucunement ce type de grossesse : il s'avère simplement moins efficaces pour les empêcher que pour éviter les grossesses intra-utérines.

Rubrique sport et loisirs : aucune restriction (même en chambre)

Il arrive parfois que le stérilet soit expulsé, le plus souvent dans le mois qui suit sa pose, ce qui justifie de savoir vérifier sa présence grâce au fil qui dépasse légèrement du col de l'utérus. Là encore, nombre d'idées reçues circulent et il y a de quoi s'emmêler les pinceaux. Procédons par ordre : d'abord, aucun sport ou activité physique, ne peut déplacer un stérilet : rien n'est donc contre-indiqué. La gêne pendant les rapports sexuels est très rare, et, en tout cas, le stérilet ne risque ni de se déplacer, ni d'être senti par le partenaire, puisque le dispositif est placé dans l'utérus, inaccessible lors d'un rapport sexuel. Ensuite, les fameux fils sont mous et sans danger pour le pénis. Ils dépassent certes un peu dans le vagin, mais n'entraînent qu'exceptionnellement une gêne : si c'est le cas, il suffit d'en parler à son gynécologue qui les coupera un peu plus court. Mais leur présence est impérative : ils permettent de vérifier la présence du stérilet et de le retirer plus tard.

Le stérilet ne constitue donc pas un obstacle aux rapports sexuels, même lorsqu'on a la migraine : en effet, contrairement à une croyance bien française, la prise d'aspirine n'est absolument pas contre-indiquée lorsqu'on en porte un.

Un cliché aussi tenace que le béret, la baguette et le camembert ?

L'idée d'une incompatibilité entre l'aspirine et le stérilet est née en France dans les années 1980, à la suite d'une étude qui semblait indiquer une baisse d'efficacité du stérilet chez les femmes prenant de l'aspirine. En vérité, la qualité de ces recherches a depuis été critiquée, et ces résultats n'ont jamais été confirmés par d'autres enquêtes. Malgré tout, l'interdiction de l'aspirine et des anti-inflammatoires a persisté dans notre pays, d'autant que le mode d'action du stérilet s'expliquait à l'époque exclusivement par une action inflammatoire sur la muqueuse de l'utérus.

Aux États-Unis et en Angleterre, une telle restriction n'a jamais existé. Elle a d'ailleurs été plusieurs fois démentie en France, mais hélas, certains interdits ont la peau dure ! La confusion est peut-être entretenue par le fait que l'aspirine doit effectivement être évitée pendant les règles, surtout si elles sont abondantes, afin de ne pas augmenter le saignement.

Rappelons au passage qu'un autre interdit n'a maintenant plus lieu d'être : il concerne les nullipares (femmes n'ayant jamais eu d'enfant), à qui on refuse encore parfois la pose d'un stérilet. L'Anaes vient pourtant de publier des recommandations mentionnant clairement qu'il était tout à fait envisageable de leur proposer cette contraception, à condition que le gynécologue juge l'acte techniquement possible.

En conclusion, mesdames, vous avez le droit de n'avoir jamais eu d'enfant, de porter un stérilet et de profiter de votre vie amoureuse. Si tout cela vous donne mal à la tête, vous pouvez même prendre de l'aspirine sans risquer de compromettre l'efficacité de votre contraception ! À bon entendeur...

Sources : INSERM INED U 569 ; Prescrire, *janvier 2003 ; Afssaps, commission du 13 mars 2002 sur DIU au cuivre TT 380 ;* Bulletin médical de l'IPPF, *vol. 37, n° 2, avril 2003 ; International Planned Parenthood Federation ; Déclaration de l'IMAP sur les dispositifs intra-utérins.*

CONCLUSION

Des faux qui ne font pas semblant

Au terme de ce voyage parmi les idées reçues, traditions ancestrales et autres remèdes de grand-mère, plusieurs constats s'imposent.

Le premier est que ce livre ne saurait être exhaustif, tant ces croyances sont nombreuses. Chaque pays, chaque région, chaque époque, chaque famille dispose de ses trucs et astuces, car la médecine est, qu'on le veuille ou non, indissociable de la culture et des traditions.

Loin de nous en plaindre, nous avons au contraire avec bonheur constaté bien souvent ses liens avec la nature humaine dans sa dimension affective et émotionnelle. Nous restons adeptes d'une médecine scientifique, humaine, et toujours prompte à se remettre en question.

Le second enseignement de ce livre est, disons-le franchement, que les opinions populaires sur la santé sont le plus souvent erronées. Sur les cent dix idées reçues que nous avons évoquées, les trois quarts se sont avérées fausses ou inexactes. Une quinzaine ne sont ni vraies ni fausses, tandis qu'une petite vingtaine seulement sont exactes ou justifiées. En d'autres termes, la méfiance reste de rigueur face à ces croyances, qui ne sont pas toujours inoffensives, et nous estimons de notre devoir de les bousculer quand elles sont dangereuses, le simple fait d'être colportées depuis des générations ne devant pas suffire à les laisser courir. De la même façon, il nous semble important de garder une écoute bienveillante sur l'expérience et le bon sens dont faisaient souvent preuve nos grands-mères pour nous en inspirer de temps en temps. Ce bon sens et la mesure nous apparaissent décidément comme d'excellents atouts en matière de prévention.

C'est le troisième élément : en matière de médecine, la prévention est une véritable règle d'or, qui occupe finalement autant de place dans ces croyances que dans les recommandations des autorités médicales de notre siècle. Aujourd'hui, l'hygiène de vie dans l'alimentation, l'activité physique, les comportements à risque semblent être les clés de voute de cette médecine préventive ; et là encore, les croyances sont, dans ce domaine, plus ou moins bonnes conseillères, mais pavées de bonnes intentions...

Même si nous avons jeté quelques pavés dans la mare, nous espérons apporter une petite pierre à l'édifice du partage de la connaissance, laquelle nous semble aussi belle que la croyance, difficile à prouver !

REMERCIEMENTS

Nous remercions pour leur avis éclairé dans leurs spécialités : Mme Agnès Despoisse (sage-femme), Mmes et MM. les docteurs Hervé Bouaziz, Francis Blum, Geneviève Ettner, Camille Fitoussi, Charles Hagege, Gilles Nataf, Catherine Schlemmer, Florence Toutlemonde. Merci pour leur aide à Stéphanie Grieu-Benaud et à André Darmon.

TABLE

Composition et mise en page Nord Compo
Villeneuve-d'Ascq

N° d'éditeur : FF874802
Dépôt légal : janvier 2006